总主编 卢传坚 陈 延

中医补土理论菁华临床阐发

异常子宫出血

主　　编　曹立幸　陈　颐

副 主 编　徐　珉　冉青珍　胡晓霞　马媛媛

常务编委　钟秀驰　顾春晓　王彦彦　陈志霞

　　　　　许　铮　林锦璇　郑玮琳

编　　委（按姓氏汉语拼音排序）

曹立幸　陈　玲　陈　玮　陈　颐

陈志霞　甘华婵　顾春晓　胡玲娟

胡晓霞　黄　健　黄晋琰　黄阳雪

黄梓燕　林锦璇　马媛媛　冉青珍

任晋洪　王　婕　王彦彦　温明华

吴宇燕　谢静华　徐　珉　许　铮

薛儒雅　袁红霞　赵慧君　郑玮琳

钟秀驰　朱　敏

科学出版社

北　京

内 容 简 介

"补土"一词代指的是中医历史上颇负盛名的流派"补土派"及其学术理论。本书是"中医补土理论菁华临床阐发"丛书之一。中医学术流派百花齐放,其中补土流派以中土为中心,形成独特的理论体系,在诊治妇科疾病,特别是异常子宫出血方面独具特色,在临床中得到广泛运用,显示出良好的临床疗效。故本书将补土理论与临床实践相结合,总结整理补土学术思想在中医妇科的核心理论体系,并对临床运用补土理论诊治异常子宫出血的经验进行分享,为临床应用提供理论与实践指导。

本书可供各级中医医生、妇科医生、大专院校学生及中医爱好者阅读、参考。

图书在版编目(CIP)数据

异常子宫出血 / 曹立幸,陈颐主编. —北京:科学出版社,2021.1
(中医补土理论菁华临床阐发 / 卢传坚,陈延总主编)
ISBN 978-7-03-066851-6

Ⅰ. ①异… Ⅱ. ①曹… ②陈… Ⅲ. ①子宫出血-中医治疗法
Ⅳ. ①R271.1

中国版本图书馆 CIP 数据核字(2020)第 221205 号

责任编辑:郭海燕 孙 曼 / 责任校对:王晓茜

责任印制:徐晓晨 / 封面设计:北京蓝正广告设计有限公司

科 学 出 版 社 出版

北京东黄城根北街 16 号
邮政编码:100717
http://www.sciencep.com

北京虎彩文化传播有限公司 印刷

科学出版社发行 各地新华书店经销

*

2021 年 1 月第 一 版 开本:720×1000 B5
2021 年 1 月第一次印刷 印张:12
字数:237 000

定价:68.00 元
(如有印装质量问题,我社负责调换)

总　序

　　"传承精华，守正创新"是习近平总书记对中医药工作作出的重要指示，为中医药传承、创新、发展指明了方向，中医药事业的发展迎来了前所未有的机遇。值此之际，由广东省中医院岭南补土学术流派学术带头人卢传坚教授策划并担任总主编的"中医补土理论菁华临床阐发"丛书也即将出版面世。这套丛书集结了我院多个学科众多专家学者的力量，是近百名编委共同努力的心血结晶，也是这些年来我院大力发展中医学术流派研究的成果之一。

　　2013年，为了响应国家中医药管理局"大力建设学术流派"的号召，也为了进一步提升中医理论及临床诊疗水平，广东省中医院组建了"岭南补土流派工作室"。该工作室自建立以来，除了在理论及临床研究方面的不懈努力外，也着力于推动补土理论的学术交流，举行各种案例分享及学术探讨活动，有力推动补土学术理论在各学科的应用。经过这些年的发展，多个学科在补土理论的临床应用方面已经有所收获，凝练出了各自的专科特色。为了更好地总结和提炼这些理论精华，岭南补土流派工作室发起"中医补土理论菁华临床阐发"丛书写作计划，得到了各学科团队的热烈响应。在经过了将近两年的准备及反复修改核对后，这套总稿超百万字的丛书终于成稿。

　　翻开书稿，书中有编委们精心整理的理论、丰富的临床案例，突出了我院流派研究理论与实践相结合的特点；在书稿的架构上，由岭南补土流派工作室撰写的"中医补土理论菁华临床阐发"丛书有《补土菁华总论》一册，其他分册遍及多个临床学科，目前已交稿的包括《内分泌科》《耳鼻喉科》《肝病科》《肿瘤科》《乳腺科》《肾病科》《消化科》《皮肤科》《眼科》《呼吸科》共十个专科分册，组成了丛书专科系列。另有《异常子宫出血》《子宫内膜异位症》《湿疹》《克罗恩病》《肺癌》共五个专病分册，组成了丛书专病系列。虽然不同专科、疾病的具体治疗方案各有特色，但所应用的理论都源于补土，这正是中医"异病同治"的鲜明体现。

　　同时，多学科应用、突出优势病种也切合了学术流派的发展特点。纵观古代流派名家，虽各有所长，但基本不分科，只要灵活运用，在不同疾病的治疗中均能得心应手。因此，流派学术思想的应用，一方面，应该在多个领域中"遍地开花"，不断拓宽其应用范围，此为"横向发展"；另一方面，对于理论应用适用性强的病种还应重点发掘，优化其治疗方案，此为"纵向发展"。流派学术理论的应用既要使其有一定的普及性，更要突出其独特的治疗优势，使得流派理论的应用既能保持其特色，又能得到进一步的推广，这正是本套丛书的鲜明特点。

在这套丛书各分册的编委名单中，既有年龄与我相近的老专家作为学术顾问，同时也有不少年轻医生参与了本套丛书的编写，这充分体现了中医学术的传承以及老一辈专家对年轻一代的提携。我相信，编写的过程既是对老专家临床经验的总结提炼，也是后辈们深入学习的一次机会。书籍是中医传承过程中重要的思想载体，希望这套丛书不仅是一份标志性的成果，更是一个起点，能够吸引更多的中医人进入到中医流派理论学习中去，更好地发挥中医的治疗优势。

是以为序！

国医大师、广州中医药大学首席教授 禤国维

2020 年 4 月于广州

序

中医学术，源远流长，其为中华民族的繁衍昌盛作出了不可磨灭的巨大贡献。随着临床诊疗水平的不断提高，传承、创新与发展祖国中医药学对当代中医药工作者而言责无旁贷。

学术流派是中医学发展史上的重要组成部分。有代表性的医家如金元四大家，其理论与技术全面且各有专长，临证实践，理论萃取，凝练精华，泽被后人。

水谷之寒热，感则害人六腑，脾胃不足，为百病之始，有胃气则生，无胃气则死。《素问·太阴阳明论》云："脾者土也，治中央，常以四时长四藏，各十八日寄治，不得独主于时也。"医圣张仲景则论述了"见肝之病，知肝传脾，当先实脾"的临床意义。至李东垣，提出"内伤脾胃，百病由生"的学术思想，其遣方用药均以顾护中土立论，其学术思想被后世医家广泛研究和应用，其可谓补土派大师。由此看出，补土派理论溯源肇始于《黄帝内经》，发展于仲景，鼎盛于东垣，充实于叶桂，对后世中医学家产生了深远的影响。脾胃为后天之本、气血生化之源，补土派临证的核心思想在于恢复中土升降之功能。

女子以血为本，以血为用。经、孕、产、乳，以血为源。清代徐灵胎曰："妇人之疾，与男子无异，惟经期胎产之病不同，并多癥瘕之疾……亦以经带胎产之血易于凝滞。"而经、带、胎、产杂病，亦皆与后天脾胃中土生化、运化之功能密不可分。

对补土派与妇科学术发展的历史源流、发展脉络、核心学术内涵进行系统挖掘、整理，有利于补土派学术思想在妇科应用的理论知识系统化。而深入思考、病案归纳分析，对于补土派理论与实践相结合，不断进取、传承创新将大有裨益。同时，其在促进中医药学术、推动中医药事业发展方面，亦发挥着积极的作用。

司徒仪　梁雪芳
2019 年 4 月

前　言

异常子宫出血是临床妇科常见病，不同年龄阶段的女性群体皆有涉及，病人表现为不规则阴道出血，如月经量多、经期延长、崩漏等，甚者发展至重度贫血，同时可伴有不孕不育，这些均严重影响病人的生活质量，使其长期处于身心压抑的痛苦当中。总结整理以补土思想为指导来治疗异常子宫出血的临床经验，提高临床治愈率，减轻和缓解病人的痛苦，给病人带来幸福和希望，是我们编写此书的目的。

中医学术流派中以金元四大家为主，其对妇科疾病从扶阳、补土、调整周期等多种角度进行诊治。补土派以脾土为中心治疗疾病。脾胃的正常升降气化功能，一直影响着妇女的生理功能，升降气化功能失调则引起病理变化。如果脾胃损伤，则气血虚弱，冲任失调，带脉不固，势必导致经、带、胎、产、乳诸方面的疾病。因此，"脾胃学说"在诊治妇科疾病方面，特别是在异常子宫出血治疗中具有重要的指导作用。补土派在妇科学术方面所提出的治则治法主要与妇人的脾胃健旺、气血的调和密切相关，受其影响，后世医学家（包括妇科界医者们）在治疗疾病时重视调和脾胃，理论结合实践，并使补土理论不断地发展，特别是在治疗异常子宫出血方面，疗效显著。临床上运用的补土方剂亦越来越应用广泛，研究价值也越来越高，补土派学术思想的价值经历几百年，至今仍然散发着耀眼的光芒。

本书是丛书"中医补土理论菁华临床阐发"的《异常子宫出血》分册，旨在总结整理补土派对异常子宫出血的临床诊治经验，阐述了运用补土派的学术思想治疗子宫腺肌病、子宫肌瘤、子宫内膜息肉、排卵障碍、子宫内膜功能紊乱等引起异常子宫出血的治疗案例，便于读者对补土派的理论及运用有较深刻的认识。

本书内容分为绪论、第一至三章，绪论为异常子宫出血概述；第一章为异常子宫出血的中医常见病症，分别从病名的历史沿革、总的病因病机的认识进行论述；第二章为补土理论在异常子宫出血中的应用，分别从病因病机、治疗思路、治疗方案进行论述，阐明基础理论；第三章重点介绍补土理论异常子宫出血运用案例，分别对引起异常子宫出血各种临床常见病种的案例进行分享，在案例分享过程中，编者展示了疾病的发病机制、运用补土思想的治疗过程及病案分析。

本书的编者既有具多年临床工作经验的老专家，也有工作在一线的中、青年医师。希冀本书的出版对中医临床妇科医师及相关专业人员有所帮助。书中尽量避免内容的重复，但也适当照顾各章节的独立性。全书内容有较好的实用及科研价值，可供各级中医医生、妇科医生、大专院校学生及中医爱好者阅读参考。

本书在编写过程中得到相关领导、科学出版社和众多专家的大力支持和帮助，在此表示衷心谢意！由于编者的实践经验和理论水平有限、临床业务工作繁忙，疏漏和不足之处在所难免，敬希专家、读者指正。

编　者

2020 年 1 月

目　录

绪论　异常子宫出血概述

异常子宫出血（abnormal uterine bleeding，AUB），是妇科常见多发病症，指月经的周期频率、规律性、经期长度、经期出血量任何一项不符合正常标准来源于宫腔的异常出血，不包括来自外阴、阴道、宫颈、泌尿道、肛门、直肠的出血，也不包括与妊娠和产褥相关的出血。

国际妇产科联盟（FIGO）2007 年发表了关于"正常和异常子宫出血相关术语"的共识，2011 年又发表了"育龄期非妊娠妇女 AUB 病因新分类 PALM-COEIN 系统"。国际妇产科联盟将其分为两大类九个类型，英文缩写为"PALM-COEIN"，"PALM"存在结构性改变、可采用影像学技术和（或）组织病理学方法明确诊断，而"COEIN"无子宫结构性改变。异常子宫出血具体指的是子宫内膜息肉引起的异常子宫出血（AUB-P）、子宫腺肌病引起的异常子宫出血（AUB-A）、子宫平滑肌瘤引起的异常子宫出血（AUB-L）、子宫内膜恶变及不典型增生引起的异常子宫出血（AUB-M）、全身凝血功能异常引起的异常子宫出血（AUB-C）、排卵障碍引起的异常子宫出血（AUB-O）、子宫内膜局部异常引起的异常子宫出血（AUB-E）、医源性异常子宫出血（AUB-I）及未分类的异常子宫出血（AUB-N）（表 0-1）。我国于 2014 年发布了《异常子宫出血诊断与治疗指南》，正式引用此分类方法。

表 0-1　正常子宫出血（月经）与 AUB 术语范围

月经的临床评价指标	术语	范围
周期频率	月经频发	<21 天
	月经稀发	>35 天
周期规律性（近 1 年的周期之间的变化）	规律月经	<7 天
	不规律月经	≥7 天
	闭经	≥6 个月无月经
经期长度	经期延长	>7 天
	经期过短	<3 天
经期出血量	月经过多	>80ml
	月经过少	<5ml

废用的术语：子宫出血（metrorrhagia）、月经过多（menorrhagia）等具有希腊或拉丁字根的术语，理由是定义模糊且理解不同；保留的术语：经间期出血（IMB）；不规则子宫出血；突破性出血（BTB）：出血量较多者为出血，量少者为点滴出血

　　子宫内膜息肉引起的异常子宫出血：可单发或多发，21%～39%异常子宫出血为子宫内膜息肉所致，可表现为月经过多、不规则出血、不孕。少数有腺体的不典型增生或恶变；息肉体积大、高血压是恶变的危险因素。

　　子宫腺肌病引起的异常子宫出血：可分为弥漫型及局限型（即为子宫腺肌瘤），主要表现为月经过多和经期延长，部分患者可有痛经、不孕。临床上可根据典型症状及体征、血 CA125 水平增高做出初步诊断，常借助盆腔超声、MRI 等进行确诊。治疗包括药物治疗和手术治疗。

　　子宫平滑肌瘤引起的异常子宫出血：根据生长部位，子宫平滑肌瘤可分为影响宫腔形态的黏膜下肌瘤和其他肌瘤，前者最可能引起 AUB。子宫肌瘤可无症状，仅在查体时发现，但也常表现为经期延长或月经过多。黏膜下肌瘤引起的 AUB 较严重。

　　子宫内膜恶变及不典型增生引起的异常子宫出血：子宫内膜恶变及不典型增生是导致 AUB 少见而重要的原因。子宫内膜不典型增生是癌前病变，常见于多囊卵巢综合征、肥胖、使用他莫昔芬的患者，偶见于有排卵而黄体功能不足者，临床主要表现为不规则子宫出血，其可与月经稀发交替发生。对于年龄≥45 岁、长期不规则子宫出血、有子宫内膜癌高危因素（如高血压、肥胖、糖尿病等）、B 超提示子宫内膜过度增厚、回声不均匀、药物治疗效果不显著者应行诊断性刮宫术及病理检查，有条件者首选宫腔镜直视下活检。子宫内膜不典型增生的处理需要根据内膜病变轻重、患者年龄及有无生育要求而选择不同的治疗方案。

　　全身凝血功能异常引起的异常子宫出血：全身凝血功能异常包括再生障碍性贫血、各类型白血病、各种凝血因子异常、各种原因造成的血小板减少等。有报道，月经过多的妇女中约 13%有全身凝血功能异常。凝血功能异常除表现为月经过多外，也可有 IMB 和经期延长等表现。有些育龄期妇女由于血栓性疾病、肾透析或放置心脏支架后必须进行终生抗凝治疗，因而可能导致月经过多。

　　排卵障碍引起的异常子宫出血：排卵障碍包括稀发排卵、无排卵及黄体功能不足，主要由于下丘脑-垂体-卵巢轴功能异常引起，常见于青春期、绝经过渡期，生育期也可因多囊卵巢综合征、肥胖、高催乳素血症、甲状腺疾病等引起。本病常表现为不规律的月经，经量、经期长度、周期频率、规律性均可见异常，有时会引起大出血和重度贫血。治疗原则是出血期止血并纠正贫血，血止后调整周期，预防子宫内膜增生和 AUB 复发，有生育要求者行促排卵治疗。

　　子宫内膜局部异常引起的异常子宫出血：当 AUB 发生在有规律且有排卵的周期，特别是经排查未发现其他原因可解释时，可能原发于子宫内膜局部异常。症状如仅是月经过多，可能原因为调节子宫内膜局部凝血纤维蛋白溶解（简称纤溶）功能的机制异常；此外，还可仅表现为经间期出血或经期延长，可能原因为子宫内膜修复的分子机制异常，包括子宫内膜炎症、感染、炎性反应异常和子宫内膜血管生成异常。目前尚无特异的方法诊断子宫内膜局部异常，主要在有排卵月经的基础上排除其他明确异常后而确定。

医源性异常子宫出血：指使用性激素、放置宫内节育器或服用可能含雌激素的中药保健品等因素而引起的 AUB。突破性出血指激素治疗过程中非预期的子宫出血，是医源性异常子宫出血的主要原因。引起突破性出血的原因可能与所用的雌、孕激素比例不当有关。避孕药的漏服则引起撤退性出血。放置宫内节育器引起的经期延长可能与局部前列腺素生成过多或纤溶亢进有关；首次应用左炔诺孕酮宫内缓解系统或皮下埋植技术的妇女在 6 个月内也常会发生突破性出血。使用利福平、抗惊厥药及抗生素等也易导致医源性异常子宫出血的发生。临床诊断需要通过仔细询问用药史、分析服药与出血时间的关系后确定。必要时应用宫腔镜检查，排除其他病因。

未分类的异常子宫出血：AUB 的发生可能与其他罕见的因素有关，如动静脉畸形、剖宫产术后子宫瘢痕缺损、子宫肌层肥大等，但目前尚缺乏完善的检查手段作为诊断依据；也可能存在某些尚未阐明的因素。目前暂将这些因素归于"未分类的异常子宫出血"。动静脉畸形所致 AUB 的病因有先天性和获得性（子宫创伤、剖宫产术后等）两类，多表现为突然出现的大量子宫出血。剖宫产术后子宫瘢痕缺损所致 AUB 的高危因素包括剖宫产切口位置不当、子宫下段行剖宫产手术及手术操作不当等，常表现为经期延长。

异常子宫出血是西医学以症状命名的疾病，包括两大类九个类型，包含多种功能性、良恶性妇科疾病。中医古籍对月经失调以症状进行命名，形成中医妇科的诊疗体系，根据临床症状表现，异常子宫出血属于中医妇科学中"崩漏""月经失调"之月经先期、月经先后无定期、月经过多、经间期出血、经期延长等月经病范畴，亦可兼见于妇科不孕、癥瘕积聚等多种妇科杂病范畴。结合现代妇科学诊断，对疾病进行辨病，并以此为基础，结合患者辨证论治为妇科疾病的诊疗思路。异常子宫出血中医药切入点更多集中于功能性病变，对于器质性病变，常需要中西医联合治疗。

本书论述内容以功能性的异常子宫出血为主，亦包含子宫内膜功能紊乱、子宫内膜息肉、子宫腺肌病、子宫肌瘤等非恶性病变所致的异常子宫出血。妇科补土理论对属功能性病变异常子宫出血及部分可保守治疗的伴有器质性改变的疾病效果明显，故本书对此内容进行系统论述。

第一章　异常子宫出血的中医常见病症

第一节　崩　漏

经血非其时暴下不止或淋漓不尽，称为崩漏。突然出血，来势急促，血量多者称为"崩中"或"经崩"；淋漓不尽，来势缓慢，血量少者称为"漏下"或"经漏"。

崩与漏的出血情况虽然不同，但发病机制基本一致，两者常常相互转化，血崩日久，耗伤气血，可发展为"漏"；久漏不止，病势渐进，也可发展为"崩"，故在临床上崩漏并称，临床多种原因引起的异常子宫出血均属崩漏范畴，包括伴有和不伴有器质性病变。

一、历史沿革

"崩"之病名最早出现于《素问·阴阳别论》之"阴虚阳搏谓之崩"。晋代王叔和的《脉经》有妇科疾病"五崩"的描述，明代《女科撮要》《医学入门》《古今医鉴》《景岳全书·妇人规》等均有提到"崩"之病名，其中，万全《万氏妇人科》（又称《万氏女科》）提出因脾虚致崩的观点："妇人崩中之病，皆因中气虚，不能收敛其血，加以积热在里，迫血妄行，故令经血暴下而成崩中。"自此，后世医籍中出现论治"崩"之独立章节。清代郑寿全《医法圆通》中以"崩"作篇题，提出阴虚和阳虚所致"崩"的病因病机。

"漏下"最早见于东汉张仲景《金匮要略》，其有"妇人陷经漏下"的描述，并指出以胶姜汤治疗。晋代皇甫谧《针灸甲乙经》有"妇人漏下，月闭不通，逆气腹胀，血海主之"的记载。而隋代巢元方《诸病源候论》的漏下篇，其所述之"漏下"亦含有胎产漏下，后世医著始沿用此病名。

"崩漏"之名见于宋代王衮《博济方》，其中谓"妇人血刺，血疢上抢，血块走注……赤白带下，血山崩漏……"。后以"崩漏"为篇名，陆续出现于元代朱震亨《丹溪心法》、明代张景岳《景岳全书》、清代黄元御《四圣心源》、清代萧埙《女科经纶》等著作中。"崩漏"一词逐渐成为该病最为常用的病名，近现代医学院校教材中亦以此作为病名。

历代医家对崩漏的病因病机研究侧重点不同，如《太平圣惠方》谓"妇人劳损因成崩中，不可禁止，积日不断，故成漏下"；《太平惠民和剂局方》亦指出崩漏之"劳伤过度，致伤脏腑，冲任气虚，不能约制其经血"的病机；《诸病源候论》记载"崩而内有瘀血，故时崩时止，淋漓不断"；宋代《临证指南医案》对于崩漏证型的论述，提出崩漏之肝不藏血、脾虚、血热、气虚、瘀等证型，此论述是相对完整的辨证论治提示。首次提出瘀血可导致崩漏。《景岳全书》中谓"凡阳搏必属阴虚，伤络必致血溢"，认为崩漏皆因阳盛阴虚脉，热扰冲任，迫血妄行所致。清代沈金鳌在其《妇科玉尺》中论述崩漏证型："究其源，则有六大端，一由火热，二由虚寒，三由劳伤，四由气陷，五由血瘀，六由虚弱。"

治疗方面，《丹溪心法附余》谓："治崩次第，初用止血，以塞其流；中用清热凉血，以澄其源；末用补血，以还其旧。"此相关记述即成为后世治崩之"塞流、澄源、复旧"三法的理论源头。《景岳全书》载："血脱等症，必当用甘药先补脾胃，以益生发之气……但使脾胃气强，则阳升阴长，而血自归经矣。"《妇人规》亦载："调经之要，贵在补脾肾以资血之源，养肾气以安血之室。"其强调调补脾肾在治疗本病中的重要性。

二、病因病机

本病病因复杂，但可归纳为虚、热、瘀三个方面；主要病机为冲任不固，胞宫藏泻失常，经血妄行，经血非时而下。

脾虚，素体脾气虚弱；或忧思失度、饮食劳倦所伤，致脾失统摄，气不摄血，甚则气虚下陷，冲任不固，不能制约经血，血不归经，而发崩漏。

肾虚，素体先天禀赋不足，肾气稚弱，天癸初至，冲任未盛；或育龄期房劳多产耗伤肾气；或绝经期肾气渐衰，天癸渐竭，封藏失司，冲任失固，不能制约经血，而引发崩漏；或素体肾阴不足，内生虚热，扰乱血海，迫血妄行，子宫藏泻失度，遂致崩漏。

此外，引起崩漏致病原因有血热迫血妄行，瘀血阻滞新血不能归经，癥瘕阻滞等因素。

综上所述，崩漏为经乱之重症，虽然总括为虚、热、瘀三个方面，但其发病常非单一因素所致。本病常呈现病因相互错杂、多脏受累、因果相干的特点。无论何种病因导致崩漏日久，都会导致失血耗气伤阴，离经之血久而成瘀，形成气阴虚夹瘀的病机。

三、诊断与鉴别诊断

（一）诊断

1. 病史　有无月经周期、经期、经量异常史；有无口服避孕药或激素史；有无设置宫内节育器及输卵管结扎史；有无生殖器炎症、肿瘤病史；有无精神创伤史、孕产史、内科出血病史。

2. 临床表现 月经周期、量发生严重紊乱，临床多见出血量多，势急或淋漓不断，二者有时交替出现；色鲜明或暗淡，血质黏稠或清稀，或有血块，或伴有异味。本病常继发贫血，严重者可发生失血性休克。

3. 检查

（1）妇科检查：检查是否有明显器质性病变，如子宫颈息肉、子宫肌瘤、妇科恶性肿瘤等，如有，则按相应疾病论治。

（2）实验室检查：主要排除生殖器肿瘤、炎症或全身性疾病（如血小板减少、再生障碍性贫血等疾病），根据病情需要选择血常规、妇科 B 超、CT、MR、宫腔镜检查与诊断性刮宫术等方法。

（二）鉴别诊断

本病应与月经不调、胎漏、异位妊娠、堕胎小产、赤带、产后出血、癥瘕出血、外伤出血等疾病相鉴别。

1. 月经不调 月经先期、先后不定期为月经周期异常，经期、经量正常；月经过多为经量异常，常表现为经量过多，周期、经期正常；经期延长为行经期延长，但非淋漓不尽，月经周期正常；经间期出血是两次月经周期之间的少量阴道出血，周期尚规律。

2. 胎漏 患者多有停经史或早孕反应，伴有少量阴道出血，或伴有轻微腹痛；检查可见子宫增大符合妊娠月份，妊娠试验阳性，B 超检查提示宫内妊娠。

3. 异位妊娠 患者多有停经史；或急性腹痛史，阴道少量出血，检查可在少腹一侧触及包块，子宫无明显增大，人绒毛膜促性腺激素升高，超声检查宫内未见妊娠囊。

4. 堕胎小产 妊娠后阴道出血，伴有小腹阵发性疼痛，有胚胎物排出；有早孕反应；检查见妊娠试验阳性。

5. 赤带 临床表现是月经周期、色、量正常，常于经期后出现，带中夹血丝，或有小腹压痛。

6. 产后出血 产后恶露不绝；检查可见子宫复旧不良，或有胎盘、胎膜残留。

7. 癥瘕出血 检查多可发现癥瘕包块。

8. 外伤出血 追询病史可有外阴阴道外伤性出血。

9. 其他血证 各种内伤杂病血证所致出血。

四、辨证论治

本病的辨证当根据出血的周期、量、色、质的变化，结合全身症状、舌脉、发病的新久，辨其寒热虚实。虚者多因脾虚、肾虚；实者多因血热、血瘀。一般经血非时崩下，量多势急，继而淋漓不止，色淡质清，多属虚；若经血非时暴下，色鲜红或深红，质黏稠，多属热；若经血淋漓漏下，血色紫红，质黏稠，多属虚热；若色紫黑或有臭或有血块而臭者，多属湿热；若经血时来时止或时而闭经而又忽然而下，或久漏不止，色暗夹血块，多属血瘀。

本病的治疗，多根据发病的缓急和出血新久的不同，本着"急则治其标，缓则治其本"的原则，灵活掌握"塞流、澄源、复旧"三法。

塞流：即为止血之法，暴崩之际，急当防脱止血，首选固气摄血之法。如用生脉散补元气养阴血以摄血固脱。血势不减者，立即输血或手术以救急。血势渐缓则应按照不同证型，塞流与澄源并进，或固气止血，或清热止血，或化瘀止血等方法。

澄源：即为正本清源、求因治本之法，是治疗崩漏的重要阶段。血势减缓后根据具体病因，采用补肾、健脾、清热、利湿、化瘀等法。切忌不追问病因而概投寒凉或温补之剂，或一味投止涩之剂，而犯虚虚实实之戒。

复旧：即为固本善后之法，是巩固崩漏治疗成果的重要步骤。止血之后，针对患者整体状况及病因病机来调整月经周期，达到康复的目的。多采用补肾、健脾、疏肝之法，尤其注重填补肾精，固本培元，固冲调经。

治崩三法，各不相同，但又有内在联系，不能截然分开，临证时必须灵活掌握运用。塞流须澄源，澄源当复旧，复旧要求因。三法互为前提，各有侧重。

（一）脾虚证

1. 症状　主症：经血非时暴下不止，或淋漓日久不尽。次症：经血色淡，质清稀；面色㿠白，神气短，或面浮肢肿、手足不温，小腹空坠，纳呆便溏，饮食欠佳；舌质淡，苔薄白，脉弱或沉弱。

2. 证候分析　脾虚下陷，统摄无权，淋漓日久不尽；血满而失固摄，则突然暴下不止；脾阳不振，气虚阳弱，气化失司，则经色淡，质清稀，面色㿠白或面浮肢肿，手足不温，纳呆便溏，饮食欠佳；中气不足，气虚下陷，则神疲气短，小腹空坠；舌质淡，苔薄白，脉弱或沉弱为脾气虚之象。

3. 治法　补气摄血，调经养血。

4. 方药　固冲汤或固本止崩汤加减。

①固冲汤（《医学衷中参西录》）。

白术　生黄芪　煅龙骨　煅牡蛎　山茱萸　白芍　乌贼骨　茜草　棕榈炭五倍子

②固本止崩汤（《傅青主女科》）。

人参　黄芪　白术　熟地黄　当归　黑姜

（二）肾虚证

1. 肾气虚证

（1）主症：经血非时而下，出血量多或淋漓日久不净，或由崩而淋或由淋而崩，二者交替反复发作。次症：色淡红或暗淡，质清稀；兼有面色晦暗，腰膝酸软，头晕耳鸣；舌质淡，苔薄白，脉沉细。

（2）证候分析：肾气虚弱，封藏失司，冲任不固则经血非时而下，出血量多或淋漓不净，或二者交替反复发作；气虚致肾阳不足，则色淡红或暗淡，质清稀；肾气虚则经脉失养，阳气无以上乘，可见面色晦暗，腰膝酸软，头晕耳鸣；舌质淡，苔薄白，脉沉细为肾气虚弱之征。

（3）治法：补肾益气，固冲摄血。

（4）方药：苁蓉菟丝子丸或大补元煎或寿胎丸加减。

①苁蓉菟丝子丸（《中医妇科治疗学》）加党参、黄芪、阿胶。

肉苁蓉　菟丝子　熟地黄　覆盆子　枸杞子　桑寄生　当归　艾叶

②大补元煎（《景岳全书》）酌加鹿角胶、补骨脂、艾叶炭。

人参　山药　熟地黄　杜仲　当归　山茱萸　枸杞子　炙甘草

③寿胎丸（《医学衷中参西录》）酌加煅龙骨、煅牡蛎、党参、炙黄芪。

菟丝子　桑寄生　续断　阿胶

2. 肾阳虚证

（1）主症：经血来而无期，出血量多或淋漓不尽。次症：色淡，质清稀；或兼有四肢不温，畏寒，面色晦暗，腰膝酸软，小便清长；舌质淡，苔薄白，脉沉细。

（2）证候分析：肾阳不足，无以固摄冲任，则经血非时而下，出血量多或淋漓不尽；肾阳虚衰，经脉、经血失于温煦，则可见经色淡，质清稀，四肢不温，面色晦暗，腰膝酸软；小便清长，舌质淡，苔薄白，脉沉细则为肾阳不足的典型征象。

（3）治法：温肾止血，调经固冲。

（4）方药：右归丸或通脉大生丸或赞育丹加减。

①右归丸（《景岳全书》）加党参、黄芪、田七。

制附子　肉桂　熟地黄　山药　山萸肉　枸杞子　菟丝子　鹿角胶　当归　杜仲

②通脉大生丸（《中医妇科治疗学》）。

杜仲　续断　艾叶　砂仁　茯苓　山药　菟丝子　肉苁蓉　紫河车　鹿角霜　枸杞子　何首乌　台乌药　车前子

③赞育丹（《景岳全书》）。

杜仲　仙茅　当归　白术　巴戟天　淫羊藿　菟丝子　蛇床子　熟地黄

肉苁蓉　枣皮

3. 肾阴虚证

（1）主症：经乱无期，量多或淋漓不尽。次症：色偏红，质稍稠；或兼有头晕耳鸣，腰膝酸软，心烦，少寐或不寐；舌质偏红，少苔，脉细数。

（2）证候分析：肾阴不足，冲任不固，则经乱无期，量多；阴虚生内热，热灼阴血，则淋漓不尽，色偏红，质稍稠；肾阴不足以上荣于脑，则头晕耳鸣；水不济火，则心烦，少寐或不寐；经脉失养，则腰膝酸软；舌红少苔，脉细数，为肾阴不足之征象。

（3）治法：滋水养阴，调经止血。

（4）方药：左归丸去牛膝合二至丸或大造丸加减。

①左归丸去牛膝合二至丸（方见经期延长）。

熟地黄　山药　枸杞子　山茱萸　川牛膝　菟丝子　鹿角胶　龟甲胶

②大造丸（《景岳全书》）去牛膝。

紫河车　杜仲　生地黄　天冬　麦冬　黄柏　龟甲　人参　牛膝

（三）血热型

1. 症状　主症：经血非时而下，量多如崩，或淋漓不断。次症：血色深红，质稠，心烦少寐，渴喜冷饮，头晕面赤；舌红，苔黄，脉滑数。

2. 证候分析　热伤冲任，迫血妄行，故经血非时而下，量多如崩，或淋漓不断；血为热灼，故血色深红，质稠；邪热内炽，津液耗损，故口渴喜饮；热扰心神，故心烦少寐；邪热上扰，故头晕面赤；舌红，苔黄，脉滑数，为血热之象。

3. 治法　清热凉血，固冲止血。

4. 方药　清热固经汤。

生地黄　地骨皮　炙龟板　牡蛎粉　阿胶　黄芩　藕节　陈棕炭　甘草　焦栀子　地榆

（四）血瘀型

1. 主症　主症：经血非时而下，量多或少，淋漓不净。次症：血色紫暗有块，小腹疼痛拒按，舌紫暗或有瘀点，脉涩或弦涩有力。

2. 证候分析　瘀滞冲任，血不循经，故经血非时而下，量多或少，淋漓不断；冲任阻滞，经血运行不畅，故血色紫暗有块，"不通则痛"，故小腹疼痛拒按。舌紫暗或有瘀点，脉涩或弦涩有力，也为血瘀之征。

3. 治法　活血祛瘀，固冲止血。

4. 方药　逐瘀止崩汤。

当归　川芎　三七　没药　五灵脂　丹皮炭　炒丹参　炒艾叶　阿胶（蒲黄炒）　龙骨　牡蛎　乌贼骨

第二节 月 经 先 期

月经周期提前 7 日以上，其至 10 余日一行，连续两个周期以上者称为"月经先期"，或称"经行先期""经期超前""经早"等，可由排卵功能障碍、黄体功能不全等功能性疾病所致，也可由子宫内膜相关病变等所致。

一、历史沿革

早在《金匮要略·妇人杂病脉证并治》中即有"带下，经水不利，少腹满痛，经一月再见者"的记载，仲景以调营血、破瘀滞的土瓜根散治之，开创了论治月经先期先河。而"先期"之名，则首见于宋代医家陈自明撰著的《妇人大全良方》，并率先提出"阳太过，则先期而至"的病机认识。《普济本事方》在此基础上进一步阐明"阳气乘阴则血流散溢……故令乍多而在月前"的阳气偏盛的病理机制。后世医家亦多推崇"先期属热"之说，宋代《圣济总录》云："月水不调者，经血或多或少，或清或浊，或先期而来，或后期而至是也。"元代朱丹溪有"经水不及期而来者，血热也"的见解，赵献可亦有"经水如不及期而来者有火也"之论，奠定了本病"血热"的病因病机观。明代医家首次将本病作为独立的疾病进行论治，明代万全《万氏妇人科》将月经失调分为"不及期而先行""经过期后行""一月而经再行""数月而经一行"等。明代薛立斋《女科撮要》载："先期而至者，有因脾经血燥，有因脾经郁滞，有因肝经怒火，有因血分有热，有因劳役火动。"可见热有阳盛血热、肝经郁热、劳伤虚热之分。明代王肯堂《证治准绳》云："经不及期者有瘀血者矣……欲知瘀血有无，须以小腹满痛与不满痛别之。"其提出月经先期有瘀血为病者及其鉴别诊断要点。清初名医傅山在《傅青主女科》载："夫同是先期而来，何以分虚实之异……先期者火气之冲，多寡者水气之验。故先期而来多者，火热而水有余也；故先期而来少者，火热而水不足也。"《医宗金鉴》总结前人经验，将本病病机归纳为实热、虚热、气虚、血瘀等，比较完备地说明了本病的病因病机和辨证论治。

二、病因病机

本病的发生机制主要是冲任不固，引起冲任不固的原因则有气虚、血热的区别。气虚可分为脾气虚弱、肾气不固；血热又分为虚热和实热。此外，还有因瘀血阻滞，新血不安而妄行，而致冲任不固，月经先期。

气虚，常见脾气虚弱和肾虚不固。素体虚弱，或劳倦过度，或饮食失节，或思虑过多，损伤脾气，中气虚弱，不能摄血归源；冲任不固则经血失于统摄而外溢，遂而月经先期来潮。火为土之母，若脾气虚弱则夺母气，日久则心气亦伤，发展为心脾两虚。年少肾气不充，或青年多产房劳，或绝经前肾气渐衰，或久病伤肾，肾气不固，闭合失司，冲任失于约束，经血下溢而为月经先期而至。肾气不足，久则肾阳亦伤，若阳虚不能温运脾阳，则可发展为脾肾阳虚。此外，引起月经先期的致病原因还有血热迫血妄行、瘀血阻滞新血不能归经。

三、诊断与鉴别诊断

（一）诊断

1. 病史 有情志内伤史或盆腔炎史，人工流产、药物流产史等。

2. 临床表现 月经周期提前 7 天以上，15 天以下，并连续 2 个月经周期或以上为主症。

3. 检查

（1）妇科检查：一般无明显的阳性盆腔体征。

（2）实验室检查：基础体温监测，月经前 3～7 天孕激素测定，月经前 1 天或来潮 6～12 小时内诊断性刮宫术并行子宫内膜病理检查，性激素六项，凝血功能。

（二）鉴别诊断

本病若提前至 10 余天一行者，应注意与经间期出血相鉴别。经间期出血常发生在月经周期第 12～16 天，出血量少，或表现为透明黏稠的白带中夹有血丝，出血常持续数小时至 2～7 天而自行停止。

四、辨证论治

本病的辨证，除了着重于月经周期的提前外，还有经量、经色、经质的变化，并要结合全身证候、舌脉进行辨证论治。主要辨其属热、属实、属虚。一般以周期提前或兼量多，色淡红，质清稀，唇舌淡，脉弱者属脾气虚；周期提前，经量或多或少，色淡暗，质清稀，腰膝酸软者属肾气虚；月经提前，量少，色红，质稠，脉虚而数者，属阴虚血热；周期提前，经量多，经色鲜红或紫红，质稠黏，唇舌红，脉数有力，属阳盛血热；若月经质稠，排出不畅，或有血块，胁腹胀满，脉弦，属肝郁血热。若月经提前伴见经色暗红，有血块，小腹满痛，拒按，属血瘀。若仅见有月经周期提前而量、色、质无明显异常，还可根据素体情况、全身证候及舌脉进行辨证。

本病治疗原则，重在调整月经周期使之恢复正常，按其证候属性，或清，或养，或补，或泻，脾气虚者，当健脾益气、摄冲固血；肾气虚者，当补肾固冲；阳盛血热者，当清热凉血以固冲；阴虚血热者，当滋阴清热以固冲；肝郁血热者，当疏肝清热以固冲；瘀血阻滞者，当活血调经以固冲。然而，本病临床多虚少实，故不宜过用寒凉或温燥动血之品，尤其是经行之时。

（一）脾气虚证

1. 症状 主症：月经周期提前 1 周或以上，连续发生 2 个月以上。次症：经量或多或少，经色淡红，质清稀；面色㿠白或萎黄，神疲乏力，气短懒言，或倦怠嗜卧，小腹空坠，纳少便溏，脘腹胀满；舌质淡，苔薄白，脉细弱。

2. 证候分析 素体脾虚，或久病伤脾，或饮食劳倦思虑伤脾，中气虚弱，不能统摄气血，冲任不固，故经期提前而至；气虚火衰，血失温养，则可见经色淡红，质清稀；中气不足，脾失升举，则神疲乏力，气短懒言，倦怠嗜卧，小腹空坠；脾失健运则脘腹胀满，纳少便溏；舌质淡，苔薄白，脉细弱为脾虚之征。

3. 治法 补脾益气，摄血调经。

4. 方药 补中益气汤或归脾汤加减。

①补中益气汤（《脾胃论》）。

人参 黄芪 甘草 当归 陈皮 升麻 柴胡 白术

②归脾汤（《济生方》）。

人参 白术 茯苓 黄芪 龙眼肉 酸枣仁 木香 生姜 大枣 炙甘草

（二）肾气虚证

1. 症状 主症：月经周期提前 1 周或以上，连续发生 2 个月以上。次症：经量或多或少，色暗淡；精神不振，腰膝酸软，头晕耳鸣，面色晦暗或有暗斑，夜尿频繁；舌淡，苔白润，脉沉细。

2. 证候分析 肾为冲任之本，若肾气不足，封藏失司，冲任不固，不能制约经血，故月经提前，经量增多；若肾精不足，不能化生经血，则月经量可减少；肾气不足，肾阳虚弱，血不得以温煦，则经色暗淡，质清稀；外府失荣，筋骨不坚，则精神不振，腰膝酸软，头晕耳鸣；肾气不固，膀胱失约，则夜尿频数；舌淡，苔白润，脉沉细均为肾气虚之征。

3. 治法 补益肾气，固冲调经。

4. 方药 归肾丸或温冲汤加减。

①归肾丸（《景岳全书》）。

熟地黄 山药 山茱萸 茯苓 当归 枸杞子 杜仲 菟丝子

②温冲汤（《医学衷中参西录》）。

山药 当归 附子 肉桂 补骨脂 小茴香 桃仁 紫石英 鹿角胶

（三）血热型

1. 阴虚血热证

（1）主症：经期提前，量少。次症：色红质稠，颧赤唇红，手足心热，咽干口燥；舌红，苔少，脉细数。

（2）证候分析：阴虚内热，热扰冲任，冲任不固，故月经提前；阴虚血少，冲任不足，血海满溢不多，故经血量少；血为热灼，故经色红而质稠；虚热上浮，故颧赤唇红；阴虚内热，故手足心热；阴虚津少，故咽干口燥；舌红，苔少，脉细数，也为阴虚血热之征。

（3）治法：养阴清热，凉血调经。

（4）方药：两地汤（《傅青主女科》）。

生地黄　玄参　地骨皮　麦冬　阿胶　白芍

2. 阳盛血热证

（1）主症：经期提前，量多。次症：色紫红，质稠，心胸烦闷，渴喜冷饮，大便燥结，小便短赤；面色红赤，舌红，苔黄，脉滑数。

（2）证候分析：热伤冲任，迫血妄行，故月经提前，量多；血为热灼，故经色紫红，质稠；热扰心肝二经，故心胸烦闷；热邪伤津，故渴喜冷饮；大肠津少，故大便燥结；热灼膀胱，故小便短赤。面色红赤；舌红，苔黄，脉滑数，为热盛之征。

（3）治法：清热降火，凉血调经。

（4）方药：清经散（《傅青主女科》）。

牡丹皮　地骨皮　白芍　熟地黄　青蒿　黄柏　茯苓

3. 肝郁血热证

（1）主症：经期提前，量多或少。次症：经色紫红，质稠有块，经前乳房、胸胁、少腹胀痛，烦躁易怒，口苦咽干；舌红，苔黄，脉弦数。

（2）证候分析：肝郁化热，热扰冲任，迫血妄行，故月经提前；肝郁血海失司，故月经量多或少；血为热灼，故经色紫红，质稠有块；气滞于肝经，故经前乳房、胸胁、少腹胀痛；气机不畅，则烦躁易怒；肝经郁热，故口苦咽干；舌红，苔黄，脉弦数，为肝郁化热之象。

（3）治法：清肝解郁，凉血调经。

（4）方药：丹栀逍遥散（《方剂学》）。

牡丹皮　炒栀子　当归　白芍　柴胡　茯苓　炙甘草

第三节　经期延长

月经周期基本正常，行经时间超过 7 日以上，甚至淋漓达半个月方净者，称为"经期延长"，亦称"月水不断""净事延长"。本病月经周期多正常，若伴有量多，则为经期延长伴月经过多；若正常行经超过半个月仍淋漓不尽者，则属于"漏下"范畴。

一、历史沿革

隋代巢元方首次提出"月水不断"的病名，《诸病源候论》中论述："劳伤经脉，冲任之气虚损，故不能制其经血，故令月水不断也。"此句指出本病的发生与劳倦过度有关。宋代陈沂《陈素庵妇科补解》云："妇人经行，多则六七日，少则四五日，血海自净。若迟至半月或一月，尚淋漓不止，非冲任内虚，气不能摄血，即风冷外感，使血滞经络，故点滴不已，久则成经漏，为虚劳、血淋等症。"此句指出外感六淫邪气也是导致本病发生的原因之一。明代薛己在《校注妇人良方》中记载："妇人月水不断，淋漓腹痛，或因劳损气血而伤冲任，或因经行而合阴阳，以致外邪客于胞内，滞于血海故也。"此句指出除了劳倦损伤气血，经期同房也可以导致本病发生。多数医家认为本病最主要的病因是血热。如明代孙文胤在《丹台玉案》中言："经来之后，累数日而不能止者，乃血海脱滑，兼火有以动之也。"清代沈金鳌《妇科玉尺》中述："经来十数日不止者，血热也。"综上所述，历代医家对本病的病因病机的认识主要以虚为主，多因气虚不能摄血导致，此外，还有外邪入侵、房劳失度等原因，治疗多以补益固摄，或兼清热凉血，或兼活血化瘀之法，为本病的治疗提供了法则。

二、病因病机

本病的发生多为气虚冲任不固，失于制约，或热邪扰动冲任，血不循经，或瘀血阻滞冲任，新血妄行而致，临床常有气虚、血热、血瘀。

脾气虚，素体脾虚，或饮食不节，劳倦失度，思虑太过，致脾气虚弱，中气不足，冲任失于固摄，不能制约经血，以致经期延长。

阴虚血热，素体阴虚，或久病、产后伤阴，房事不节，或忧思恼怒，阴血亏耗，内热由生，热扰冲任，迫血妄行，以致经期延长，淋漓不净。

湿热蕴结，经行产时或术后胞室空虚，湿热之邪乘虚而入；或素体脾虚，脾失健运，湿邪不化，蕴而化热，下注胞络，血海不宁，血不循经，而致经期延长。

三、诊断与鉴别诊断

（一）诊断

1. 病史 患者可有饮食起居不调或七情内伤史，或盆腔炎病史，或使用宫内避孕环及输卵管结扎手术史。

2. 临床表现 行经时间超过 7 天以上，甚至淋漓半个月始净，周期基本正常，或伴有经量增加，经色淡或深红。

3. 检查

（1）妇科检查：多无明显器质性病变；慢性盆腔炎患者检查时宫体、附件可有压痛。

（2）实验室检查：基础体温测定可呈不典型双相型，行经期体温下降延迟或缓慢；子宫内膜病理检查可出现炎症细胞浸润变化。

（二）鉴别诊断

本病应与漏下、经漏、赤带、异位妊娠、癥瘕相鉴别。

1. 漏下　经血非时而下，淋漓不断，延续数十日或数月不等，其则出血不能自止，月经周期紊乱。经期延长行经时间虽在 7 日以上，但一般在两周之内可自止，且周期正常。

2. 经漏　正常行经后期经量逐渐减少，淋漓不尽超过半个月，其则多达 20 余天，下次月经仍如期而至者，经期延长出血时间多在 2 周之内。

3. 赤带　指月经周期正常，经净后阴道流出似血非血的赤色黏液，绵绵不绝；而经期延长为经血淋漓不净，所下为经血而非黏液，湿热者同样为血多而黏液少，以此相鉴别。

4. 异位妊娠　异位妊娠者，腹痛，阴道少量出血，妊娠试验阳性，妇科检查和 B 超可协助诊断。

5. 癥瘕　如子宫肌瘤、子宫内膜息肉、子宫腺肌病等。

四、辨证论治

本病辨证以月经的量、色、质为主，并结合全身证候、舌脉分析。辨证时须明辨其在气、在血及虚实寒热。临床多因虚、热、瘀引起血海不宁，冲任不固，胞宫失于封藏。如经期延长，量多，色淡，质清稀，伴有疲乏无力，舌淡，脉弱，多为脾虚气弱；如见经期延长，量少，色红，质黏稠，舌红，脉细数，多为虚热；如经色暗，夹黏液，质黏稠，有臭气，伴有小腹疼痛，平素带下量多，苔黄腻者，为湿热下注；若行经时间延长，经色紫暗，有块，少腹疼痛拒按，舌紫暗或有瘀斑，脉沉涩，属于瘀血内阻。

本病治疗以固冲止血调经为法，重在缩短经期，使之达到正常经期，以经期服药为主，以止血为要，气虚者重在补气摄血；阴虚者重在养阴清热以止血；湿热蕴结者重在清利湿热佐以止血之法；瘀血阻滞者以活血化瘀之法以止血。不可概投固涩之剂，以犯虚虚实实之戒。

（一）脾气虚证

1. 症状　主症：行经时间超过 7 日，甚至淋漓达半个月方净。次症：量多，色淡红，质清稀或有水迹；面色㿠白或萎黄，神疲乏力，气短懒言，小腹空坠，心悸少寐；舌淡，苔薄白，脉缓弱。

2. 证候分析　脾气虚弱，统摄无权，冲任不固，经血失于制约，则经期延长而量多；气虚无以化阳，火衰无以化血，则经色淡红，质清稀或有水迹；中气不足，运化乏力，则见面色㿠白或萎黄神疲倦怠，气短懒言；气虚下陷则小腹空坠；气虚血少不足以养心，则心悸少寐；舌淡，苔薄白，脉缓弱为气血不足之象。

3. 治法 健脾益气，固冲摄血。

4. 方药 归脾汤或举元煎加温经止血药。

归脾汤（方见月经先期）。

白术 人参 黄芪 当归 甘草 茯苓 远志 酸枣仁 木香 龙眼肉 生姜 大枣

举元煎。

人参 炙黄芪 炒升麻 炙甘草 炒白术

（二）阴虚血热证

1. 症状 主症：经行时间延长。次症：量少，经色鲜红，质稠；可见咽干口燥，颧红潮热，或五心烦热；舌红少津，少苔，脉细数。

2. 证候分析 阴液不足，虚热内生，热扰冲任，血海不宁，则月经淋漓，过期不净；阴亏血少，血为热灼则月经量少，色鲜红，质稠；虚热灼津，则咽干口燥，颧红潮热，五心烦热；舌红少津，少苔，脉细数为阴虚内热之象。

3. 治法 养阴清热，凉血摄血。

4. 方药 两地汤合二至丸或固经丸加减。

①两地汤（方见月经先期）合二至丸（方见月经过多）。

生地 玄参 白芍 麦冬 阿胶 地骨皮

女贞子 旱莲草

②固经丸（《医学入门》）。

龟甲 白芍 黄芩 椿根皮 黄柏 香附

（三）湿热蕴结证

1. 症状 主症：行经时间超过 7 日，甚至淋漓达半个月方净。次症：量少，色暗，夹杂黏液，气味臭秽；兼有腰腹胀痛，平素带下量多，色黄；舌质偏红，苔黄腻，脉滑数。

2. 证候分析 当经行后期或产后或术后，胞室空虚，湿热之邪乘虚而入，扰动血海，血海不宁而致经血淋漓不净；湿热熏蒸津液，与血相搏，则量少，色暗，湿热重着而趋于下，则夹杂黏液，平素带下量多，气味臭秽；湿热阻滞气机则腰腹胀痛；舌质偏红，苔黄腻，脉滑数均为湿热内蕴之象。

3. 治法 清热利湿，摄血止血。

4. 方药 四妙丸（《成方便读》）加减。

黄柏 薏苡仁 苍术 怀牛膝

第四节 月经过多

月经量较正常明显增多，多出平时正常经量1倍以上，而周期及经期基本正常者，称为"月经过多"，亦可称为"经水过多"或"月水过多"。本病可与月经周期、经期异常并见，如月经先期、月经后期、经期延长伴量多，尤以前者多见。可因子宫内膜息肉、子宫腺肌病、排卵功能障碍、子宫内膜病变等引起。

一、历史沿革

月经过多的最早记载见于汉代《金匮要略》之"亦主妇人少腹寒久不受胎……或月水来过多"，在汉代以后金元以前的医籍中多将经量的乍多乍少、月经周期的时先时后，统称为"月水不调"或"经候不调"，且对病机的认识多以阳盛实热为主。金代刘完素在《素问病机气宜保命集》中用四物汤加黄芪、白术治疗"妇人经水过多"，首次把月经过多作为一种疾病来论述。元代医家朱震亨提出"痰多"亦为月经过多的病机，《丹溪心法》载道："痰多占住血海地位，因而下多者……"明清医家在前人基础上提出虚热、气虚、血虚等病机。明代王肯堂《证治准绳》载："经水过多，为虚热，为气虚不能摄血。"其提出了虚热、气虚所致月经过多的病机。《医宗金鉴》提出了依据经血的色、质、气味及带下的特点来辨虚实寒热。《傅青主女科》曰："妇人有经水过多，经后复行，面色萎黄，身体倦怠，而困乏愈甚者，人以为血热有余之故，谁知是血虚而不归经乎！"其提出血虚而不归经导致的月经过多的病机。清代沈金鳌《妇科玉尺》记载："经水过多不止，平日肥壮，不发热者，体虚寒也。"其认为月经过多的病机与不同体质有关，肥人多虚寒，而瘦人多火旺，并提出相应的治法分别是温经固涩和滋阴清热。以上所述，不同时代的医家对本病的病因、病机、辨证、治法从不同角度进行论述，反映了在实践基础上的理论研究不断发展与深化，为今日医家对本病的认识提供了重要依据。

二、病因病机

引起月经过多的主要病机是冲任不固，经血失于制约。常见的病因有气虚、血热、虚热、血瘀等。

气虚：素体虚弱，或饮食失节，或思虑过度，或疲劳失度，或久病大病，损伤中气，致冲任不固，血失统摄，以致经行量多；若加之病程日久，失血难以恢复，导致气血俱亏，心脾两虚；若迁延日久，或平素肾气不足，以致脾虚及肾，脾肾两虚；若血失统摄，耗伤阳气，又可转为虚寒。

虚热：平素体质瘦弱，阴虚生热，或久病伤阴，或平素在高热环境下工作，热甚伤津，或情志内伤，或房事不节耗伤肾精等，致阴液耗伤，阴虚无以制阳，阳亢生热，扰动冲任，迫血妄行，致经量增多。

引起月经过多的致病原因还有血热迫血妄行，瘀血阻滞新血不能归经等。病程日久，常气阴随血耗伤，或热随血泄，由实转虚，或虚实夹杂。

三、诊断与鉴别诊断

（一）诊断

1.病史 可有精神刺激，饮食不节，大病久病，经期、产后感受外邪或房劳过度，或宫内节育器避孕史。

2.临床表现 本病可见月经量明显增多，一般超过 80ml，但在一定时间内能自行停止。月经周期、经期一般正常，也可伴有月经提前或退后，但仍有一定规律。病程日久者，可有血虚之象。或伴有痛经、不孕、癥瘕等病证。

3.检查

（1）妇科检查：排卵功能障碍性子宫出血及宫内节育器致月经量多患者，其盆腔器官没有明显器质性病变；子宫肌瘤患者子宫体增大，质地较硬，形态不规则，或可触及肿瘤结节；盆腔子宫内膜异位症患者子宫骶骨韧带、主韧带等处可触及痛性结节或卵巢囊肿。

（2）实验室检查：基础体温测定、卵巢功能测定及子宫内膜病理检查；白细胞增高，多为盆腔炎症；B 超盆腔检查、宫腔镜检查、子宫造影、盆腔 MRI 等有助于子宫肌瘤、黏膜下子宫肌瘤、子宫内膜息肉等疾病的诊断。

（3）全身检查：注意有无出血性疾病，如再生障碍性贫血、血小板减少性紫癜、白血病等，以及内分泌疾病、营养不良等。

（二）鉴别诊断

本病应与崩漏相鉴别。崩漏的阴道大量出血症状与月经过多相似。但崩漏的出血无周期性，同时伴有经期延长，淋漓日久不能自止。这与月经过多的有周期性出血、正常经期不同，结合临床症状、病史、相关检查可做出诊断。

四、辨证论治

本病主要病机为气虚、血热或血瘀引起血海不宁，冲任不固，胞宫失于封藏。辨证当重点依据经色、质、有无血块等，结合脉证，辨其寒、热、虚、实。一般经量多，色淡，质清稀，伴有气短乏力，舌淡，脉虚，属于气虚；量多，色深红或紫红，质黏稠，伴口渴、大便秘结，舌红苔黄，脉滑数，属于血热；量多，色鲜红，质黏稠，伴有潮热盗汗颧红、咽干口燥，舌红少苔，脉细数，属虚热；量多，色暗有血块，伴有小腹疼痛、块下痛减，舌紫，脉涩，属于血瘀。

治疗时要遵循"急则治其标，缓则治其本"的原则，掌握经期与平时治疗的不同，经期重在固冲任以止血，减少月经量，以防失血伤阴。平时调理气血，运用益气补血、清热养阴、化瘀止血等方法来辨证求因以治本。用药慎用温燥动血之品，避免出血加重。

（一）气虚证

1. 症状　主症：月经量较正常明显增多，多出平时正常经量 1 倍以上，而周期及经期基本正常。次症：色淡红或正常，质清稀；面色无华，神疲乏力，气短懒言，或小腹空坠，或动则汗出；舌质淡，苔薄白，脉细弱。

2. 证候分析　中气不足则统摄无权，冲任不固，经血失于固摄，则月经量多。气虚火衰不能化血为赤，故月经色淡，质清稀；气虚阳气不布，则面色无华；中气不振，失于升举，则神疲乏力，气短懒言，或小腹空坠；气虚卫外不固，汗孔失于开合，动则汗出；舌淡，苔薄白，脉细弱为气虚之象。

3. 治法　补气升阳，摄血固冲。

4. 方药　举元煎或安冲汤加减。

①举元煎（《景岳全书》）。

人参　炙黄芪　炒升麻　炙甘草　炒白术

②安冲汤（《医学衷中参西录》）。

白术　黄芪　生龙骨　生牡蛎　生地黄　白芍　海螵蛸　茜草根　续断

（二）虚热证

1. 症状　主症：月经量较正常明显增多，周期及经期基本正常。次症：色鲜红，质黏稠；或兼有颧红潮热，骨蒸盗汗，咽干口燥，或头晕耳鸣，或心烦失眠；舌质红，苔少或无苔，脉细数。

2. 证候分析　阴液不足则生内热，热扰冲任，当经行之际迫血妄行，遂而月经量增多。血被热灼，则经色鲜红而质黏稠；阴虚不能制阳，则颧红潮热盗汗；虚热内扰则心烦失眠；舌质红，苔少或无苔，脉细数，均为阴虚内热之象。

3. 治法　滋阴清热，固冲止血。

4. 方药　一阴煎合二至丸加减。

①一阴煎（《景岳全书》）。

生地黄　芍药　麦冬　熟地黄　知母　地骨皮　炙甘草

②二至丸（《医方集解》）。

女贞子　旱莲草

（三）血瘀证

1. 症状　主症：经行量多，色紫暗，质稠有血块，经行腹痛，或平时小腹胀痛，舌紫暗或有瘀点，脉涩有力。

2. 证候分析 瘀血阻于冲任，新血难安，故经行量多；瘀血内结，故经色紫暗有块；瘀阻胞脉，"不通则痛"，故经行腹痛，或平时小腹胀痛。舌紫暗或有瘀点，脉涩有力，为血瘀之征。

3. 治法 活血化瘀，固冲止血。

4. 方药 桃红四物汤（《医宗金鉴》）加三七、茜草。

桃红四物汤：当归 熟地 白芍 川芎 桃仁 红花

第五节 月经先后无定期

月经经期提前或推后 7 天以上，交替不定且连续发生 3 个周期以上者称为月经先后无定期，又称"经水先后无定期""月经愆期""经乱"。本病若伴有经量增多及经期延长，常可因经乱之甚发展为崩漏。

一、历史沿革

本病首见于唐代《备急千金要方》之"妇人月经一月再来或隔月不来"。宋代《圣济总录》称其为"经水不定"，但仍作为"月经不调"的证候之一来描述，未作为独立病证来论治。直到明代万全《万氏妇人科》提出"经行或前或后"之病名和"悉从虚治"的治疗原则，并用"加减八物汤主之"，并宜长服"乌鸡丸"。张景岳《景岳全书》将本病称为"经乱"，分为"血虚""肾虚"两类，认为"凡女人血虚者，或迟或早，经多不调"，并提出了相应的治法和方药，以及预后、调养措施。清代《医宗金鉴》称本病为"愆期"，认为先期为热，后期为滞，淡少不胀者为虚，紫多胀痛者为实。《傅青主女科》称本病为"经水先后不定期"，提出"经来或前或后无定期"，为肝气郁结而影响肾气所致，认为"经水出诸肾，而肝为肾之子，肝郁则肾亦郁矣，肾郁而气必不宣，前后之或断或续，正肾气之或通或闭耳"，方用"定经汤"来"疏肝之郁而开肾之郁"。

综上所述，历代医家的认识由"悉然属虚"到虚实夹杂，治法同样从补血到调肝、补肾、健脾等，不断趋于完善和全面，为后世对本病的探讨和治疗提供了理论及实践依据。

二、病因病机

本病主要机制是肝失疏泄或者肾失封藏，冲任气血不调，血海蓄溢失常。其分型有肝郁、肾虚、脾虚。

肝郁，肝主藏血，主疏泄。肝气条达，疏泄正常，血海按时满溢，则月经正常。若忿怒伤肝，或情志抑郁，则致使肝气逆乱，疏泄失司，冲任不调，血海蓄溢失常；疏泄太过，则月经先期而至，若疏泄不及，则经期延后。

肾虚，肾为先天之本，主封藏，若素体肾气不足或多产房劳所伤、大病久病，损伤肾气，致使肾气不充，冲任不调，血海蓄积失常，导致月经先后无定期。

脾虚，素体脾虚，饮食失节，或思虑过度，损伤脾气，脾虚生化不足，统摄无权，冲任失调，血海蓄溢失常，以致经行先后不定期。

三、诊断与鉴别诊断

（一）诊断

1. 病史　有七情内伤，或劳力过度等病史。

2. 症状　月经来潮不按时，提前或延后 7 天以上，并连续出现 3 个周期以上。

3. 辅助检查

（1）妇科检查：子宫大小正常或偏小。

（2）实验室检查：生殖激素测定有助于诊断，常表现为黄体不健或催乳素升高。

（二）鉴别诊断

本病应与崩漏相鉴别。本病以月经周期紊乱为特征，一般经期正常，经量不多。崩漏则是以月经周期、经期、经量均发生严重紊乱为特征。

四、辨证论治

本病辨证应结合月经的量、色、质及脉证进行综合分析，以辨其虚实、脏腑。一般量或多或少，色暗红，或有血块，少腹胀甚则痛连胸胁，舌苔正常，脉弦，属于肝郁；经量少，色淡质清，腰部酸痛，舌淡脉细弱者，属肾虚；量或多或少，色暗淡，或有血块，少腹胸胁胀满，腰膝酸软者，为肝郁肾虚。经行或先或后，量多，色淡质稀，神倦乏力，脘腹胀满，纳呆食少者，为脾虚。

本病的治疗以疏肝、补肾、健脾、调理冲任气血为法，或疏肝解郁以调经，或补肾益精以调经；或健脾益气以调经，或随证多法兼而调之。

（一）肝郁证

1. 症状　主症：月经经期提前或推后 7 天以上，交替不定且连续发生 3 个周期以上。次症：经量或多或少，色暗红，有血块，或经行不畅，胸胁、乳房、少腹胀痛，精神郁闷，时太息，嗳气食少；舌质正常，苔薄，脉弦。

2. 证候分析　情志不遂，肝郁气结，气机逆乱，冲任失司，血海蓄溢失常，故月经或先或后，经血或多或少；肝气郁滞，经脉不利，故经行不畅，色暗有块；肝郁致经脉涩滞，故胸胁、乳房、少腹胀痛；气机不利，故精神郁闷，时欲太息；

肝强侮脾，脾气不舒，故嗳气食少；证属气滞，内无寒热，故舌象正常。脉弦，为肝郁之征。

3. 治法 疏肝解郁，和血调经。

4. 方药 逍遥散（《太平惠民和剂局方》）加炒香附、枳壳。

柴胡 当归 茯苓 白芍 白术 煨姜 薄荷 炙甘草

（二）肾虚证

1. 症状 主症：月经经期提前或推后 7 天以上，交替不定且连续发生 3 个周期以上。次症：量少，色暗淡，质稀；头晕耳鸣，腰酸腿软，小便频数；舌淡，苔薄，脉沉细。

2. 证候分析 肾气虚弱，封藏失职，开阖不利，冲任失调，血海蓄溢失常，故经行先后无定期；肾虚则髓海不足，精血虚少，故头晕耳鸣；腰为肾之外府，肾主骨，肾虚则腰酸腿软；肾虚则气化失司，则小便频数；舌淡苔薄，脉沉细，为肾虚之征。

3. 治法 补肾益气，养血调经。

4. 方药 固阴煎加减（方见月经先期）或定经汤（《傅青主女科》）加炒香附、炒续断、怀牛膝。

定经汤：菟丝子 白芍 当归 熟地黄 山药 茯苓 炒荆芥穗 柴胡

（三）脾虚证

1. 症状 主症：经行或先或后，量多。次症：色淡质稀，神倦乏力，脘腹胀满，纳呆食少；舌淡，苔薄，脉缓。

2. 证候分析 脾虚统摄无权，冲任气血失调，血海蓄溢失常，故致月经先后不定期；脾虚生化气血之源不足，故经色淡红而质稀；脾主四肢、肌肉，脾虚则神倦乏力；脾虚运化失职，故脘腹胀满，纳呆食少。舌淡，苔薄，脉缓，也为脾虚之征。

3. 治法 补脾益气，养血调经。

4. 方药 归脾汤加减（方见月经先期）。

人参 白术 茯苓 黄芪 龙眼肉 酸枣仁 木香 生姜 大枣 炙甘草

第六节 经间期出血

月经周期基本正常，在两次月经之间，出现周期性少量阴道出血现象，称为"经间期出血"。经间期出血多发生在月经周期的第 10～16 天，即月经干净后 7 天左右，有些出血量少，仅为 1～2 天，或偶有一次者，不作病论，但有些出血可持续至下个月经周期，反复的经间期出血持续时间长，可发展为崩漏。

一、历史沿革

祖国医学文献中没有专论，对它的描述可见于"月经先期""经漏""月经过少""赤白带下"等病症中。《金匮要略》云："经一月再见者，土瓜根散主之。"隋代巢元方《诸病源候论》载"故血非时而下，淋漓不断，谓之漏下""崩而内有瘀血，故时崩时止，淋漓不断"；《竹林寺女科》中记载"一月经再行"；《傅青主女科》曰"先期而来少者，火热而水不足也""先期经来只一二点者，肾中火旺而阴水亏"等。

二、病因病机

本病的发生多与月经周期的气血阴阳消长转化有密切关系。经间期是继经后期由虚至实、由阴转阳的时期。经间期精血充盛，阴转为阳，精化为气，氤氲之状萌发，"的候"（排卵期）到来。若此时体内阴阳调节功能异常，阴血不足，不能涵养子宫冲任，导致络脉失养，引发出血；若阴精不足，相火妄动，迫血伤络，导致出血。除此之外，还有湿热内蕴、瘀阻胞络，皆当阳气内动之时，阴阳转化不利，阴络易伤，损及冲任，血海失于固藏，血溢于外，酿成经间期出血。

肾阴虚，素体禀赋不足，天癸未充，或房劳多产，或思虑过度，或郁闷不乐，郁火偏旺，以致肾阴不足，精亏血虚，虚火耗精，正当氤氲之时，阳气内动，虚火与阳气相搏，损伤阴络，冲任失其固摄，导致出血。

脾气虚，素体脾胃虚弱，或劳倦失度，或饮食不节，损伤脾胃，导致中气不足，冲任不固，于氤氲之时，阳气内生以动血，血失统摄，以致经间期出血；或阴虚日久损耗阳气，阴损及阳，脾肾阳气不足，统摄无权，血海不固，以致经间期出血反复发作。

湿热，外感湿邪，乘虚而入，阻滞于胞络冲任之间，蕴而生热；或情志不畅，肝郁犯脾，以致脾胃无以生化气血，水谷反而聚而为痰，水湿内蕴而化热，湿热互结，蕴于冲任，当氤氲之时，湿热与阳气相搏，迫血妄行而致出血。

此外，引起经间期出血还有瘀血阻滞新血不能归经的因素。

三、诊断与鉴别诊断

（一）诊断

1. 病史　本病患者多有月经不调史、手术流产史，或素禀不足、劳倦失度等。

2. 临床表现　两次月经之间，在周期的第 12～16 天出现规律性的少量阴道出血，持续 2～7 天；可伴有腰酸、少腹或胀痛，乳房胀痛；白带增多，质黏如蛋清，或呈赤白带下。

3. 辅助检查

（1）妇科检查：宫颈黏液呈拉丝状，夹有血丝或赤白带下。

（2）实验室检查：基础体温大多高低温相交替时出血，一般基础体温增高，出血停止，有时也会继续出血；B超监测卵泡，可确定经间期。

（二）鉴别诊断

本病应与月经先期、月经量少、赤白带相鉴别。

1. 月经先期 月经先期的出血时间非经间期，个别也会恰好出现在经间期中，出现周期提前，经量正常或时多时少；经间期出血，有规律但月经量偏少，基础体温高低相交替时出血。

2. 月经量少 月经量少或点滴而下，但周期尚正常；经间期出血，常发生在两次月经之中间期。

3. 赤白带 并无周期性，且持续不断，或反复发作，白带夹血，患者可有接触性出血史，妇科检查常见宫颈炎性改变、赘生物或子宫及附件区压痛明显；经间期出血常有明显的周期性，且持续时间较短。

四、辨证论治

本病的辨证应着重于出血时间及量、色、质、全身症状，并结合基础体温曲线、雌激素水平等因素进行鉴别。若出血量少，色鲜红，质黏或临床上症状不明显者，按肾阴虚治疗；若出血量稍多或少，赤白相兼，质地黏稠者，属湿热；若出血量少，色暗红或有小血块，伴少腹疼痛，拒按者，属血瘀。本病的治疗重在滋肾养血，佐以清热利湿化瘀。

（一）肾阴虚证

1. 症状 主症：两次月经间出现周期性少量阴道出血。次症：量多或少，色红，质黏，无血块；或伴有头晕耳鸣，腰膝酸软，五心烦热，夜寐不安，小便黄，大便秘结；舌红苔少，脉细数。

2. 证候分析 经间期氤氲之时，阳气内动，若肾阴不足，虚火内生，虚火与阳气相搏，损伤阴络，冲任不固，而发生出血；阴虚阳动，耗伤阴液，则色红，质黏，五心烦热，腰膝酸软，头晕耳鸣，夜卧不安；小便黄，大便秘结；舌红少苔，脉细数均为肾阴不足之征。

3. 治法 滋阴清热止血。

4. 方药

①两地汤合二至丸或加减一阴煎。

两地汤（方见月经先期）合二至丸（方见月经过多）。

加减一阴煎（方见月经过多）。

②大补元煎。

人参　山药　熟地黄　杜仲　当归　山茱萸　枸杞子　炒香附

③知柏地黄丸。

知母　黄柏　熟地黄　山萸肉　山药　泽泻　茯苓　牡丹皮

（二）脾气虚证

1. 症状　主症：经间期出血。次症：量少，色淡，质稀，神疲体倦，气短懒言，食少腹胀；舌淡，苔薄，脉缓弱。

2. 证候分析　脾气虚弱，冲任不固，阳气不足，不能统摄气血，因而出血；脾虚化源不足，故经量少，色淡质稀；脾气虚弱，中阳不振，故神疲体倦，气短懒言；运化失职，则食少腹胀；舌淡，苔薄，脉缓弱，也为脾气虚之征。

3. 治法　健脾益气，固冲摄血。

4. 方药　归脾汤。

白术　人参　黄芪　当归　甘草　茯苓　远志　酸枣仁　木香　龙眼肉　生姜　大枣

（三）湿热证

1. 症状　主症：在两次月经间出现周期性少量阴道出血。次症：量多或少，色深红，质黏稠，无血块，或赤白带下，或有臭气；腰骶酸楚，神疲乏力，胸闷烦躁，或平素带下量多，下腹时痛，纳呆腹胀，口苦咽干，小便短赤；舌质红，苔黄腻，脉滑数或濡数。

2. 证候分析　湿邪阻于冲任胞络之间，蕴蒸生热，待经间期重阴转阳之时，阳气内动，引动湿热，相搏于冲任，扰动血海，固藏失司，故而出血；湿热与血相搏，故血色深红，质黏稠；冲任阻滞不通，故下腹时痛；湿热下注，阻滞气机，则平素白带过多，腰骶酸楚，神疲乏力；湿热熏蒸于上，耗伤津液，则胸闷烦躁，口苦咽干；小便短赤，舌质红，苔黄腻，脉滑数或濡数均为湿热之象。

3. 治法　清热利湿，固冲止血。

4. 方药　清肝止淋汤或八正散加减。

①清肝止淋汤（《傅青主女科》）去阿胶、大枣，加小蓟、茯苓。

白芍　当归　生地黄　阿胶　黄柏　牡丹皮　牛膝　香附　大枣　黑豆

②八正散（《太平惠民和剂局方》）去大黄加生地黄、山药。

木通　车前子　萹蓄　瞿麦　甘草梢　滑石　大黄　山栀　灯芯草

第七节 月经过少

月经周期基本正常，而月经量明显减少，甚则点滴而净；或行经时间不足 2 天，经量也因而减少者，称为"月经过少"。既往称为"经水涩少""经少""经行微少"等。本病属月经失调范畴，常与月经周期异常并见，可见于卵巢储备功能不全、子宫内膜病变，如子宫内膜过薄、子宫内膜结核等多种妇科疾病。

一、历史沿革

月经过少首见于晋代王叔和《脉经》，称为"经水少"，认为"亡其津液"是其病机。隋代《诸病源候论》有"月水乍少"的记载。宋代史堪撰《史载之方》载"肺脉浮，主妇人血热，经候行少……忽两三月一次，忽半年不行，或止些小黑血"。《素问病机气宜保命集》以"四物四两加熟地黄、当归各一两"治疗"妇人经水少血色和者"。明代万全《万氏妇人科》根据患者体质虚实，提出"瘦人经水来少者，责其血虚少也，四物人参汤主之""肥人经水来少者，责其痰碍经隧也，用二陈加芎归汤主之"，具有临床指导意义。明代李梴《医学入门》认为寒热都可导致月经过少，致病因素不同处理也不同。如"来少色和者，四物汤。点滴欲闭，潮烦脉数者，四物汤去芎、地，加泽兰叶三倍，甘草少许……内寒血涩来少……四物汤加桃仁、红花、牡丹皮、葵花"。《丹溪心法》始有"经行微少""经水涩少"的名称，并用四物汤加味来治疗。以上历代医家从病因病机、治法、方药等方面提出了不同的见解，丰富了月经过少的内容，对后世指导临床治疗有一定现实意义。

二、病因病机

本病发病机制主要分为虚实两类，且虚多实少。虚者常因精亏血少，冲任血海亏虚，经血乏源；实者或因寒凝、气滞、痰阻致经血运行不畅，血海受阻而经来量少。临床以肾虚、血虚、血瘀、痰湿最为常见。

肾虚，素体禀赋不足或少年肾气不充，身体发育迟缓，胞宫发育不良，或房劳多产伤肾，以致精血不足，不充血海，冲任亏虚，经血化源不足以致月经过少。

血虚，素体血虚，或久病伤血，或堕胎多产，营血亏虚，或饮食劳倦，思虑过度而伤脾，脾虚运化无力，冲任血海不充，导致月经过少。

血寒，经期产后，感受寒邪，或过食生冷，寒客胞中与血相结，血为寒凝，冲任阻滞，气血运行不畅，以致经量素少；或因素体阳虚，虚寒内生，生化不足，血运不畅而致经少。如《医学入门》载："内寒血凝，来少。"

气滞，平素情绪抑郁，气行不畅阻滞血行，阻滞冲任而致经来涩少。

痰阻，素体多痰湿，或脾虚而水湿不化，聚湿成痰，壅滞气机，气血运行不畅，经血下行受阻而经来涩少。

三、诊断与鉴别诊断

（一）诊断

1. 病史　本病患者可有贫血、结核病史，反复流产史及刮宫史；发病前是否有使用避孕药史；有无产后感染史。

2. 临床表现　月经周期基本正常，经血量明显减少，甚则点滴而净。也可伴有周期失常，常与月经后期并见。临床需要排除使用避孕药所致月经过少，对于月经至期而经来量少者需要慎重考虑，注意是否妊娠。

3. 检查

（1）妇科检查：外阴阴道发育、子宫大小、活动度等情况；性腺功能低下引起的月经过少，盆腔器官基本正常或子宫体偏小。

（2）实验室检查：性激素检查；B超；宫腔镜；子宫内膜活检可排除子宫内膜结核；尿HCG或血β-HCG检查排除妊娠。

（二）鉴别诊断

本病主要与经间期出血、激经、胎漏相鉴别。

四、辨证论治

本病的辨证主要以月经的色、质、周期及有无腹痛为主，并结合全身、舌脉等情况辨别虚实。属虚者多月经色淡、质地清稀，多有多产失血、脾虚、肾虚等病史，先天不足者，多有经来涩少；后天不足者，月经量逐渐减少，伴有月经后期。实者经血色暗红、质稠、多有血块。本病虚者重在补肾益精，或补气养血以滋经血之源；实者重在温经化滞、祛瘀化痰以通调冲任。虚实夹杂者，需补虚泻实。治疗实证时，宜中病即止，不可攻伐过度。

（一）肾虚证

1. 症状　主症：经来量少，不日而净，甚则点滴而止。次症：色暗淡，质薄，一般伴有经期延后；兼见腰膝酸软，头晕耳鸣，小腹冷，或夜尿多。舌暗淡，苔薄白，脉沉细。

2. 证候分析　素体禀赋虚弱，肾气不足，天癸至而不盛或后天多产伤肾，致经血不足，冲任血海衰少，故经量明显减少，或点滴而净，或伴有经期延后；肾虚则水火不足，火少则经血失其温煦，则色暗淡、质薄，或伴有小腹冷，夜尿多；腰为肾之外府，肾虚腰膝失养，则可见腰膝酸软；精少髓不足，则清窍失养，可见头晕耳鸣；舌暗淡，苔薄白，脉沉细为肾精不足之象。

3. 治法 补肾益精，养血调经。

4. 方药 当归地黄汤或归肾丸或左归饮加减。

①当归地黄汤（《景岳全书》）。

当归 熟地黄 山茱萸 杜仲 山药 牛膝 甘草

②归肾丸（《景岳全书》）。

熟地黄 山药 山茱萸 茯苓 当归 枸杞子 杜仲 菟丝子

③左归饮（《景岳全书》）酌加当归、白芍。

熟地黄 山药 枸杞子 炙甘草 茯苓 山茱萸

（二）血虚证

1. 症状 主症：经血逐渐减少，不日而净，或点滴即止。次症：经色淡红，质稀薄，无血块，常伴有月经延后或经期小腹绵绵作痛；或兼有头晕眼花、心悸失眠，耳鸣，面色萎黄，唇甲无华；舌质淡，苔薄白，脉细。

2. 证候分析 营血衰少，血海不能按时满溢，故而经量减少或点滴而止，周期延后，经色淡红，质清稀，无血块；血虚胞络失养，则经期小腹绵绵作痛；脑失所养则头晕眼花耳鸣，营血不能上荣于面及濡养四肢则面色萎黄、唇甲无华；心神失养则可见心悸失眠；舌淡红，苔薄白，脉细均为气血不足之象。

3. 治法 补气养血，和血调经。

4. 方药 滋血汤或小营煎加减。

①滋血汤（《证治准绳》）。

人参 山药 黄芪 茯苓 川芎 当归 白芍 熟地黄

②小营煎（《景岳全书》）。

当归 熟地黄 芍药 山药 枸杞子 炙甘草

（三）血寒证

1. 症状 主症：月经量明显减少，甚则点滴而净。次症：色暗，质清稀，有血块，且排出不畅，多伴有经期延后，或伴有小腹冷痛，得热痛减；或兼有形寒肢冷、四肢不温、倦怠乏力。舌质淡，苔白，脉沉细。

2. 证候分析 经期感寒饮冷或摄生不慎，寒邪与血相凝结，阻滞冲任，经血运行受阻以致月经来而涩少、经期延后。寒为阴邪，易阻滞阳气，故经色暗黑有血块，小腹冷痛，得热则痛减。气机阻滞则经血排出不畅，或兼有形寒肢冷、四肢不温、倦怠乏力等症；舌质淡、苔白，脉沉细，都为阳虚内寒、寒邪伤阳之象。

3. 治法 温经散寒，养血调经。

4. 方药 温经定痛汤或温经汤加减。

①温经定痛汤（《中医妇科治疗学》）。

当归 川芎 延胡索 红花 桂枝 莪术 乌药

②温经汤（《金匮要略》）加减。

当归　吴茱萸　桂枝　白芍　川芎　生姜　牡丹皮　法半夏　麦冬　人参　阿胶　甘草

（四）气滞证

1. 症状　主症：经水涩少，行而不爽，甚则点滴而净。次症：经色正常或暗红有块，多伴有经期延后；或兼有小腹胀痛或胸胁乳房胀痛不适；舌质正常，或舌边有瘀点，苔薄白，脉弦或弦涩。

2. 证候分析　平素情志抑郁，气机不利，导致血行不畅，则经水涩少，行而不爽，色暗红有块，或兼有经期延后。肝气郁结则小腹胀痛或胸胁乳房胀痛不适；舌边可见瘀点或瘀斑，脉弦者为肝气郁结之象。

3. 治法　疏肝理气，活血调经。

4. 方药　逍遥散合四物汤或加味四物汤。

①逍遥散（方见月经先后无定期）合四物汤（《太平惠民和剂局方》）。

柴胡　当归　茯苓　芍药　白术　熟地　川芎　甘草

②加味四物汤（《中医妇科治疗学》）。

当归　川芎　酒炒白芍　熟地黄　丹参　香附　泽兰

（五）痰湿证

1. 症状　主症：经行量少，甚则点滴而净。次症：色淡红，质黏腻如痰或经血中夹杂黏液；或伴有形体肥胖，胸闷呕恶，或平素带多黏腻；舌淡，苔白腻，脉滑。

2. 证候分析　痰湿内停，阻滞经络，气血运行受阻，经血排出不畅，则可见经行量少，或夹杂黏液；痰湿内阻，中阳不振，则形体肥胖，胸闷呕恶；痰湿下注则平素带下量多而黏腻；舌淡，苔白腻，脉滑，为痰湿内停之象。

3. 治法　化痰燥湿调经。

4. 方药　二陈汤加芎归或苍附导痰丸。

①二陈汤加芎归（方见月经后期）。

法半夏　橘红　白茯苓　甘草　乌梅　生姜　当归　川芎

②苍附导痰丸（《叶天士女科诊治秘方》）。

法半夏　陈皮　茯苓　炙甘草　苍术　香附　胆南星　枳壳　生姜　神曲　当归　川芎

第八节　月　经　后　期

月经周期推后 7 天以上，甚至 3～5 个月一行，连续出现 3 个周期以上，称为

"月经后期"，亦称"经期错后""月经延后""经迟"。本病可伴有经量或经期的异常，若伴有经量过少，常可发展为闭经。

一、历史沿革

本病首见于汉代《金匮要略》，其有"至期不来"的记载，采用温经汤治疗。唐代《备急千金要方》有"隔月不来""两月三月一来"的记载。宋代《校注妇人良方》引王子亨所言"过于阴则后时而至"，提出阴精亏虚、血虚不足是导致本病的基础。明代《普济本事方》记载，"阴气乘阳，则胞寒气冷，血不运行……故令乍少而在月后"，认为本病是由于阴盛血寒所致。张景岳认为血热不仅可导致月经先期，同样是月经后期的病机，"其有阴火内灼，血本热而亦每过期者，此水亏血少燥涩而然"。《医方考》论述月经后期为寒，为郁，为气，为痰；《万病回春》认为月经后期，紫黑有块的病机是气郁血滞。月经后期多从补脾养血，滋水涵木，气血双补，疏肝理气，导痰行气，清热滋阴，温经活血，温养气血等方面论治。

二、病因病机

本病的发病机制有虚实之分，虚者多因肾虚、血虚、虚寒导致精血不足，冲任不充，血海不能按时满溢而致经迟；实者多因血寒、气滞、痰湿导致血行不畅，冲任受阻，血海不能如期满溢，导致月经后期而至。

肾虚，先天肾气不足，或不节房事，房劳多产，损伤肾气，肾虚精亏血少，冲任不足，血海不能按时满溢，遂致经行后期。

血虚，素体虚弱，营血不足，或产多乳众，数伤于血，病后体虚，化源不足，营血衰少，冲任不足，血海不能按时满溢，遂致经行错后。

血寒，主要为虚寒，素体阳虚，或久病伤阳，阳虚内寒，脏腑失于温养，生化不足，气虚血少，冲任亏虚，血海不能按时满溢，遂致经行推后。

气滞，素性抑郁，情志不遂，肝气不畅，血为气滞，冲任不通，气血运行迟滞，血海不能按时满溢，导致月经后期。

痰湿，素体肥胖，痰湿内盛，或劳逸过度，饮食不节，损伤脾气，脾失健运，痰湿内生，痰湿下注冲任，壅滞胞脉，气血运行缓慢，血海不能按时满溢，因而月经延后。

三、诊断与鉴别诊断

（一）诊断

1. 病史 本病患者先天禀赋不足，月经初潮来迟，或有感受寒邪、嗜冷、情志不遂史。

2. 临床表现 月经周期延后 7 天以上，甚至 3～5 个月一行，可伴有经量及经期的异常，连续出现 3 个月经周期以上。

3. 检查

（1）妇科检查：子宫大小正常或略小。

（2）实验室检查：基础体温测定、性激素测定及 B 超。

（二）鉴别诊断

本病应与早孕、胎漏、异位妊娠相鉴别。

四、辨证论治

本病的辨证，应注重月经的量、色、质的变化，并结合全身证候及舌脉，辨其虚、实、寒、热。一般而言，月经后期量少，色暗淡，质清稀，伴腰膝酸软、头晕耳鸣者为肾虚；月经后期量少，色淡红，质清稀，兼有头晕眼花、心悸失眠者为血虚；月经后期量少，色淡，质清稀，兼有少腹隐痛、喜温喜按等属虚寒；月经后期量少，色暗有块，或兼有小腹冷痛拒按为实寒；月经后期量少或正常，色暗红，或有血块，或兼有小腹胀痛、精神抑郁等属气滞；月经后期量少，经血中夹杂黏液，或兼有形体肥胖、腹满便溏者属于痰湿。

本病治疗原则重在调理冲任、疏通胞脉以调经，虚则补之，实则泻之。虚则补肾养血或温经养血；实则祛湿化痰理气行滞；虚实夹杂者，分别主次而兼治之。本病多虚多寒，不宜过用辛燥及破血之品，以免劫阴伤津或损伤气血。

（一）肾虚证

1. 症状　主症：月经周期推后 7 天以上，甚至 3～5 个月一行，连续出现 3 个周期以上。次症：量少，色暗淡，质清稀，或带下清稀；或伴腰酸腿软，头晕耳鸣，面色晦暗，或面部暗斑；舌淡暗，苔薄白，脉沉细。

2. 证候分析　肾虚精血亏少，冲任不足，血海不能按时满溢，故经行推后，量少，色淡暗，质清稀；肾主骨生髓，脑为髓海，腰为肾之外府，肾虚则腰酸腿软，头晕耳鸣；肾气虚，水失气化，湿浊下注，带脉失约，故带下清稀；肾主黑色，肾虚则肾色上泛，故面色晦暗或面部暗斑；舌淡暗，苔薄白，脉沉细，为肾虚之征。

3. 治法　补肾养血调经。

4. 方药　当归地黄饮（《景岳全书》）加减。

当归　熟地黄　山茱萸　山药　杜仲　怀牛膝　甘草

（二）血虚证

1. 症状　主症：月经周期推后 7 天以上，甚至 3～5 个月一行，连续出现 3 个周期以上。次症：量少，色淡质稀，或伴小腹空痛；或伴有头晕眼花，心悸失眠，皮肤不润，面色苍白或萎黄；舌淡，苔薄，脉细无力。

2.证候分析 营血虚少，冲任不能按时满盈，血海不能如期满溢，故月经错后，量少，色淡质稀；血虚胞脉失养，故小腹空痛；血虚上不荣清窍，故头晕眼花；血虚则外不荣肌肤，故皮肤不润，面色苍白或萎黄；血虚则内无以养心，故心悸失眠；舌淡，苔薄，脉细无力，均为血虚之象。

3.治法 补血益气调经。

4.方药 大补元煎（《景岳全书》）加减。

人参 山药 熟地黄 杜仲 当归 山茱萸 枸杞子 炙甘草

（三）血虚寒证

1.症状 主症：月经周期推后 7 天以上，甚至 3～5 个月一行，连续出现 3 个周期以上。次症：量少，色淡质稀，小腹隐痛，喜暖喜按；腰酸无力，小便清长，面色㿠白；舌淡，苔白，脉沉迟无力。

2.证候分析 阳气不足，阴寒内盛，脏腑虚寒，气血生化不足，气虚血少，冲任不能按时充盛，血海满溢延迟，故月经延迟而至，量少，色淡，质稀；胞中虚寒，胞脉失于温养，故经行小腹隐隐作痛，喜暖喜按；阳虚肾气不足，外府失养，故腰酸无力；阳气不布，故面色㿠白；膀胱虚寒，失于温煦，故小便清长；舌淡，苔薄，脉沉迟无力，为虚寒之征。

3.治法 温阳散寒，养血调经。

4.方药 温经汤（《金匮要略》）加减。

当归 吴茱萸 桂枝 白芍 川芎 生姜 牡丹皮 法半夏 麦冬 人参 阿胶 甘草

（四）气滞证

1.症状 主症：月经周期推后 7 天以上，甚至 3～5 个月一行，连续出现 3 个周期以上；次症：量少，经色暗红或有血块，小腹胀痛；精神抑郁，经前胸胁、乳房胀痛不舒，时欲叹息；舌质正常或红，苔薄白或微黄，脉弦或弦数。

2.证候分析 情志所伤，气机郁结，血为气滞，冲任气血运行不畅，血海不能按时满溢，故月经错后，量少；气滞血瘀，故经色暗红，或有血块；肝气郁结，经脉壅滞，故小腹、乳房胀痛，精神抑郁，时欲叹息；脉弦为气滞之征，若肝郁化热，舌质则偏红，苔薄白或微黄。

3.治法 理气行滞，活血调经。

4.方药 乌药汤（《兰亭秘藏》）加减。

乌药 香附 木香 当归 甘草

（五）痰湿证

1. 症状　主症：月经周期推后 7 日以上，甚至 3～5 个月一行，连续出现 3 个周期以上。次症：量少，色淡，质黏或夹杂黏液；带下量多，头晕体胖，心悸气短，脘闷恶心；舌淡胖，苔白腻，脉滑。

2. 证候分析　痰湿内盛，滞于冲任，气血运行不畅，血海不能如期满溢，故经期延后，量少，色淡，质黏或夹杂黏液；痰湿流注下焦，损伤带脉，带脉失约，故带下量多；痰湿停于心下，气机升降失常，故头晕，心悸气短，脘闷恶心；舌淡胖，苔白腻，脉滑，为痰湿之征。

3. 治法　燥湿化痰，理气调经。

4. 方药　苍附导痰丸（《叶氏女科证治》）加减。

茯苓　半夏　陈皮　苍术　香附　胆南星　枳壳　生姜　神曲　甘草

（许　铮，马媛媛，郑玮琳，曹立幸）

第二章 补土理论在异常子宫出血中的应用

第一节 病因病机

崩漏、月经先期、经期延长、月经过多、经间期出血、月经后期、月经过少等妇科疾病均属于异常子宫出血范畴。可因寒热湿邪侵袭、内伤七情、房劳多产、饮食不节、劳倦过度和体质因素而发病，妇科疾病多与肝、脾、肾密切相关，脾胃为气血生化之源，为气机升降枢纽，灌溉四旁，协调五脏功能活动，与妇科疾病有密切联系。妇人月经虽本于肾，亦赖于脾胃后天水谷之精气充足，且脾土及元气的功能与多种妇科病的产生密切相关。肾主生殖，而先天需得后天的滋养，唯有脾得健运，气血生化有源，才得以后天以养先天。且脾主统血，摄血，经血之正常运行须脾之统摄，脾土统摄失职，亦可导致妇科疾病产生。

一、异常子宫出血的中医病因病机

（一）病因

1. 过度劳累

过度劳累包括劳力过度、房劳多产两个方面。

（1）劳力过度：又称"形劳"，指长时间过度用力，劳伤形体而积劳成疾，或者病后体虚，勉强劳作而致病。《太平圣惠方》谓"妇人劳损因成崩中，不可禁止，积日不断，故成漏下"，《太平惠民和剂局方》亦指出，"妇人劳伤过度，致伤脏腑，冲任气虚，不能约制其经血，或暴下，谓之崩中血，或下瘀血，连日不止，淋沥不断"。

（2）房劳多产：房事太过、早孕多育，亏耗精血，累及冲任和胞宫，冲任不固，胞宫盈亏失调则发为月经失调。《傅青主女科》亦谓"妇人有年老血崩者，其症亦与前血崩昏暗者同，人以为老妇之虚耳，谁知是不慎房帏之故乎"。

2. 内伤七情 情志内伤，则脏腑损伤、气血失调、冲任不固，引起各种出血之证。五志过极皆能生火，若精神刺激太过，五志化火，火灼阴津，则阴气虚，阳偏盛，热动火伤及冲任，迫血妄行，发为崩漏。如悲忧伤肺，肺伤则气虚不能摄血；思虑伤脾，脾伤则无权统血；暴怒伤肝，肝伤则气郁逆而不能藏血，此皆可引起月水非时而下。

3. 外感邪气　《妇人大全良方》指出"风为动物，冲任经虚，被风所伤，致令崩中暴下"，说明风邪引起崩漏。《类证治裁》指出崩漏之经色"成块成片者，血随气凝，或风冷乘之""风入胞门，忽崩鲜血"。感受风邪、寒邪，或过服寒凉，寒邪搏于冲任，血为寒凝，胞脉不畅，血行迟滞，血海不能按时满溢，遂致经行错后。

4. 体质偏颇　体质的偏颇与月经失常相关，《陈素庵妇科补解》提出血崩"有老、少、强、弱、肥人、瘦人之迥别"的观点，如痰湿体质可致月经过少、月经后期。

5. 气虚　主要包括肾虚和脾虚两个方面。肾主藏精气，内寓元阴元阳，为天癸、冲任之本。脾胃为后天之本，脾主生血，统血摄血，气虚是导致崩漏、月经过多、气血亏虚、生化乏源，以及月经过少等的主要病因。

6. 瘀血　可致多种月经失调。《妇人大全良方》指出"血崩乃经脉错乱，不循故道，淖溢妄行，一二日不止，便有结瘀之血，凝成窠臼；更有以药涩住，转见增剧……"。王清任之《医林改错》"少腹逐瘀汤说"谓，"此方治少腹积块疼痛……或经血一月见三五次，接连不断，断而又来……"。《血证论》云"血之为物，热则行，冷则凝……遇寒亦止""血滞者，瘀血阻滞，因见身痛腹胀，寒热带漏，散经闭经诸证，总是瘀血阻滞其气，若无瘀血，则经血流通，安行无恙，何缘而错杂变乱哉"。郁怒伤肝，气郁血滞或外邪客于胞宫，邪与血相搏成瘀，瘀阻冲任、胞宫，经血妄行可见经期延长、月经过多，甚则崩漏。感受寒邪，寒客胞宫，血为寒凝，或素多忧郁，气郁血滞，均使冲任受阻，血行不畅，经血受阻致月经量少。

7. 痰湿　素体痰湿肥胖；或饮食失节，过食肥甘厚腻、炙煿辛辣，损伤脾胃，运化失司，则痰湿内生；或郁怒伤肝，肝之疏泄功能失调，气机不畅，痰郁互结，壅滞于冲任胞宫，可致月经失调。《万氏妇人科》指出"肥人经水来少者，责其痰碍经隧也"。脾虚是痰湿的主要病因，素体多痰湿，或脾虚而水湿不化，聚湿成痰，壅滞气机，气血运行不畅，经血下行受阻而经来涩少；痰湿下注冲任，壅滞胞脉，气血运行缓慢，血海不能按时满溢，因而月经延后。

8. 血热　"阴虚阳搏谓之崩，此言热迫血而妄行也"，若素体阳盛，阳盛则热；或精血不足，阴虚生热；或饮食调理失宜，如过食辛辣刺激之品，热邪内生；或情志抑郁，肝郁气滞，日久化火，迫血妄行，皆可导致月事非时而下。

郁热者多由情志不畅，或急躁易怒，肝气郁结，气郁化火，热扰冲任，迫血妄行；虚热者责之素体阴虚，或久病失血伤阴，或房劳多产，营阴暗耗，或肝肾不足，阴血亏虚，内生虚热，迫血妄行。术后、经期，感受邪毒，外邪化火伤络；或脾虚生湿，或久居湿地，湿而化热，阻滞冲任，扰动血海；或因房劳多产，亏耗精血，阴虚火旺，热灼经脉，经血不止，经期延长。湿热之邪侵袭，损伤胞脉胞络；又因阴虚子宫冲任失养，氤氲之时阳气内动，与湿热相和，损害冲任胞脉，可致出血。

（二）病机

异常子宫出血病机在中医方面分为虚实两端。异常子宫出血以崩漏、月经过多、月经先期等为主要表现者，可因湿、热、瘀等急性起病；病程久者，以虚为本，主要与肝、脾、肾功能失常相关。而月经过少，月经后期虚者以血海亏损、精血衰少为主；实者以瘀血内阻、痰湿阻滞为主，与肝、脾、肾、心功能失调密切相关，与气血联系密切。

1. 气血失调 气血功能的异常，为异常子宫出血的核心病因。李东垣在《兰室秘藏》中提出，"夫元气、谷气、荣气、清气、卫气、生发诸阳上升之气，此六者，皆饮食入胃，谷气上行，胃气之异名，其实一也""苟饮食失节，寒温不适，则脾胃乃伤；喜怒忧恐，劳役过度，而损伤元气"。人体诸气以脾胃中焦之气为本，脾胃既伤，则不能化生诸气，临床上可表现为诸气皆虚。《医宗金鉴》曰："先天天癸始父母，后天精血水谷生，女子二七天癸至，任通冲盛月事行。" 元气虽然禀受于先天，由先天之肾精所化生，但必须依赖后天脾胃之气的不断滋养，才能更好地发挥作用。脾为后天之本、气血生化之源，若脾胃虚弱，运化失司，水谷精微不能化生气血，或肝气不疏，肝木克脾土，故月经病与脾肾关系密切。《血证论》中指出，"肾中天癸之水不足"是月经病的常见病因。薛立斋曰："血者，水谷之精气也，和调于五脏，洒陈于六腑，妇女则上为乳汁，下为月水。"因此足见月经的主要成分就是血，血是月经产生的物质基础，所以血液的充盛与否与月经量的多少有着密不可分的关系。气血充足，冲任充盛，血海方可按时满溢，经事才能如期，经量才能正常。若气血生化乏源，气血不足，冲任不盛，血海空虚，则月经量少。傅山《傅青主女科》认为本病为血虚而不归经所致。因此月经过多的主要病机是冲任不固，经血失于制约。《医宗金鉴》云："经水过多，清稀浅红，乃气虚不能摄血也。"

2. 脏腑功能异常 气血功能与脏腑功能关系密切。脾为后天之本、气血生化之源，主运化，具有统摄血液之权，脾胃主调气机升降。脾主升清，胃主降浊，两者互为表里，协调作用共同完成饮食物的消化吸收，人体气血津液的化生有赖于饮食水谷的转化。妇女以血为本，妇女经、孕、产、乳的生理过程都要依靠脾胃供给营养物质，并赖脾的统摄作用使血循经而行，如程若水说："妇人经水乳汁，俱由脾胃所生。"脾胃健运，气机升降功能正常，则血循常道血旺，冲任通盛；脾胃虚弱，功能失常，失其统摄，气机失调，冲任血海不固，或脾不生血，均可导致月经病。素体脾胃虚弱，或心肝气郁，克伐脾胃，或先天肾精不充，脾胃失养，气机升降失常，水谷精微不能化生精血，反聚生湿；或又复感外邪，或蕴久从热化，湿热加重瘀热或下扰冲任血海，经血妄行；或脾虚气陷、阴火乘土、湿热下注均可导致经期延长，月经先期，甚至崩漏。素体血虚，或久病伤血，或堕胎多产，营血亏虚，或饮食劳倦，思虑过度而伤脾，脾虚运化无力，冲任血海不充，导致月经过少；营血衰少，冲任不足，血海不能按时满溢，遂致月经后期。故脾胃损伤，则气血虚弱，冲任失调，带脉不固，势必导致月经异常。

肾藏精，为先天之本，《景岳全书》曰："经血为水谷之精气……施泄于肾。"若素体肾气不足或多劳房产伤肾，或绝经之年肾气将绝，肾虚而封藏失司，血海蓄溢失常，可致月经非时而下。素体禀赋不足或少年肾气不充，身体发育迟缓，胞宫发育不良，或房劳多产伤肾，以致精血不足，不充血海，冲任亏虚，经血化源不足以致月经过少、经行后期。肾阳为人体阳气之根本，具有温煦子宫和全身的作用。素体肾阳虚，或久病伤阳，阳虚内寒，脏腑失于温养，生化不足，气虚血少，冲任亏虚，血海不能按时满溢，遂致月经后期、月经量少。《傅青主女科》云："肾水足则经水多，肾水少则经水少。"可见月经的盈亏与肾水有密切的关联。肾阴不足，阴不制阳，致阳气内动引动冲任伏热，阳气乘阴，迫血妄行，或因肾阴不足，胞宫冲任失养，经间期阳气内动，胞宫血海固藏不密，影响胞宫固藏；或素体阴虚内热，排卵期阴精由虚至盛，重阴轻阳之期，阳气内动，引动冲任伏热，二阳相合，迫扰冲任伤络动血可致月经先期、月经延长，甚至崩漏。

肝藏血，主疏泄。秦天一曾谓："女子以肝为先天，阴性凝结，易于怫郁，郁则气滞血亦滞。"妇人若平素情志不畅，精神抑郁，或性情急躁，暴怒伤肝，可使肝的疏泄功能失常，正常的月经有赖于冲脉的充盈及任脉的通畅，而冲脉隶属于肝脏，肝气条达，则疏泄正常，血海可按时满盈，则月经周期正常。情志不畅，肝郁气滞，血行受阻，停滞成瘀；气血虚则运血无力，血行迟缓，冲任失养。若素性忧郁，或七情内伤，导致肝郁气滞，影响冲任，致冲任失调，出现血海蓄溢失常。血行不畅成瘀，肝郁气滞，血行不畅，气行则血行，气结则血滞，冲任气血阻滞，可致血瘀，瘀阻伤络，可见月经后期、月经过少等。肝气疏泄功能太过如暴怒伤肝或气郁日久化火，肝气亢逆，肝火亢盛，灼伤脉络，迫血妄行，可见月经过多、月经先期、崩漏等。肝气虚弱，收摄无力，可见月经过多、崩漏。

脏腑相关，脾肾失调，肝肾失调，亦可导致异常子宫出血。《傅青主女科》所言，夫"经水出诸肾，而肝为肾之子，肝郁则肾亦郁矣；肾郁而气必不宣，前后之或断或续，正肾之或通或闭耳"。由于肝郁疏泄失常，而"子病而母必有顾复之情"，则肾主封藏失职，肝肾开阖失司，使冲任功能紊乱，胞宫血海蓄溢无常，临床常见肾虚与肝郁并见。脾为后天之本，为气血生化之源，脾胃主气机之升降，与肝之疏泄相辅相成，共达气机之条达。故脾胃伤损，气机升降失调，阻滞不通，气不行血，血海不能按时满溢，亦致月经后期；脾胃既伤，胞宫血海蓄溢无常，成月经先后无定期。脾肾互为先后天之本，脾胃气虚，聚而生湿，中气下陷，湿浊下注，肾中相火炽盛，与湿浊相合而为下焦湿热之证，可致崩漏之证。脾肾不足，可致月经后期，月经过少。《证治准绳》曰："经水涩少，为虚为涩，虚则补之，涩则濡之。"其指出心、脾二脏虚损导致月经过少。

二、补土理论相关病因病机论述

《周易》有言"地势坤，君子以厚德载物"，脾为坤土，承载、化生万物，土主居中央，乃大地之母，为孕育生命之本，人体亦是如此，脾土为后天之本、气血生化之源。妇人月经虽本于肾，亦赖于脾胃后天水谷之精气充足。《素问·阴阳别论》曰："脾胃有亏，下陷于肾，与相火相合，湿热下迫，经漏不止。"《景岳全书》曰："调经之要，贵在补脾胃以资血之源，养肾气以安血之室，知斯二者，则尽善矣。"肾主生殖，而先天须得后天的滋养，唯有脾得健运，气血生化有源，才得以后天养先天。且脾主统血、摄血，经血之正常运行须脾之统摄，脾土统摄失职，亦可导致月经紊乱。脾主运化，运化失职，水湿不行，湿浊内阻，经行不畅，亦可发为月经病。女子以肝为先天，肝主疏泄，喜条达而恶抑郁。肝疏泄功能正常，则气机条达，升降有序，气血和调，血行流畅。肝气条达，冲任调和是月事按时而下的重要条件。若肝失疏泄，升发不足，气机郁结，或肝气上逆，横逆克脾可致月经失调。故月经异常者，由肝、脾、肾功能失调所致。

历代医家受所处时期的限制，对月经失调（异常子宫出血）的病因病机的认识各有侧重。其病因有过度劳累、内伤七情、外感邪气、体质偏颇、瘀血痰饮等；脏腑损伤、气血失调等导致冲任不固是其发生的主要病理机制。补土理论以中土为核心，论述异常子宫出血的发生发展过程。脾胃学说源于《黄帝内经》，发展于张仲景，鼎盛于李东垣，充实于叶桂。补土医家对妇科疾病亦形成其相应的理论体系。李东垣论崩漏多从脾胃虚损出发，一者，由"脾胃有亏，下陷于肾，与相火相合，湿热下迫"所致，脾胃气虚，水谷不化精气，不得上输于肺而下流，成为湿浊，郁结而生内热，则下流于肾，此病因以脾胃气虚、下焦湿热胜为主。二者，妇人崩漏责之脾气下陷，湿浊下注，肾中相火炽盛，与湿浊相合而为下焦湿热之证，湿热灼络，发为崩漏。沈金鳌《妇科玉尺》中对本病病因概括为"六大端"，"一由火热，二由虚寒，三由劳伤，四由气陷，五由血瘀，六由虚弱"。《血证论》有言："月经名曰信水，以五行唯土主信，土旺则月水有信，土虚则失信而漏下，甚则崩中矣。治法总以治脾为主。"《女科经纶》指出，"大抵血生于脾土，故云脾统血。凡血病当用苦甘之药，以助阳气而生阴血也"。《妇科冰鉴》则曰："致此之由，或思虑伤脾，中气困馁，则不能统摄归源；忿恚伤肝，火动于中，迫血无藏纳之所；悲哀太过，心胞系损，因而血乏主宰；房欲不谨，肾命日亏，以致闭藏失权。此皆犯其脏者也。更或向有瘀停，因新血冲激而始泄，或热伤阴结，为火搏击而妄行。"其指出心、脾、肾之气虚，肝火，血瘀之患而致崩漏的辨证体系。《薛氏医案》认为"先期而至者，有因脾经血燥，有因脾经郁滞，有因肝经怒火，有因血分有热，有因劳役动火"。唐容川在《血证论》中说明了"脾不能统摄的血证"。

金代刘河间在《素问病机气宜保命集》中记载过"经水过多"的病名。对于月经过多的病因病机古人亦多有论述。王肯堂的《证治准绳》认为"经水过多，为虚热，为气虚不能摄血"；清代的《医宗金鉴》云："经水过多，清稀浅红，乃气虚不能摄血也。"傅山的《傅青主女科》认为本病由血虚而不归经所致。因此月经过多的主要病机是冲任不固，经血失于制约。冲任不固与脾虚关系密切。脾为气血生化之源，能统摄血液，行于脉络之中，冲为血海，能统摄经血。若体质素弱或饮食劳倦，久病伤脾，使脾气虚弱；经行之际，气随血泄，气虚日甚，不能摄血固冲，则经行量多。《校注妇人良方》曰："或因劳损气血而伤冲任，或因经行而合阴阳，以致外邪客于胞宫内，滞于血海故也。"此句指出经期延长有虚，有实。虚者，多为气不摄血，或阴虚血热，热扰冲任，经血妄行；实则多为瘀阻冲任，血不循经，或湿热下注，扰动血海。《女科玉尺》认为"经来数十日不止者，血热也"。其热与月经过多之阳盛实热不同，经期延长之血热多属阴虚内热。素体阳盛血热者，初起经量多，热随血泄，阴随血伤渐至虚热。女子阴血亏耗，阴虚内热，热扰冲任，迫血妄行；或余血未尽，阴阳相合，湿热之邪乘虚而入，湿热蕴结冲任，扰动血海，使经行时间延长。《备急千金要方》中提出"瘀血占据血室，而致血不归经"。瘀血所致月经过多或因寒血脉凝滞；或湿热、痰浊等实邪阻塞脉络；或产后、经期行房，瘀血阻滞冲任，血不循经；或经期血余未尽之时，感受外邪，外邪与血相搏成瘀等，均可导致经期延长。

月经过少，月经后期以月经量少、愆期为主要表现，亦可同时出现，患者虚者为多。古代医家认为属虚者为多，月经后期，多由久病气血不足，劳思伤脾，脾虚气血化源不足，导致冲任血虚，胞宫血少；或由于素体阳气不足，阴寒内生，寒则血行不畅；或因阳气虚衰，以致血源不足，血海不能按时满溢；或因于郁则气滞，气不行则血滞。《陈素庵妇科补解》云"妇人经水后期而至者，血虚也。此脾胃虚弱，饮食减少，不能生血所致，当补脾胃，以滋生化之源"。

此外，癥瘕亦可导致异常子宫出血。每遇经期产后，包括人流、药流，或内伤生冷，或外感风寒，或郁怒伤肝，或忧思伤脾，或积劳积弱而致寒凝血涩、气逆血留、气虚血滞，常以气滞血瘀、痰湿内阻等因素结聚而成，且正气虚弱是形成本病的关键。邪气越盛，正气越伤，久而久之则形成邪盛正虚、虚实错杂之瘤疾，从而加重其月经异常。

现代医家遵从重视脾胃、补土的学术思想来治疗妇科疾病。补土流派在妇科学术方面所提出的治则治法主要与妇人的脾胃健旺、气血的调和密切相关，受其影响后世医学家（也包括妇科界医者们）在治疗疾病过程中对调和脾胃的重视，使理论与实践相结合，并不断地发展。韩百灵，字秀宗，辽宁台安人，黑龙江省四大名医之一。其在治疗方面重视脾肾之相关性。脾肾互为先后天之本，故治疗方面亦从脾肾进行调治。气血失调致多虚多瘀血，以调补气血为常法。罗元恺（1914～1995 年），字世弘，广东省名老中医，学术上受陈自明《妇人大全良方》、张景岳《妇人规》和傅山《傅青主女科》等的影响，突出血气，重视肾在妇人生殖中的作用，独重脾肾。脾胃方面，认为脾司运化，为后天之本、气血生化之源，而女子之经、孕、产、乳皆以血为用，认为妇科疾病与脾肾气血密切相关。罗老在疾病治疗方面具岭南特色，结合岭南地区气候及地理环境的特点，其地温热、湿热之证颇为常见，认为脾胃不足，湿温、湿热是发病的主要原因。朱小南（1901～1974 年），原名鹤鸣，沪上朱派的第二代传人。中医学治疗疾病，非常重视掌握时机，依时而动。朱小南善从奇经调治月经，认为奇经气滞，乃经络中气分不能宣畅流通，以致形成积聚，治疗当从舒通经络着手，重视肝、脾、肾在疾病发生发展中的作用。其治疗更注重肝在妇科疾病中的地位。近现代医学方面，哈荔田（1911～1989 年），哈派医学第三代传人，推崇金元四大家的易水学派，颇受其强调脏腑辨证、重视胃气的学术思想的影响。王渭川（1898～1988 年），为川派中医妇科的重要开拓者之一。总结出妇科治疗六法：温、清、攻、补、消、和，重视肝、脾、肾与气血，妇女经、孕、产、乳无不以肝脾肾功能正常，精血充盛、气血通调为本。裘笑梅（1912～2001 年），著有《裘笑梅妇科临床经验选编》等。裘老遵脾主运化，输布水谷精微，胃主受纳，腐熟水谷，脾胃升清降浊，为生化之源，内伤脾胃，百病由生的中医理论，病理和诊断尤与脾胃关系密切，提出重视调理脾胃、补养生化之源的思想。路志正（1920～），国医大师，首批全国老中医药专家学术经验继承工作指导老师。"上下交病，治在中焦"的理论出自《临证指南医案》，是叶天士对脾胃学说的进一步升华。在脾胃学说基础上，路志正确立"持中央"的立法依据，通过调整脾升胃降以带动全身阴阳气血趋于平衡而达治疗目的。冯济卿（1874～1964 年），名怀宽。冯济卿在治疗妇科疾病时很重视脾胃方面的调理，认为脾为生化之源，心统诸经之血，心脾平则经候正常。若七情内伤，外感六淫之邪，均可使脾胃受伤，心火妄动导致气血不和，影响"任"通、"冲"盛的正常生理功能，从而导致疾病的发生。在月经方面，认为脾胃为后天之本、生化之源，冲脉又隶属于阳明，故妇人谷气盛则血满，经候如期，胎孕正常。若脾胃失调，生化之源不足则易产生月经、胎产方面的疾病。夏桂成治疗月经病重视调周，心-肾-子宫生理生殖轴、阴阳消长转化的月节律观，创立了调周理论体系。调周法是顺应妇女月经周期演化规律，结合时相节律，周期调治亦为其理论的核心。尤昭玲教授治疗妇科疾病将"重脾胃"之说一以贯之，常用党参、黄芪、白术等健脾胃之药。月经病贵在扶脾调经。临证重在扶脾调经，扶脾在于益血之源或统血，以健脾益气或健脾升阳除湿为主。

　　现代妇科医家在治疗妇科疾病方面各具特色，无不重视脾胃气血在治疗妇科疾病发生发展中的重要作用。由于地域的差异，南派北派医家用药亦独具特色，北方多风寒，冷，地方人易受风寒湿邪的侵袭，宜温阳健脾，祛风除温。岭南地区气候炎热潮湿，岭南人偏气阴两虚、脾虚湿困，宜甘温除热，滋阴健脾。在补土流派诊治妇科疾病方面，亦须根据患者不同的地域特点，进行调治。

（赵慧君，郑玮琳，曹立幸）

第二节　治疗思路与常用治则

异常子宫出血中医学属于"崩漏""月经先期""月经过多""经期延长""经间期出血"等范畴。张景岳认为，"治妇人之病，当以经血为先"，同时"月经之本，所重在胃气，生化之源"。另外，李东垣还认为"内伤脾胃，百病由生"。脾气虚，水谷失于运化，后天失养，导致水谷不能化生气血津液。气虚不能摄血导致经血溢于脉外，血不归经，引起异常子宫出血。

一、补土理论治疗异常子宫出血的思路

（一）崩漏

崩漏是女性常见病和多发病，以气虚和血热多见。《济生方》说："崩漏之病，本乎一证，轻者谓之漏下，甚者谓之崩中。"《景岳全书》对于崩漏的病机提出"先损脾胃，次及冲任"。李东垣在《兰室秘藏》中指出，崩漏的病理变化总的来说是脾气虚兼有火，如《黄帝内经》中所谓"阴虚阳搏谓之崩"。而阴虚阳搏的病理变化，东垣解释是内伤脾胃，气虚不能摄血，而湿热（即阴火）反盛，又迫血为崩、为漏。其湿热为患，又见两种变化，一种是"湿热下迫"，即脾胃气虚下陷之湿，与下焦相火相合，迫血妄行，经漏不止；其治疗用升阳除湿汤升举脾胃之气，清除下焦湿热，以制经血崩漏。另一种是阴火乘脾，即情绪郁结，五志化火。心气不足，而阴火反炽，伤于血脉；又因饮食不节，损伤脾胃，阴火从而乘之，病乃发作。其治疗当以"大补气血之药，举养脾胃"，使元气来复，再"微加镇坚心火之药，治其心"，合成"补阴泻阳"之剂，则崩漏亦能自止。本证代表方剂凉血地黄汤，可泻命门包络之火逆，降心火之亢激，以缓经血之妄行，于滋养肾阴中兼清包络的相火，以达治崩漏之目的。

李东垣作为补土流派的代表，在妇科疾病的治疗上尤为注重脾胃，对崩漏及闭经的治疗更是有独到的见解。治妇人崩漏，以补气养血、升提举陷、泻阴火为主。东垣所治崩漏分为五种证型：饮食劳倦，心气不足；肾水阴虚，相火妄行；下焦久脱，寒湿大胜；脾胃虚损，血脱气陷；命门火衰，阴竭阳脱。此五种证型所表现的症状都与脾虚阴火有关，如因饮食劳伤，心气不足，心火乘脾而致漏下，或暴崩不止，则用升阳除湿汤，方中黄芪、炙甘草合防风、升麻、柴胡、藁本、蔓荆子补中升阳举陷，当归益气养血，独活、羌活、苍术健脾除湿。如为肾水阴虚，不能镇守胞络相火而致的血崩，则用凉血地黄汤，方中除了用黄芪、甘草合柴胡、升麻等诸风药升浮脾胃阳气外，更合当归、红花等益气养血，黄连、生地养阴泻火。如为下元久脱，寒湿大胜而致经漏不止，血块暴下，水泄不止，则用

益胃升阳汤，方中以当归身、黄芪、人参、白术、炙甘草、炒神曲益气补血，柴胡、升麻、陈皮升阳举陷，黄芩泻火，与补中益气汤相比，两者补气升提作用相似，而升阳益胃汤升阳散湿作用更强。若中气下陷日久，致下焦寒湿大胜，气血下脱，症见经漏及水泄不止，则治以柴胡调经汤，以升麻、柴胡、葛根、藁本大升大举之风药助脾胃阳气上升，用苍术、羌活、独活以燥其湿而振奋脾胃阳气，当归、红花补血养血，则气血下陷可愈，经漏水泄可止。如为命门火衰，阴竭阳脱而致经水不止，右尺脉按之空虚等，则用升阳举经汤，方中以附子、肉桂温补命门之火，当归、川芎、白芍、熟地黄、人参、黄芪、炙甘草大补气血以治气血俱脱，重用柴胡、防风、羌活、独活、藁本、细辛大举升浮下脱之阳气，稍加桃仁、红花以去其血滞。

老年血崩症见血出量多，色淡质稀，神萎体怠，舌质淡，脉细弱者，证属肝脾气虚下陷，营血不得归藏。药用升举大补汤，方中黄芪、人参、白术、当归、熟地黄和炙甘草双补肝脾气血，合升麻、川芎补肝脾之气，以固本摄血，力挽气血陷脱之势；又伍入炒荆芥、白芷固涩止血，以塞其流，协同前药，务使肝脾得升，血出得止，且与川芎相配，无动血或留瘀之弊，为防他药温燥升浮太过，故又掺入黄连、麦冬以清热润燥、补偏救弊。

（二）月经先期

月经先期辨证，着重于周期的提前及经质、经量、经色的变化，结合全身证候与舌脉，辨其虚实寒热。本病的论治主要在于"热、虚、瘀"三个方面。热者，在于迫血妄行，《丹溪心法》认为"经水不及期而来者，血热也"，《校注妇人良方》引王子亨之"阳太过则先期而至"，《傅青主女科》认为"先期者，火气之冲""先期而来多者，火热而水有余也；先期而来少者，火热而水不足也"；《薛氏医案》认为"先期而至者，有因脾经血燥，有因脾经郁滞，有因肝经怒火，有因血分有热，有因劳役动火"，可见热有阳盛血热、郁热、虚热之分。至于虚者，在于气虚不能摄血，《景岳全书》提出："若脉证无火，而经早不及期者，乃心脾血虚，不能固摄而然。"《罗氏会约医镜》认为"先期而至者，多属血热有火，此固一说……有中气脱陷，及门户不固而妄行者，则所重在脾在肾，不得尽言为火……"，多表现为色淡红，质清稀，量多，唇舌淡，脉细弱者，辨证为脾气虚，可用补中益气汤加减治疗；有因脾经血虚，中气不足，量少色淡，经行先期而至者，方用局方人参养荣汤或归脾汤。月经先期，多因气虚致病，有相当部分系先期量多病程较久，血去气弱，气虚是果而非因，但气虚之后倒果为因，又加剧了病情。因此，在治疗当中需要同时补肾填精、活血化瘀、疏肝潜阳等。瘀者，在于瘀阻伤络，血损血溢。《金匮要略》曰："经一月再见者，土瓜根散主之。"

《景岳全书》曰："然先期而至，虽曰有火，若虚而挟火，则所重在虚，当以养营安血为主；矧亦有无火而先期者，则或补中气，或固命门，皆不宜过用寒凉也。"脾虚型月经先期多见于年轻女性，或劳作辛苦、工作压力大者，或素体虚弱者，或长期饮食不节者，损伤脾气，致中气不足，冲任不固，血失统摄，以致出现月经先期。脾胃为后天之本，故脾气虚易变生各种疾病；又脾主统血，清代沈明宗《金匮要略编注》曰："五脏六腑之血，全赖脾气统摄。"脾气虚则固摄功能减退，血液失去统摄而导致出血。常症见月经提前 7～10 日，经量多或量少色淡，质清稀；全身乏力，气短懒言，纳少便溏；舌淡、苔薄白，脉细弱。用补中益气汤加味治疗脾气虚型的月经先期。基本方人参、黄芪、白术、升麻、柴胡、当归、陈皮、甘草。补中益气汤出自《脾胃论》，是李东垣为治疗内伤脾胃病而设。对于劳倦内伤、脾胃气虚所致的中气不足、气虚清阳下陷之月经病有良好的疗效，随证加减：食少纳呆者加砂仁、山药、茯苓等；两胁胀痛者加延胡索、川楝子、木香、香附；经行腹痛，经血夹血块者加益母草、蒲黄、三七；腰膝酸软，头晕耳鸣者加杜仲、续断、紫河车、山茱萸、鹿角霜、菟丝子、钩藤、决明子。血量多加茜草、血余炭、侧柏叶、紫石英、煅龙骨、煅牡蛎；两颧潮红加生地黄、知母、女贞子、旱莲草；心烦失眠加首乌藤（夜交藤）、山栀子。少女处在天癸尚未成熟阶段，因多种原因造成月经先期量多，且容易反复，临床用药一定要注意补脾胃及固摄冲任，避免过用寒凉。

（三）经期延长

经期延长，一般是指月经周期基本正常，行经期超过 7 天，甚则淋沥达半个月始净，连续发生 2 个月经周期以上者。经期延长的主要证型为气虚证、虚热证、血瘀证。"气者，人之根本也"记载于《难经》，张景岳《类经》中说："人之有生，全赖此气。"《医门法律》云："气散则形亡"而"气聚则形成"。人体最基本的物质由气构成，同时，也是生命活动得以维持的基本物质。气，活力很强、不断运动的特性赋予了气推动和激发、温煦、防御、固摄、气化的生理功能。根据中医理论，"气为血之帅，血为气之母"。《沈氏女科辑要笺正》云："气为血帅，气调则血不妄行，凡是血病，气无不先病者。"气血之间相互依存，相互滋生，两者致病会相互影响，气弱则血虚，反之亦然。清代《女科指掌》中总结"经水淋漓不肯除，皆因气血本元虚……"。女性平素虚弱，劳倦忧思过度，易耗损脾气，中气亦不足，冲任不固，经血无以制约，溢出脉外，不循经行，致经期延长。陈素庵认为本病的发生多为血滞经络、血脉瘀阻而致。故在其《陈素庵妇科补解》中曰："妇人经行，多则六七日，少则四五日，血海自净。若迟至半月或一月，尚淋漓不止，非冲任内虚，气不能摄血，即风冷外感，使血滞经络，故点滴不已，久则成经漏，为虚劳、血淋等症。"妇人素体情志抑郁，气郁而血滞，或后天外感邪气，邪内客于胞宫，血与外在邪气相搏而化瘀，瘀阻冲任、胞宫，经血难止。出血日久，既可导致气随血耗，又会使经血失统，离经之血瘀阻冲任胞宫，加重血瘀。循环往复，而致经期延长。所谓虚热者，在于迫血妄行，清代沈金鳌的《妇科玉尺》认为本病由血热所致，其云："经来数十日不止者，血热也。"女子以血为本，以血为用，由于女性特殊的经、孕、产、乳的生理特点，导致阴液不足，虚热内生。气虚证临床表现为经血过期不净，量多，色淡，质稀，乏力气短，舌淡、苔薄，脉缓细，治以补气摄血，固冲调经，选方举元煎加味；虚热证临床表现为经行时间延长，量少，色鲜红，质稠，咽干口燥，或潮红，或手足心热，舌红、苔少，脉细数，治以养阴清热止血，选方两地汤合二至丸加四乌鲗骨一藘茹丸；血瘀证临床表现为经行时间延长，量或多或少，经色紫暗，有块，经行小腹疼痛，拒按，舌质紫暗或有瘀点，脉涩，治以活血祛瘀止血，选方桃红四物汤合失笑散加味。

（四）月经过多

月经过多，是指月经量较正常明显增多，而周期基本正常者。月经病的最早记载可以追溯到汉代。《金匮要略》中即有"月水来过多"的论述，但在金元以前的医籍中多将经量的乍多乍少、月经周期的时先时后统称为"月水不调"或"经候不调"等。月经过多在临床上总以气虚的病因占绝大多数，多因体质素弱或多病伤脾、中气不足所致，患者月经过多，以致脾虚，往往未能恢复而月经又潮，致使气血更虚，极易出现气虚下陷、冲任不固、经血失约、月经量多如崩之症；经行之际，气随血泻，气虚日甚，不能摄血固冲，则经行量多。若短时间内大量失血，势必导致阴血暴亡、气随血脱等急症征象。大凡治疗均以止血为要务，但若病因不除，而一味止血则往往难以收获满意的疗效。"气能摄血、气能统血"。根据病因，辨证施治，从补中益气、升阳举陷、补血调血入手，乃为明智之选。补中益气汤方源于李东垣的《脾胃论》，东垣认为脾胃是元气之本，气机升降之枢，主张脾升胃降，只有脾气升发，元气充沛，才能抵抗病邪侵袭。由此，其组方多体现了温补脾胃的思想。方中黄芪主病甚劳役，人参为除湿热、烦热之圣药，当归身和气血，橘皮既能导气，又能益元气，升麻引胃气上升，复其本位，便是行春生之令，柴胡引清气行少阳之气上升，白术除胃中热，利腰脊间血。全方意在使脾胃健旺，清阳上升，元气充足。本方之方义体现"火与元气不两立"，甘温除大热之法。运用该方时须注意方中的黄芪量必加大，可用至 40~60g，以起到补气升提的作用，同时人参、白术等主要组成也要加大用量，才可以帮扶主要的药力。又常佐以海螵蛸等收涩止血药，但离经之血即为瘀血，若单纯收涩止血，易致瘀血内停，好血难安，故又佐以益母草、炒茜草等化瘀止血。全方寓补于升提补之中，寓止于化瘀散之中，起到止血而不留瘀的作用。

（五）月经先后无定期

月经先后无定期主要是由于血海蓄溢失常，出现月经周期提前或延后 7 日以上而致的月经病。《傅青主女科》云："妇人有经来断续，或前或后无定期，人以为气血之虚也，谁知是肝气之郁结乎，夫经水出诸肾，而肝为肾之子，肝郁则肾亦郁矣。肾郁而气必不宣，前后之或断或续，正肾气之或通或闭耳。或曰肝气郁而肾气不应，未必至于如此。殊不知子母关切，子病而母必有顾复之情，肝郁而肾不无缱绻之谊。肝气之或开或闭，即肾气之或去或留，相因而故，又何疑焉。治法宜舒肝之郁，即开肾之郁也。肝肾之郁既开，而经水自有一定之期矣。"《傅青主女科》又云："经水出诸肾，而肝为肾之子，肝郁则肾亦郁矣……"治法宜疏肝之郁，即开肾之郁也，肝肾之郁既开，而经水自有一定之期矣。一般认为，肝肾两脏病变导致月经先后无定期，但在具体的治疗中，方药中常常加入调理脾胃的药物。傅青主拟定方经汤，该方由菟丝子、当归、白芍、山药、柴胡、荆芥组成。方中菟丝子补肾养肝，以资先天之本，又温脾助胃，以养后天。《本草汇言》载："菟丝子，补肾养肝，温脾助胃之药也。但补而不峻，温而不燥，故入肾经，虚可以补，实可以利，寒可以温，热可以凉。"山药补脾固精，配伍茯苓补中有利，利中有补，补而不腻，健脾和中而利肾。四子养通汤由菟丝子、覆盆子、女贞子、补骨脂、熟地黄、凌霄花、茯苓、玫瑰花、黄芪、当归、鹿角胶、葛根、升麻、柴胡组成。该方在补肾疏肝的基础上加入黄芪、茯苓以健脾和中而利肾水，葛根、升麻行药助药直达病所。全方共奏补肝肾、行气健脾、调理冲任之功效。本病的治疗，始终应该特别强调一个"调"字，以和营养血、调畅气机为首要。经前经期均以因势利导、疏肝解郁、调冲任、调气活血为治疗原则。肝病及脾时，则需要结合补土理论，补益脾土，可酌加补气祛湿健脾之品，如陈皮、白术、党参等。

（六）经间期出血

经间期出血指月经周期基本正常，两次月经之间，氤氲之时，发生周期性出血者。经间期出血是临床中常见的疾病，多发生于月经周期的第 10～16 天。中医学认为经间期是月经后期由虚至盛、由阴转阳的时间，这是月经周期中的一次重要转化。女子月经属精气藏泻相宜而出现的生理现象，若藏泻失调则出现经间期异常出血。经间期处于经后期由虚至盛，由阴转阳的氤氲转化时期。若脾气虚弱，冲任不固，中气不升，经血下泻；氤氲之期，阳气不足，不能统摄气血，因而出血。《女科证治准绳》中引古人袁了凡之言曰："凡妇人一月经行一度，必有一日氤氲之候，于一时辰间，气蒸而热……此天然之节候，万物之真机也。"古人认为此时是体内气血阴阳活动显著之候。本病病机或由肾阴虚精血耗伤，阴虚内热，阳气乘阴迫血妄行所致，或由经期产后余血未尽之际，邪与血结，阳气内动，引动瘀血，血不循经所致，治法应注意阴阳并补、注重补血、分期用药、重视脾肾，重点在于保障阴阳转化的顺利，不止血而血自止。临床中通过补阴仍有不效之例，究其原因关键在于重视了补阴的前提，忽视了转化的枢机。现代人饮食劳倦、情志内伤、思虑过度很容易导致中气下陷，调理脾胃是重要环节，脾胃居中，为气机升降之枢纽，若脾失健运，气机升降失其常度，势必气虚初则不能摄血，气虚其则引及阳虚。脾阳虚型经间期出血历代医家很少提到，然临床上确实不乏此型，《备急千金要方》言："亦有气虚夹寒，阴阳不相为守，荣气虚败，血亦错行，所谓阳虚者阴必走是耳。"补中益气汤有益气健脾、升阳举陷、调理气血之功，对中气虚弱之血证有独特的功效。其方药组成为黄芪、党参、熟地黄、白术、陈皮、茯苓、艾叶、炮姜、阿胶、益母草、炒蒲黄、炙甘草。

（七）月经过少

月经过少指月经周期基本正常，月经量明显减少，或行经时间不足 2 天，甚或点滴即净者，称为"月经过少"。《傅青主女科》云："经水出诸肾，肾水足则月经多，肾水少则月经少。"《医学正传》云："月经全借肾水施化，肾水即乏，则经血日益干涸，渐而至闭塞不通。"月经量的多少与肾的元气精血有密切关系。肾气盛，天癸至，任脉通，太冲脉盛，则月事方能按时而下。肾主藏精，既藏先天之精，又藏后天之精，精血同源，肾精所化之肾气主宰着天癸的至竭及月经的潮止，肾气盛则先天之精化生的天癸在后天水谷之精的充养下最后成熟，通过冲任胞脉而达于子宫，促成月经的出现，因此月经的产生以肾为主导。而经血的按期而至，又与肝藏血、主疏泄、司冲任有关。肝的精血充盈，藏精储血功能正常，余血方可下注血海，使冲脉满盛，月经如期而至。肝主疏泄，能调节一身之气机，肝气条达则任脉通利，从而胞宫得养，经事正常。脾统血，为气血生化之源，脾之运化功能正常，则后天之精源源不断充盈先天精血，痰浊不生，使肾-天癸-冲任-胞宫轴的生理正常。月经过少病因病机有虚有实，虚者以血海亏损、精血衰少为主，实者以瘀血内阻、痰湿阻滞为主，与心、肝、脾、肾功能失调密切相关，而脾乃气血生化之源，主运化，脾虚是月经过少的一个主要原因。正如李东垣《脾胃论》中所言"脾为生化之源，补脾胃血自生而经自调矣"。补中益气汤是李东垣的方剂，具有补中益气、升阳举陷的功效，为治疗脾虚、气虚、脾气下陷等证的代表方剂，也是体现"内伤脾胃，百病由生"学术思想的代表方剂。方中重用黄芪，味甘微温，入脾、肺经，补中益气，升阳固表，为君药。党参、炙甘草、白术补气健脾为臣，与黄芪合用增强其补中益气之功效。血为气之母，气虚时久，营血亏虚，故用当归养血和营，协助党参、黄芪补气养血；陈皮理气和胃，使诸药补而不滞；茯苓渗湿健脾，共为佐药；并以少量柴胡、升麻升阳举陷，协助君药升提下陷之中气，为佐使药。诸药合用元气内充，气血双补，冲任血海充盈，月事以下。

（八）月经后期

月经后期是指月经周期错后 1 周以上，甚至 3～5 个月一行，经期正常，连续 2 个周期以上者。本病的发生，有虚有实。实者，经脉不通，冲任受阻，气血运行不畅；虚者，机体营血不足，血海空虚，不能按时满溢。其主要病机为肝、脾、肾三脏失调，导致冲任损伤，血海不能按时满溢而引发。月经后期与痰湿阻滞密切相关。《陈素庵妇科补解》载："经水不通有属积痰者，大率脾气虚，土不能制水，水谷不化精，生痰不生血，痰久则下流胞门，闭塞不行，或积久成块，占住血海，经水闭绝。"若脾失运化，痰湿内生，痰湿阻滞冲任，致经血受阻，则经水迟至阻隔不行，方用苍附导痰汤加味。脾为后天之本，纳水谷而化精微、生气血。脾胃化生水谷之精以养先天化生天癸，脾胃所化之血上奉于心，输入经脉而为用，阳明之经气通于冲脉而助其盛大。脾胃参与月经产生和统摄，使月经量有常。若脾肾阳虚，化源不足，血海不能按时满溢而致月经后期者，平素腰膝酸软，四肢不温，下腹冷痛，倦怠乏力，口淡不渴，大便溏小便清长，面色㿠白，舌质淡，苔白滑，脉沉迟无力，方用右归丸加减。若肝气郁结，气滞碍血，阻于冲任，经血不能按时而下，木郁克土，脾运失调，致月经后期者，形体肥胖，平素情绪烦躁或抑郁，乳房胀痛，头身困重，神疲乏力，食后腹胀不舒，善太息，白带量多质稠，舌质暗胖大，苔白腻，脉弦滑，方用逍遥散加减，有疏肝解郁、健脾和胃、理气养血之功。

二、补土理论治疗异常子宫出血的常用治则

（一）补中益气、升阳举陷

补气升阳是补土派的主要治疗法则，补气升阳适用于中气下陷所致月经过多、崩漏，月经先期等病证。李杲提倡脾胃内伤学说，重视脾胃升降、脾胃与元气的关系，在他创制的名方中，如补中益气汤、补脾胃泻阴火升阳汤、调中益气汤、升阳益胃汤等，都充分体现了补气升阳的法则，方中的主药都用了升麻、柴胡、黄芪、陈皮、人参、甘草等。《兰室秘藏》中有关于经漏不止的方剂，如升阳除湿汤、凉血地黄汤、益胃升阳汤、升阳举经汤等。其中当属补中益气汤、升阳除湿汤在临床上应用最为广泛。虽升阳除湿汤与补中益气汤均有升举阳气的作用，但前方是攻补兼施，后方主在温补升举。凡中伤脾胃，风寒湿邪或在上，或在中，或在下，或伤筋肉、阻络、塞窍，或遏阻阴阳之气升降，或随气陷下降为泻、为带、为崩漏、为脱肛等，均可抓住虚、湿、逆、陷，随证加减变化。

（二）调节气机升降

气机升降理论源自《黄帝内经》，气机的升降出入是自然界万物、也是人体五脏六腑发挥生理功能的基础，胞宫亦不例外。脾胃为精气升降之枢纽，中土斡旋，五脏六腑的气机对于气机升降失常、中气下陷崩漏者，首当健运中焦，恢复中焦斡旋功能，以资经血生化之源，如李东垣用升阳除湿之法。对气机升降异常月经病者，可配合疏肝理气，调动阳气升发以举陷，利湿以利升发；对于寒湿盛者，佐以温肾之法，去肾水之寒湿。血气已下陷，若仅用血分之药，阴柔下润，而无

升提之力，反有"降之又降"的弊端，须大举升举脾气，使阳气上升，气能摄血，柴胡调经汤、益胃升阳汤等李东垣治崩漏方剂亦是如此，为升阳举陷思想体现。众多医家在崩漏的治疗中均重视升举脾气，调气机升降以止崩。

（三）补脾摄血

补脾摄血用于脾不统血所致的月经过多、崩漏等，方选归脾汤。中医"引血归脾"的疗法已成为慢性出血性疾病的重要治法。可酌加血余炭、乌贼骨、贯众炭以加强止血。

总而言之，以上治疗方法，其作用绝不是单一的，如补益脾胃法亦有除湿之效，补气升提法亦有一定的补脾摄血之功等。临证运用时须分清矛盾的主次，病情的轻重缓急，既要掌握原则，又要灵活机动，方可取得预期的疗效。

（四）用药特色

如用药可参照"四时阴阳之象"组方用药，即李杲之师金元著名医家张元素提出的"药类法象"——"风升生""热浮长""湿化成""燥降收""寒沉藏"。以"湿化成""至阴之类，通于土气"的长夏，概括为"湿化成"，即湿土同类，中央黄土具有万物之本源，化气成物之功类的人参、黄芪、白术、当归、陈皮、甘草，来补中益气。春夏阳气升发向外，有助于郁邪通过发汗经表外出，达到祛邪而病愈的目的。秋令主收气降，可借秋季人体沉降之气，肃降祛病。治病施法时时注意"本于阴阳四时升降"之理，即所谓"顺时气而养天和也"。

风药使用，亦是补土理论用药的主要特色，一为升降气机，凉血止崩；二为"引十二经血归经"以止崩；三为取其风药治疗血证之效。脾胃虚弱，肾水阴虚，血中伏火之证，故用风药恢复脾胃升清降浊的功能。李东垣常运用升阳风药荆芥穗、蔓荆子、藁本、羌活、柴胡、升麻、防风，以升发脾胃阳气，降泻血中伏火，阴血不足。运用引经药到达病所，《女科经纶》认为"妇人血崩，是从胞络宫来，血久下行，已为熟径，则本宫血乏，十二经之血，皆从此渗漏矣。然胞络下系于肾，上通于心。故此证实关心肾二经，宜有阴虚阳搏之脉也。东垣用十二经引经之药，使血归十二经，然后用黑药止之。若徒用黑药，不先服领血归经药，病亦难愈也"，此处风药之用，亦为引血归经之效。风药亦治疗血证，能振脾益气而摄血，蔓荆子亦有凉血止血之效，多味风药同用，共奏升举脾气止血之效。

（五）周期治疗

周期疗法为妇科用药的核心，恢复正常月经周期，须顺应阴阳升降用药。《素问·六微旨大论》指出，在生理上，月经周期中的四期虽各有脏腑所主，但却都离不开脾胃之土的奉养。五行中土虽然没有直接司职于月经周期四象中的任一期，不属于任一方位，但是因为土位居中央，所以实际上四方的任一方位、任何一脏及月经周期的任一期都离不开五行之土。《素问·玉机真脏论》说"脾为孤脏，中央土以灌四傍"，"五脏者，皆禀气于胃，胃者，五脏之本也"。在病理上，对于月经周期中任一期有余或不足的调治，均要在上述四法则基础上，辅以补益脾胃。脾主四时，尤其是对卵泡期与黄体期的顺利转换起了重要作用。

三、总结

（一）运用补土思想治疗妇科异常子宫出血的重要意义

脾胃学说在妇科临床上的广泛运用，古人早有丰富经验。他们对妇女经、带、胎、产诸病的治疗，都很重视调和脾胃以滋化源。如《女科经纶》中武叔卿言："妇人经血不调，必审脾气化生之源，而健脾为调经之要也。"《先醒斋医学广笔记》曰："白带多属气虚，补气健脾，治法之要领也。"综合上述，一致认为脾胃强健，则化源充盛，妇人诸病随之自愈。脾胃虚弱，则化源不足，妇人诸疾，必随而生。调和脾胃正是为了调理气血，所以调和脾胃是治疗妇科异常子宫出血的重要一环。李东垣所谓"土为万物之母""善治病者，唯在调和脾胃"，也说明了调理脾胃的重要性。

（二）治疗异常子宫出血，调理中土的方法

异常子宫出血，须遵循"脾宜升则健，胃宜降则和；太阴湿土得阳始运，阳明燥土得阴始安"的原则，根据不同病情，采用不同的方法，损者益之，虚者补之，积者消之，寒者温之，热者清之，陷者举之等，辨证施治。《沈氏妇科辑要笺正》说："阳虚元气下陷，不能摄血者，宜大补脾气，重用参芪，而佐以升清之法。"可见妇科下血证宜重视运用健脾补气以摄血之法。如脾胃虚弱者宜补脾健胃，若兼痰湿停聚，宜配伍渗湿化痰之品；脾气亏损，累及他脏者，宜大补脾气，兼顾各脏；脾胃虚弱不能滋养肺脏，治当"补土生金"；脾胃气虚，营血生化不足，导致心血亏虚，治当补脾养血，辅以安神；脾胃虚弱，又兼肝气郁结，疏泄功能失调，乘虚损伤脾胃者，治宜疏肝健脾；肝胃不和者，治疗宜疏肝和胃；脾气虚弱，不能运化水湿，形成肾水泛滥，治宜温阳健脾，脾肾同治；胃热者，治宜清热和胃，若兼胃阴不足，宜养胃益阴；胃寒者治宜温胃和中，若兼阳气衰微的，宜温阳益气；尤以老年妇女，经断之后，肾气已衰，运用补益脾胃以资化源，就显得更为重要，正如《河间六书》中所说，"天癸将绝，治在太阴"。

（三）补土学说关于异常子宫出血的选方用药问题

《素问·至真要大论》曰："夫五味入胃，各归所喜，故……甘先入脾""脾欲缓，急食甘以缓之，用苦泻之，甘补之"。凡脾胃虚弱的，常用药物为党参、白术、茯苓、山药、扁豆、芡实、砂仁等，如参苓白术散、四君子汤之类；痰停湿聚的，

常用药物为半夏、陈皮、茯苓、竹茹、胆星、泽泻等，代表方剂有温胆汤、二陈汤之类；脾虚及肺的，常用药物为黄芪、麦冬、五味子、党参、白术、桑皮、阿胶等，代表方剂有补肺汤、六君子汤、生脉散之类；心脾两虚的，常用药物为黄芪、党参、白术、远志、酸枣仁、龙眼肉、当归等，代表方剂有归脾汤；肝脾不和的，常用药物为柴胡、白芍、当归、白术、茯苓等，代表方剂有逍遥散；肝胃不和的，常用药物为柴胡、枳壳、苍术、厚朴、半夏、党参、陈皮等，代表方剂有柴平煎、四逆散之类；脾肾阳虚的，常用药物为白术、附子、党参、茯苓、陈皮、炮姜等，代表方剂有真武汤、实脾饮之类；胃热灼盛的，常用药物为生地、川连、知母、生石膏、麦冬等，代表方剂有清胃散；脾胃虚寒的，常用药物为党参、附子、肉桂、炮姜、小茴香、白术等，代表方剂有桂附理中汤、厚朴温中汤、小建中汤之类；胃中积滞的，常用药物为山楂、麦芽、神曲、谷芽、鸡内金等，代表方剂有平胃散、保和丸之类；中气下陷的，常用药物为黄芪、党参、升麻、柴胡、白术等，代表方剂有补中益气汤、升陷汤、举元煎之类；气虚不能摄血者，当补气摄血佐以止血，常用药物为黄芪、白术、党参、茯苓、旱莲草、阿胶、炒艾叶、炒侧柏叶、乌贼骨、茜草等，代表方剂有归脾汤、固崩汤之类；肝脾失调之月经疾病，常拟逍遥散、柴胡疏肝汤之类治之。上述处方基础上可酌情加减止血摄血中药，如艾叶炭、茜草、海螵蛸、仙鹤草等，收敛止血。上述乃举其大略，临证须要活法变通。

治疗异常子宫出血，也不能一味拘泥于补土升阳。肾藏精的生理功能发生病变或肾气衰减会导致性功能和生殖功能的种种病变。肾为先天之本，脾主运化水谷精微，化生气血，为后天之本，肾必须依赖脾运化水谷精微的补充才能发挥其生理效应，即所谓后天补先天，只有谷气上升，脾胃升发，元气才能充足。因此在补土的同时可酌情加入熟地黄、山药、山萸肉、枸杞子、肉苁蓉等以补肾养精，大补元气。另外，重视中西互参，结合现代诊疗手段，治疗妇科疾病：如子宫肌瘤中结块大于 5cm，或因异常子宫出血致重度贫血者，对发生子宫内膜恶性病变者，须行手术治疗，其后予以中医补土调护之法。

（林锦璇，王　婕，郑玮琳，陈志霞，曹立幸）

第三章 补土理论异常子宫出血运用案例

第一节 崩漏案例

案例一 益气止血法治疗崩漏案

2017 年 1 月 18 日初诊

陈某，女，13 岁。

主诉 月经紊乱 1 年，阴道出血 15 天，量多 2 天。

现病史 患者月经 11 岁初潮，平时月经 30～31 天一潮，7 天干净。未婚，否认性生活史。近 1 年月经欠规则，15 天至 3 个月一潮，经常须服止血药方可止血。2015 年因功能失调性子宫出血、继发性重度贫血在东莞某医院住院治疗，予以去氧孕烯炔雌醇片口服止血，曾输血治疗。而后患者间断在当地门诊诊治，间断服用去氧孕烯炔雌醇片及中药治疗，月经周期 15 天至 3 个月一潮，淋漓不净。时有痛经，尤其阴道出血量多时明显。阴道出血量少，仅用护垫即可，自服裸花紫珠片方止血。上上次月经为 2016 年 11 月 28 日，阴道出血如既往月经量，患者 12 月 6 日仍有阴道出血，故至东莞当地门诊诊治，予以口服卡巴克络，阴道出血 10 天干净。前次月经为 2016 年 12 月 13 日，8 天干净，末次月经为 1 月 3 日，阴道出血量少，1 日用 1 片护垫，淋漓不净。患者 1 月 17 日开始阴道出血增多，1～2 小时换卫生巾 1 片，小便时量多如注，患者至东莞某医院门诊诊治，予以静脉滴注缩宫素注射液及肌内注射维生素 K、口服卡巴克络等治疗，阴道出血量未见减少。1 月 18 日至医院门诊诊治。症见：精神疲倦，面色萎黄，阴道出血量多如注，色淡红，质稀，无腹痛，无腰痛，时有头晕，手足冰冷，四肢乏力，纳呆，大便烂，小便调；舌淡胖，苔薄白，脉沉细。肛检：外阴正常。子宫后位，常大，质中，活动可，无压痛，双附件未扪及异常。

辅助检查 2016 年 9 月 3 日广州市某医院性激素检查：符合增生期改变。2016 年 1 月 18 日医院妇科 B 超：子宫双附件未见异常。子宫内膜厚 5mm。2016 年 1 月 17 日东莞某医院门诊血常规：正常。

中医诊断 崩漏。

中医证型 脾虚气弱型。

西医诊断 异常子宫出血。

治法　益气止血法。

中药处方　党参 10g　白术 10g　枳壳 10g　黄芪 10g　炙甘草 5g　海螵蛸 10g　升麻 10g　川断 10g　艾叶 10g　金樱子 10g　岗稔根 20g　制首乌 10g　阿胶（烊服）10g

日 1 剂，煎服。

另嘱咐患者配合食疗方人参 15g，瘦肉 100g 另炖服。方以人参急以大补元气，补气固崩，益气生血。

2017 年 1 月 24 日二诊

刻下症　患者精神好转，面色萎黄，服药后阴道出血量减少。2017 年 1 月 19 日开始阴道出血减少，仅仅用护垫即可，色淡红，质稀，无腹痛，腹部冷感，无腰痛，时有头晕，手足冰冷，四肢乏力减轻，纳欠佳眠可，大便烂，小便调；舌淡胖，苔薄白，脉沉细。基础体温低温单相。

中药处方　党参 15g　白术 10g　枳壳 10g　黄芪 10g　炙甘草 5g　海螵蛸 10g　升麻 10g　川断 10g　艾叶 10g　干姜 10g　岗稔根 20g　血余炭 10g

日 1 剂，再煎服用。

2017 年 2 月 7 日三诊

刻下症　患者精神可，面色淡红，服药后阴道出血于 2017 年 1 月 25 日干净，无腹痛，无腹部冷感，无腰痛，无头晕，手足冰冷，无四肢乏力，纳眠可，二便调；舌淡胖，苔薄白，脉沉细。基础体温高温 8 天。

中药处方　党参 10g　白术 10g　枳壳 10g　炙甘草 5g　川断 10g　熟地黄 10g　菟丝子 10g　桑寄生 10g　山萸肉 10g　茯苓 20g

日 1 剂，再煎服用。

停药后电话随访 3 个月，月经规律。月经量、色、质正常。

按语

本案例中的患者来诊时中医诊断属于崩漏中的"崩中"诊断。崩漏是指月经的周期、经期、经量发生严重失常的病症，是指经血非时暴下不止，或淋漓不尽，前者谓之崩中，后者谓之漏下。若经期延长达 2 周以上者，量多，应属于崩漏范畴，称为"经崩"。崩中的病名，"崩"首见于《素问·阴阳别论》"阴虚阳搏谓之崩"。本病案患者 15 天至 3 个月一潮。患者月经淋漓不净，阴道出血超出 2 周，经期严重失常，符合崩漏病中的"崩中"诊断。

崩中与漏下，在病机发展过程中常可互相转化。"久崩不止，气血耗竭，必致成漏，久漏不止，病势日进，亦将成崩"。而本病患者也出现了平时漏下，日久转化成崩中的情况。

本案例患者子宫双附件 B 超未见异常，排除了妇科生殖器官异常（如子宫肌瘤、多囊卵巢综合征等）引起的异常阴道出血。血常规，凝血功能正常排除血液病引起的异常阴道出血。故西医诊断考虑是青春期功能失调性子宫出血。患者性激素检查无异常，基础体温均为单相，考虑卵巢排卵障碍，属于无排卵型所致的异常子宫出血。

崩漏的主要病机是肾气-天癸-冲任-胞宫轴的失调，引起冲任失司，不能制约经血，则子宫藏泻失常。脾气虚则中气下陷，冲任不固，无力制约经血导致崩漏。

崩漏的治疗应根据患者病情的轻重缓急，阴道出血时间的久暂、患者的年龄及体质情况等决定治疗方案。本着"急则治标、缓则治本"的大原则，辨证运用"塞流""澄源""复旧"的"治崩"三法。"塞流、澄源、复旧"是明代医家方约之提出的治崩大法。方约之在《丹溪心法附余》中指出，"初用止血以塞其流，中用清热凉血以澄其源，末用补血以还其旧"。"塞流"即止血。止血是治疗崩中的当务之急，特别是暴崩之际，急当止血防脱。若不能迅速止血，往往容易导致气随血脱，甚至危及生命。在治疗崩中的"塞流"时期，若能加强补气的力度，发挥益气摄血之功，使"血脱而气不脱"，即便危险，但仍有生机。健脾益气，大补元气，益气固脱是首要任务，体现"补土"的重要性。本案例食疗方采用了独参汤，正有大补元气、益气防脱之意。正如《本草经疏》称："人参能回阳气于垂绝，却虚邪于俄顷。"

治崩宜固摄升提，不宜辛温行血，避免阴竭阳脱。本案例患者第一诊时，阴道出血量多如注，治以止血为先，防止阴道出血加剧而进一步加重病情，引起继发性贫血，失血性休克等并发症。处方中以党参、黄芪、白术、升麻健脾益气以摄血，并在益气摄血时，配合金樱子、海螵蛸以固涩补肾；川断、艾叶以温肾止血；岗稔根、阿胶、制首乌以养精补血。全方共奏健脾益气、固冲止血之效。

"澄源"即正本清源，是治"崩"第二大法。运用各种止血的方法，当阴道出血的血势缓下来或止血后，根据引起崩漏的具体原因，依据不同的证候，采用"虚者补之，实者泻之，寒者温之，热者清之"等方法，使崩漏得到根本上的治疗。然而塞流、澄源两法经常同步进行。本案患者第二诊时，阴道出血减少，阴道出血的血势缓下来，即是"澄源"阶段。原方加大党参以加强健脾补气之力，加干姜以温中补土止血，此处又一次体现补土思想，加大了补土的力度。原方加血余炭以加强化瘀止血之效。

"复旧"即调理善后，是治"崩"第三大法，指崩漏在阴道出血干净后，根据病因辨证治疗以善其后。治法有补肾、扶脾、调肝、调理气血等，以补肾健脾为要，历代诸家大多数认为崩漏之后调理脾胃，因脾胃为气血生化之源，从而化生气血，使之康复。此法中更加体现"补土"是根本。然而复旧治疗法中兼顾澄源。本案例患者第三诊时，阴道出血干净，属于"澄源""复旧"阶段。方中予以四君子汤以补益中州而健脾益气，从而补气生血。桑寄生、川断、熟地黄、山萸肉均可补肾益气，补"先天"以益"后天"。

综上所述，排卵障碍引起的异常子宫出血，运用补土思想指导治疗，采用益气止血法，可取得满意的疗效。

案例二　益气化瘀治疗崩漏案

2014 年 1 月 16 日初诊

钟某，女，29 岁。

主诉　阴道少量出血 15 天。

现病史　患者 15 岁初潮，平时月经 30～31 天一潮，7 天干净，每次月经用 10 余片日用卫生巾。已婚育。G_2P_1（2010 年顺产）A_1（2011 年人工流产手术）。前次月经为 2013 年 12 月 7 日，量色质如常。患者述近段时间经常加班熬夜，加之服用绿豆糖水后就发现月经提前来潮。末次月经为 2014 年 1 月 1 日，阴道出血量少，一日用 2～3 片卫生巾，仅湿表面，色暗，夹小血块，至今阴道出血未干净。患者来诊，精神疲倦，面色暗，阴道出血量少，全身乏力，无腹痛，无腰痛，无发热恶寒，纳欠佳，眠可，二便调；舌淡红苔薄黄，脉细。

消毒下妇科检查　外阴正常，阴道少许血污，宫颈光滑，子宫后位，常大，质中，活动可，无压痛，双附件未扪及异常。

辅助检查　2014 年 1 月 16 日尿妊娠试验阴性。消毒下阴道 B 超：子宫双附件未见异常。子宫内膜厚 13mm。2013 年 12 月某体检中心查血常规：正常。

中医诊断　崩漏。

中医证型　气虚血瘀型。

西医诊断　异常子宫出血。

治法　益气化瘀法。

中药处方　桃仁 10g　牛膝 10g　益母草 20g　赤芍 10g　丹参 10g　莪术 10g　生地黄 15g　党参 20g　黄芪 10g

日 1 剂，煎服。

2014 年 1 月 21 日二诊

刻下症　患者精神好转，面色萎黄，服药后 2014 年 1 月 17 日阴道出血增多如经量，1 日用普通日用卫生巾 3 片，湿大半，色暗，血块多。伴下腹隐痛，2017 年 1 月 19 日开始阴道出血减少，至今未净，仅小便抹纸见血，色淡红，质稀，无血块，无腹痛，腰酸，无腰痛，畏寒，时有头晕，无头痛，纳欠佳，眠可，大便烂，小便调，无发热畏寒；舌淡，苔薄黄，脉沉细。基础体温低温单相。

中药处方　党参 15g　白术 20g　黄芪 15g　炙甘草 5g　桑寄生 15g　熟地黄 15g　炒蒲黄 15g　岗稔根 20g　茜草 10g　花菜炒黄柏 15g

日 1 剂，煎服。

2014 年 1 月 27 日三诊

刻下症　患者精神佳，面色淡红，服药后 2014 年 1 月 25 日阴道出血干净。经期腰酸、下腹痛、畏寒，经后缓解。四肢乏力减轻，无腹痛，无腰痛，无发热恶寒，纳眠可，二便调。基础体温低温单相。

中药处方　党参15g　白术20g　黄芪10g　炙甘草5g　巴戟天10g　枸杞子10g　淫羊藿10g　当归10g

日1剂，煎服。

2014年6月电话随访，患者停药3个月，每月月经正常来潮，基础体温双相。单位体检阴道B超正常，内膜厚5mm。

按语

本案例中的患者来诊时的中医诊断为崩漏中的"漏下"。崩漏是指妇女不在行经期间，阴道突然大量出血，或淋漓下血不断，前者称为"崩中"，后者称为"漏下"。若经期延长达2周以上者，应属于崩漏范畴，称为"经漏"。

漏下的病名最早见于《金匮要略》，其云："妇人有漏下者，有半产后，因续下血都不绝者，有妊娠下血者。"本案例中的患者阴道出血量少，经期延长达15天以上，超过2周，淋漓不净，故符合中医诊断"崩漏"中的"漏下"诊断。

本案例中的患者西医诊断为异常子宫出血——功能失调性子宫出血。患者既往月经周期30~31天，第二诊显示基础体温在月经周期的22天后仍呈现低温单相，考虑为排卵障碍性异常子宫出血。根据本案例患者辅助检查妇科B超子宫大小未见异常，子宫内膜增厚，双附件未见异常，3个月后复查妇科B超，子宫内膜正常，基本排除了妇科生殖器官异常（如子宫肌瘤、多囊卵巢综合征等）引起的月经异常，血常规、凝血功能正常排除血液病引起异常阴道出血。尿妊娠试验阴性排除了如不全流产、异位妊娠等妊娠病。患者发病前一段时间经常加班熬夜，身心俱疲，加之服用寒凉之品，损伤脾气，气虚无力推动血行，停而为瘀，瘀阻冲任，血不循经，非时而下，发为"崩漏"。

治疗采取不同的治疗方法顺应胞宫的生理功能，是治疗崩漏的关键，胞宫具有藏和泻的双重生理功能，亦藏亦泻，藏泻有时。崩漏患者的胞宫藏泻功能失调，在治疗时当分辨胞宫是处于正常生理的哪个阶段，即在胞宫当藏时运用"补法"，固冲任以调经；当胞宫当泻时，运用泻法，荡涤瘀滞。在胞宫功能处于转化时，则调整补泻药物的配伍比例，使胞宫生理功能恢复正常的藏泻。妇科B超可协助判断阴道出血期间胞宫所处的生理功能阶段，合理使用止血方法，从而获得更好的疗效。

胞宫处于生理功能应当"泻"的阶段，即机体的冲任气血处于相对壅滞的状态，可参考妇科B超的子宫内膜厚度，子宫内膜双层厚度达到7~14mm，甚至更厚时，可予以泻法为主的治疗方案。若阴道出血时间较长，阴道出血势缓，色暗有块，中医辨证属于"血瘀证"，当以先化瘀为法。若子宫内膜较厚，即使阴道出血无血块及无全身瘀滞等血瘀表现时，仍属于胞宫冲任气血瘀滞的状态，可予以辨证加活血化瘀之品，帮助子宫内膜剥脱以止血，即"中药药物性刮宫"。运用此泻法需特别注意的是，根据病情必要时行诊断性刮宫术排除子宫内膜病变，以免漏诊。若阴道出血量多则禁用此法，以免阴道出血量多，引起气随血脱、阴阳离决之象。

本案例患者第一诊时正灵活运用了此法，当时辨证属于"气虚血瘀"型，阴道出血淋漓不净，B 超提示子宫内膜较厚，为 13mm，予以益气化瘀之法。因患者阴道出血日久，"久病必虚"，引起脾肾气血亏虚，方中运用了补土健脾益气之法。本案例第一诊处方中予以党参、黄芪以健脾益气生血，即是"欲治其血，先调其气"之意。

"久病必瘀"，阴道出血量少，色暗，夹血块，B 超提示子宫内膜较厚，正血瘀之象，故第一诊方中在益气健脾之中，加以桃仁、益母草、赤芍、丹参、莪术、牛膝等以活血化瘀通经，促进子宫内膜剥脱。方中生地黄、赤芍为阴柔之品，与桃仁、丹参、莪术等相配，补血而不滞血，和血而不伤血。丹参、益母草为调经之要药，丹参有"一味丹参饮功同四物汤"之誉，其功效能补能调。而莪术破血消瘀，亦是妇科常用之品，方中牛膝为使，既能引药下行，直达病所，又能引血下行，使瘀血顺利排出。纵观全方共奏益气活血、祛瘀行滞之效，故能通经。

胞宫处于生理功能应当"藏"的阶段，即机体的冲任气血处于相对亏虚的状态，可参考妇科 B 超的子宫内膜厚度，当双层子宫内膜厚度达 2～5mm，或呈线状，或不能测定出厚度，须予以补法为主的治疗。可辨证予以健脾益气、补肾等法以使子宫内膜增生，促进子宫内膜修复，从而达到止血的效果。本案例患者第二诊正是运用了此法。

本案例患者第二诊述阴道出血少，色淡红，质稀为气虚之象，纳欠佳，大便烂为脾气虚运化无权之征，腰酸，畏寒，头晕为气虚无以上荣头目，无以温煦导致。舌淡，脉沉细均是气虚之象。方中予以黄芪、党参、白术、炙甘草，即四君子汤加减以健脾益气，也即补土之大法。予以熟地黄、桑寄生以补肾益精，从而加强了补肾健脾、益气固冲止血之功。患者苔薄黄，以炒黄柏清热止血，同时制约黄芪等温燥之性。再予以茜草、炒蒲黄以化瘀止血。

本案例患者第三诊述阴道出血干净，属于崩漏治疗的复旧阶段。此阶段以补肾健脾益气，调整月经周期为要。方中党参、白术、黄芪、炙甘草健脾益气，巴戟天、枸杞子、淫羊藿、当归补肾益气。全方共奏补肾健脾、益气固冲之效。纵观此案治疗过程，顺应胞宫之藏泻功能，结合现代医学的影像观察，益气活血，因势利导而治之，效甚验！

案例三　甘温除热法治疗气虚型崩漏案

2015 年 12 月 22 日初诊

李某，女，29 岁。

主诉　月经紊乱 2 年余，结婚后同居未避孕未孕 2 年。

现病史　患者既往月经规则，28～30 天一潮，6～7 天干净，量中等偏多，伴经期小腹隐痛。2 年前因节食开始出现月经紊乱，10～50 天一潮，经期不定，淋漓 7～30 余天干净，量时多时少。2015 年 9 月曾因异常子宫出血 30 余天于外院行诊断性刮宫术，术后病理提示子宫内膜呈增殖期状态，部分腺体增生过长。后月经仍未恢复正常。末次月经为 2015 年 12 月 13 日，量少，每日用卫生巾 1～2 片，每片湿 1/3，色淡红，质稀，至今未净。

刻下症 形体稍胖，面目浮肿，头晕头昏，全身无力，食欲不振，易出汗，易感冒，手足心发烫，面色萎黄，殷殷汗出，口干口苦，睡眠欠佳，二便尚调；舌质淡，苔白，脉虚浮无力。

既往史 平时喜食生冷蔬果，曾节食减肥，余无特殊。

药物过敏史 青霉素过敏。

辅助检查 2015 年 9 月外院行诊断性刮宫术后病理提示子宫内膜呈增殖期状态，部分腺体增生过长。2015 年 12 月 22 日我院尿妊娠试验阴性。血常规、凝血功能未见异常。

西医诊断 ①异常子宫出血；②不孕症（排卵障碍）。

中医诊断 ①崩漏；②不孕症。

中医证型 气虚夹痰湿。

治法 益气升提，养血止崩，兼以化痰祛湿。现阴道出血已有 10 天，仍无减少趋势，治疗应以塞流为主。

中药处方（补中益气汤加味） 黄芪 30g 当归（炒）20g 党参 15g 柴胡 15g 白术（炒）10g 升麻 10g 陈皮 10g 岗稔根 10g 黑姜炭 6g 炙甘草 6g 法半夏 9g 生姜 3 片 大枣 4 枚

日 1 剂，水煎温服。

2016 年 1 月 8 日二诊

刻下症 末次月经为 12 月 13 日，至今日第 27 天基本干净，诉带下色褐，仍有少量血丝。症见头晕减轻，仍有疲倦乏力，自觉腰酸，口干，微微汗出，余症状同前；舌质淡红，苔白腻，脉细无力。

中药处方 黄芪 30g 当归（炒）20g 党参 30g 柴胡 15g 白术（炒）10g 升麻 10g 陈皮 10g 岗稔根 10g 黑姜炭 6g 炙甘草 6g 法半夏 9g 艾叶 20g 何首乌（制）20g 补骨脂 10g 续断 10g 茯苓 15g 布渣叶 15g 生姜 3 片 大枣 4 枚

日 1 剂，水煎温服。

2016 年 1 月 13 日三诊

刻下症 服药后阴道出血至 1 月 10 日完全干净。仍有腰酸、疲倦乏力，无腹胀，近日眠差，心烦，胸中有烧灼感；舌尖红，苔白腻，脉细数。妇科检查示外阴正常，阴道通畅，宫颈中度柱状上皮异位，子宫前位，大小正常，活动可，无压痛，双附件无增厚无压痛。

中药处方　黄芪 30g　当归（炒）20g　党参 15g　柴胡 15g　白术（炒）10g 升麻 10g　陈皮 10g　独活 10g　防风 10g　蔓荆子 10g　升麻 6g　藁本 6g　柴胡 6g　羌活 6g　苍术 6g　炙甘草 6g　法半夏 9g

日 1 剂，水煎温服。

并嘱咐患者回家自行监测基础体温。

2016 年 2 月 5 日四诊

刻下症　心烦、胸中烧灼感减轻，精神好转，无疲倦乏力，诉少许头晕，眠欠佳；舌尖红，苔白，脉细数。

中药处方　白术（炒）50g　茯苓 25g　夜交藤 20g　人参 15g　黄芪 15g　当归 15g　法半夏 15g　何首乌 15g　柴胡 10g　升麻 5g　陈皮 5g

日 1 剂，水煎温服。

按语

妇人崩漏，其病理变化总的来说是气虚有火，即《内经》所谓"阴虚阳搏谓之崩"。而阴虚阳搏的病理变化，李东垣解释为内伤脾胃，气虚不能摄血，而湿热相火（即阴火）反盛，又迫血为"崩"为"漏"。

阴火，是相对阳火而言的病理概念。这里的"阴"，是"内"或"里"的互词。《素问·调经论》云："阴虚生内热奈何……有所劳倦，形气衰少，谷气不盛，上焦不行，下脘不通，胃气热，热气熏胸中，故内热。"这里的"阴虚生内热"的阴虚，是里虚，中气不足之义。"内热"即指内伤发热。

脾虚阴火是为脾胃元气虚弱，虚阳亢奋升浮，日久导致他脏不足而兼见多脏虚证。东垣认为，脾胃在精气升降运动中具有枢纽作用，若饮食劳倦，内伤脾胃，中气不足，脾胃之气下流，清气下陷，谷气不得升浮，是春生之气不行，使阳气不能上行阳道、入心贯肺、充实皮毛。皮毛间无阳气以护其营卫，卫外之营卫薄弱，不御外邪，则不任风寒，乃生寒热。这种寒热，是内伤病的恶寒发热，与外感病的恶寒发热、寒热齐作有所区别。内伤病的寒热，是寒热不齐，平时畏寒恶风，居阴寒处或背阴无阳光处，则更明显且敏感。至于发热，其特点是蒸蒸而燥热，是间而有之，下焦阴火上冲时才出现。恶寒时并不燥热，不似外感之寒热齐作。

反观本案例，初诊属崩漏急性出血期，因患者平素饮食不节，减肥节食，同时喜食生冷、伤及后天脾胃，脾胃内伤，脾胃之气受损，气虚不能摄血，而阴火反盛，迫血离经而为崩漏。本病发病开始以气虚为主，阴火之症不明显，仅有口干口苦、手足心热等症，此为过食生冷、寒凉之品伤及脾阳，则见一派阳气不足之症，脾气虚为本，阴火血热迫血离经为标，治以健脾益气、甘温除热、止崩摄血为塞流大法。本案例以补中益气汤为底方加减，补气健脾，升举中气，甘温除热。脾气旺盛则气血生化有源，中气不虚则升举有力，气盛则能固摄血液，诸症自愈。

二诊、三诊时因气血丢失、脾肾两虚症状加重，阴火之症突显，患者有经血色淡、漏下未止、面色萎黄、神疲乏力、食欲不振、腰酸沉重、容易疲劳、感冒、舌淡、脉细等脾胃气虚之证。又有口干口苦、心烦、胸中有烧灼感等阴火上冲之证，为本虚标实之候。东垣遵《内经》"劳者温之"之旨，采用甘温除热的方法。所谓"甘温除大热"，故见治以甘温除热、健脾补肾之剂以澄源。三诊中患者阴道出血已止，病情已趋平稳，目前处于增生期，四诊合参，辨证属脾肾气虚，痰湿蕴结。故治疗当以甘温除热、健脾补肾调周为主，恢复患者的排卵功能。给予加味补中益气汤合升阳除湿汤加减。

四诊以后出血已止，月经周期恢复正常，有生育要求，清代傅山认为"湿盛者多肥胖，肥胖者多气虚，气虚者多痰涎"，此乃形有余而气不足，外似健壮，内实虚损。其不能受孕的主要原因是痰湿"必浸润于胞胎，日积月累，则胞胎竟变为汪洋之水窟矣"，"其水势滔滔，能化精成水，焉能受孕?"，且"肥胖之妇，内肉必满，遮隔子宫，不能受精"。因此治疗本病必须泄水化痰。然脾为生痰之源，若不绝痰源，终是化痰无功，故当急补脾胃，则脾胃阳气充盛，则痰湿自去，孕可成矣。傅氏用加味补中益气汤治疗，其实是补中益气汤与二陈汤的和合妙用。前者绝生痰之源，后者化已成之痰，两方相合，健脾化痰，则"水湿利，子宫涸"，自然能成孕矣。

案例四 健脾补肾法治疗青春期崩漏案

2015 年 10 月 24 日初诊

吴某，女，13 岁。

主诉 阴道少量出血 2 个月余。

现病史 11 岁初潮，平时月经 1～3 个月一潮，5～7 天干净，一次月经用 10 多片卫生巾。未婚，否认性生活。患者间断在社区医院服中药及安宫黄体酮片治疗，月经时有后期而至。2015 年 6 月 15 日患者至社区医院诊治，予以口服去氧孕烯炔雌醇片治疗，患者自行停药，上上次月经为 2015 年 7 月 2 日，前次月经为 2015 年 8 月 1 日，量、色、质均如常，经行 1 周可止。末次月经为 2015 年 8 月 23 日，阴道出血量少，每日用 2～3 片护垫即可，仅湿表面，色淡红，质稀，无血块，至今阴道出血淋漓不净。症见：精神疲倦，面色萎黄，阴道出血量少，无腹痛，腰酸，无腰痛，无发热恶寒，纳眠可，二便调；舌淡红苔薄白，脉弦细。

消毒下妇科检查（肛检） 外阴正常，子宫后位，常大，质中，活动可，无压痛，双附件未扪及异常。

辅助检查 2015 年 10 月 21 日妇科 B 超：子宫双附件未见异常。子宫内膜厚 7mm。血常规正常。

中医诊断 崩漏。

中医证型 脾肾两虚型。

西医诊断 异常子宫出血。

治法 健脾补肾，益气止血。

中药处方 党参20g 黄芪15g 炒白术10g 金樱子15g 升麻5g 岗稔根10g 血余炭10g 山药15g 川断10g 女贞子15g 旱莲草15g

日1剂，煎服。

2015年10月31日二诊

刻下症 患者服药后2015年10月28日阴道出血干净。精神好转，面色萎黄，无阴道出血，无腹痛，腰酸，无腰痛，无发热恶寒，纳欠佳，眠可，二便调；舌淡，苔薄黄，脉细；基础体温低温单相。

中药处方 党参15g 白术15g 山药15g 女贞子15g 杜仲15g 桑寄生15g 白芍15g 菟丝子15g 春砂仁（后下）5g

日1剂，再煎服用。

2015年12月10日三诊

刻下症 患者2015年11月11～12日阴道少许出血，2015年11月18日再次少许阴道出血，均小便抹纸见血，色淡红。末次月经为2015年12月6日，量、色、质如既往正常月经。现阴道出血量少，仅污卫生巾表面，色淡红，精神可，面色好转，无腹痛，无腰痛，无发热恶寒，纳欠佳，眠可，二便调；舌淡红，苔薄白，脉弦细；基础体温低温单相。

中药处方 党参15g 白术15g 山药15g 陈皮10g 桑寄生15g 菟丝子15g 枸杞子10g 熟地黄10g 杜仲10g

日1剂，煎服。

2016年1月23日四诊

刻下症 末次月经为2016年1月14，8天净。量、色、质如正常月经。精神可，面色转淡红，无腹痛，无腰痛，无发热恶寒，纳欠佳，眠可，二便调；舌淡红，苔白，脉细；基础体温低温单相。

中药处方 白术15g 桑寄生15g 菟丝子15g 枸杞子10g 布渣叶15g 绵茵陈15g 女贞子15g 旱莲草15g

日1剂，煎服。

2016年5月电话随访，患者3个月月经正常，基础体温低温单相。

按语

本病属于西医学上的青春期功能失调性子宫出血（简称功血）。青春期功血多见于无排卵型功血。青春期，是指从月经初潮至生殖器官逐渐发育成熟的时期，为10～19岁，大约是"二七"至"三七"。肾气逐渐旺盛，天癸开始充盈，冲任气血充足，全身各脏腑发育也渐臻成熟，月经来潮。中医认为，肾气、天癸、冲任、脏腑、气血协同作用于子宫，使之定期藏泻，形成月经来潮。肾藏精司生殖，主骨髓，肾之精髓是月经来潮的物质基础，故《傅青主女科》认为"经水出诸肾"。

　　青春期，肾气虽盛但尚稚嫩，天癸虽至但未充盈，肾气虚弱，封藏失职，冲任不固，不能制约经血，血失统摄，走而为崩。若思虑过度伤神，过劳失节，则肾阴暗耗，水亏不能镇守相火，血海必受其扰，热迫血络，血遂妄行不止。《血证论》云："古名崩中，谓血乃中州脾土所统摄，脾不摄血，是以崩溃示人，治崩必治中州也。"其明确指出女子月事不调源于脾虚统摄无权。青春期少女机体尚未发育成熟，又多处于学业繁重阶段，长期忧思过度，致脾气耗损，所谓脾之志为思，思虑过度伤脾；部分少女以瘦为美，偏食、节食，水谷精微摄取不足，或嗜食、过食生冷、辛温燥热之品，饥饱失常，此为饮食失宜损伤脾胃，以致脾伤气虚失于统摄，冲任不固，经血妄行，发为崩漏。《诸病源候论》专立有"崩中漏下候指出，任之脉虚损，不能约制其经血，故血非时而下"。青春期的女性，多表现为先天不足，肾气初盛，天癸始熟，冲任未盛，身体正处在生长发育阶段，尤其是生殖功能未臻完善者，往往表现为月经紊乱。故青春期功血的病机关键在于先天藏精之肾与后天生化之源脾胃。

　　治疗上，第一步，当先止血。止血以补气为先，升举阳气，理血止血，使阳气上升，气能摄血，血气才能循行常道，崩漏带下诸证，亦能随之而愈。这是李东垣治疗妇人崩漏的真知灼见。《傅青主女科校释》谓："盖血崩而至于黑暗昏晕，则血已尽去，仅有一线之气，以为护持，若不急补其气以生血，而先补其血而遗气，则有形之血恐不能遽生，而无形之气必且至尽散，此所以不先补血而先补气也。"明确指出在治疗崩漏中补气的重要性。故本案例初诊时先治以益气止血兼以补肾。方中党参补中益气，不燥不腻；黄芪甘而微温，补气升提，固冲任摄血；炒白术苦甘温，其性偏燥，补气健脾以统血。三药配伍，共奏补气升提统血之效。升麻与黄芪配合可增强其补气升提之力，血余炭、岗稔根收敛止血，山药健脾补肾，续断补肾化瘀止血，引旧血出而新血生，女贞子、旱莲草补肾阴凉血止血。

　　第二步，止血后需要澄源、复旧。其指善后调理，以恢复人体脏腑功能的协调，月经生理轴正常运转，使冲脉发挥其固摄、调节经血作用，月经按时而下，适时即止为目的。所以血止之后治疗原则以健脾补肾为主。方中熟地黄补肾养血兼能止血；山药益气养阴，与党参、白术合用，健脾益气以资化源；旱莲草滋阴益肾，凉血止血。桑寄生、菟丝子、枸杞子、杜仲补肾调周，促进生殖轴功能恢复。

　　青春期功血治疗原则首先是止血，有贫血者同时纠正贫血。血止后应调整月经周期，促进排卵，恢复正常月经。《傅青主女科》指出"经水出诸肾"。其病在肾，位在冲任，变化在气血，治疗上多本着"急则治其标，缓则治其本"之原则。出血期以塞流止血为当务之急，采用健脾补肾固冲法。止血只是治其标，重要的是恢复正常月经周期，以治疗其本。此案患者年未及二七，肾气未充，后天失养，经数诊治疗后月经周期基本正常，但基础体温（BBT）提示单相，证明未有规律排卵，故治之应恒，加以调理，固肾精而健脾气，须随访以观后效。

案例五　固本培元法治疗脾气虚型崩漏案

2016 年 11 月 13 日初诊

林某，女，49 岁。

主诉　月经紊乱 2 个月，阴道流血 20 余天，量多 5 天。

现病史　患者平素月经规则，35～37 天一行，近一年周期缩短，25 天一行，间中痛经，经量多时明显。近 2 月 20 余天一行，每次 10 余天干净。前次月经为 2016 年 10 月 1 日，量少，12 天干净。末次月经为 2016 年 10 月 23 日，开始量少，色黑，夹血块，近 5 天量增多，色暗红伴有血块，平均每天用母婴两用卫生巾 12 片。基础体温单相。患者来诊时，脸色萎黄暗滞，疲倦乏力，头晕，心慌心悸，腰酸腿软，胃纳欠佳，大便烂；舌淡暗，有齿印，苔薄白，脉沉细弱。

既往史　产时大出血病史。G_1P_1（1998 年顺产一孩）A_0。

辅助检查　2016 年 11 月 9 日外院 B 超：子宫增大，考虑子宫腺肌病，子宫内膜回声不均，考虑息肉可能性大，建议复查，内膜厚 8mm。血常规：血红蛋白（Hb）79g/L，红细胞计数（RBC）3.5×10^{12}/L。

建议患者入院行宫腔镜检查，因患者工作原因暂未能安排入院。

中医诊断　①崩漏；②虚劳。

中医证型　脾虚失摄型。

西医诊断　①异常子宫出血；②中度贫血。

治法　固本培元止崩。

中药处方　人参 15g　黄芪 15g　白术（炒）30g　熟地黄 30g　当归 20g　黑姜炭 10g　贯众炭 10g

日 1 剂，再煎服用。

2016 年 11 月 30 日二诊

刻下症　上诊服药至第 4 剂时阴道出血已止，现精神好转，面色仍偏萎黄，乏力好转，腰酸。睡眠易醒，食欲及二便正常，脉象寸尺俱沉，舌淡苔少。遂上方去贯众炭，继续益气补血培元。

2016 年 12 月 12 日三诊

刻下症　距上次月经 24 天再次见月经来潮，本次月经量较前稍减，但每日仍需要用 8～9 片卫生巾，每片湿透约 2/3，夹大量血块。本次经期腰酸加重，头晕乏力，大便无力，小便正常；舌淡红苔薄白，脉濡细。因正值经期，治以益气和血，化瘀导滞，上药加三七粉以活血化瘀止血。

中药处方　人参 15g　黄芪 15g　白术（炒）30g　熟地黄 30g　当归 15g　黑姜炭 10g　三七粉（冲服）0.3g

日 1 剂，煎服。

2017 年 1 月 19 日四诊

前次月经为 2016 年 11 月 27 日，末次月经为 2016 年 12 月 24 日，本次月经共行经 6 天，来去俱畅，无腹痛，基本无血块，色鲜红，量中，平均每天用 5～6 片卫生巾。近半个月腰不痛，乏力、头晕、心悸等症消失，食欲佳，大便可每日一行，质软，六脉俱缓和，舌淡红苔薄白，此为崩漏之症基本向愈，唯宜善养，服二诊方剂以调和气血，培元调冲。

经治疗 3 个月后，患者月经已恢复正常，量中，无夹血块，无腹痛腰酸等不适，活动后无乏力气短等不适，复查血红蛋白已上升至正常。

按语

本案例之患者初诊时为月经非时而下，量多如注，有崩中之势，伴有乏力、倦怠、头晕、心慌、纳食欠佳等症。诸症均由脾气亏虚、气血生化无源或统摄无权所致。脾不统血，失于统摄，冲任不固，不能制约经血，经血非时而下，则发为崩漏。其关键均在于恢复脾主统摄血液之功能，胞宫止血能安。

关于崩漏辨证治疗，《景岳全书》指出，"血脱等症，必当用甘药先补脾胃，以益生发之气，盖甘能生血，甘能养营，但使脾胃气强，则阳生阴长，而血自归经矣"。益气健脾升提，固冲止血，恢复脾土的统摄功能为治疗血崩之要。凡血病当用苦甘之药，以助阳气而生阴血也。故月经不调日久，多有气血亏虚，而只重补血往往难收良效，可益气升提以止血，止血之味，含于补气药之中。气血两虚，常须气血同补，治以益气补血，如补中益气汤、归脾汤、举元煎等。脾主升清，脾以升为健。李东垣之升阳益胃汤、升阳举经汤、黄芪当归人参汤、升阳除湿汤均为大补脾胃之气以举陷之法治疗月经失调之方，故调治月经病，须重视气机升降，恢复脾土化生营血及统摄功能。

治疗脾虚失摄型崩漏，主要治疗方法是固本培元、益气止崩，同时兼顾脾肾同治、收涩止血。《景岳全书》云："调经之要，贵在补脾胃以资血之源，养肾气以安血之室。"经血源于先天，亦须后天水谷精微化生，肾气盛则天癸至，水谷盛则气血亦盛，故月经失调者常须同补脾肾，可根据脾肾之虚实分清主次。

此案例中采用"固本止崩汤"为主治疗方，在患者经期出血量多时使用，历四诊调治，经量经期均得以控制，效甚佳。此方为清代医家傅山所创，是治疗脾虚气脱型血崩最有代表性的方药之一。傅氏认为血崩之症，阴血损耗，气随血脱，此时，命仅悬一气，故当急补元气，使之速生，防止血脱之危候。所谓"有形之血不能速生，无形之气及当急固"。傅氏主张寓止血于补血，又不仅是补血而是补气生血，不仅是补气而更是补火生气，而脾土为气血化生之本源，其实体现了傅氏对气与血的关系的重视，对脾土为气血之本的认同。

该方寓止血之味于补气之中。方中组成为白术（土炒）、黄芪（生用）、当归、黑姜炭、人参、熟地黄。其精妙在于在方中无止血之药，而血自止，无一味止血之品，却起到益气止血之效。人参、黄芪均为固护元气、补气之佳品；白术健脾资血之源又统血归经，配合人参、黄芪温补脾气。当归补血益气，使血有所生，气有所主，并兼活血之效，补而不滞；熟地黄滋阴养血，起到生阴血降虚火的功效，以上诸品兼以补气养阴生血之效。黑姜炭有引血归经、温阳收敛之效果，其在众多补品之中起到收敛之妙用。《本草经疏》中记载："干姜炒黑，能引诸血药入阴分，血得补则阴生而热退，血不妄行矣。"故其指出单纯补气则不容易生血，但一味补血而不滋养真阴，又怕血遇虚火而凝固，导致血液不能随气而速生，然黑姜"有引血归经，补中又有收敛之奇效"。因此，黑姜的应用不失为傅氏治疗血崩的一大用药特色。本案例经治疗后出血量减少，后期恢复正常月经，长远的治疗目标还需要考虑行宫腔镜检查，动态了解子宫内膜增生变化，以策安全。

（谢静华，陈　玮，黄阳雪，徐　珉，陈　颐）

第二节　月经先期案例

案例一　益气升提法治疗月经先期案

2014 年 12 月 23 日初诊

欧某，女，37 岁。

主诉　月经频发 12 年。

现病史　患者 12 年前参加工作后出现月经提前 7 天左右来潮，周期 23 天，经期 7 天，量时多时少，伴痛经。前次月经为 2014 年 8 月 11 日，量偏多，7 天净。末次月经（lmp）：2014 年 12 月 11 日，8 天净。量多时每日湿透 8 片卫生巾，经色淡红，伴有血块，下腹隐痛，头晕乏力，腰腹部下坠感，少气懒言，面色萎黄，纳差，眠差易醒，咽部不适，大便溏，小便清长；舌淡暗有齿印，苔薄白，脉沉。

消毒下妇科检查　外阴阴道见少量淡红血污，可见双宫颈，光滑，距离处女膜缘约 3cm，子宫前位，大小活动如常，双侧附件区未扪及包块。

辅助检查　2014 年 10 月液基薄层细胞检测（宫颈 TCT 检查）：良性反应性改变。妇科 B 超：双子宫畸形，左侧子宫内膜 7mm，右侧子宫内膜 8mm。

中医诊断　月经先期。

中医证型　脾气虚型。

西医诊断　①月经失调；②双子宫畸形；③子宫脱垂（Ⅰ度）。

治法　健脾益气，固摄升提。

中药处方　升麻 10g　柴胡 5g　黄芪 30g　党参 30g　益母草 30g　白术 15g　续断 15g　陈皮 10g　血余炭 10g　金樱子 15g　炒蒲黄（包煎）10g　炙甘草 6g　水煎温服，每天 1 剂，再煎服用，共 7 剂。

2015 年 6 月 8 日二诊

刻下症 患者上一诊中药治疗血止，自行再服 7 剂。2015 年 1~4 月月经如期来潮，周期 26~28 天。末次月经为 5 月 22 日，7 天净，量中等，最多时一天湿透 5~6 片普通卫生巾。经后 1 周出现白带夹杂血丝，如蛋清样，伴腰腹下坠感，烦躁，乳房胀痛，声音嘶哑，纳眠可，大便质软成形，小便调；舌淡红，苔薄白，脉弦细。以补中益气汤原方加白芍、蝉蜕、僵蚕煎服。

中药处方 升麻 10g 柴胡 5g 黄芪 30g 党参 30g 白芍 15g 蝉蜕 10g 僵蚕 15g 陈皮 10g 炙甘草 6g 续断 15g

水煎服，每天 1 剂，再煎服用，共 7 剂。随访病愈。

按语

月经先期是指月经周期提前 7 天以上，甚至达 10 余日，连续两个周期以上者，亦称"经期超前"。本案例为月经周期提前 7 天以上，并见月经量多，病机为气虚统摄失权，冲任不固，致使月经先期而至。该患者为中学教师，工作劳倦思虑过度，忧思伤脾，损伤脾气则中气虚弱，不能统摄血液。脾主中气，脾气虚弱则升提乏力，故有腰腹部下坠感，少气懒言；气虚不能生血行血，故经色淡红伴有血块，面色萎黄，头晕乏力，大便稀溏；脾胃互为表里，脾气虚弱则阳明胃气不足，故纳差；胃不和则寐不安，故眠差易醒。综上所述，本病病性为虚，来诊时恰逢经期，故治以健脾益气，固摄止血调经。

月经先期的辨证论治，在临证中须遵循八纲辨证方法，重在辨寒热虚实，尤当注意辨别气虚与血热。血热者，经色鲜红，实证则量多质稠，虚证则量少质稀，伴有全身热证。而气虚者，当辨别脾气虚和肾气虚。脾气虚者经量多，色淡质稀，伴有下腹坠、气短懒言等脾虚证候，肾气虚者伴有腰膝酸软、面色晦暗等证候。此外，可通过病程和经量辨寒热虚实。病程长多虚，病程短多实；先期量多为实，先期量少多为虚。年轻女性多为实证，年长女性多为虚证。月经先期久则易有多脏同病，如脾病可及肾，肾病可及脾，气随血耗，可变生气虚、阴虚、气阴两虚或气虚血热等症。

月经先期见多脏同病或气血同病，可遵循"五脏皆虚，独取中州"的治法，从补益脾土着手。脾气虚证可用补中益气汤加减，兼有阴血亏虚者，重用补脾胃气阴之品，佐少量白术以助脾阳，或不用白术以免过燥。中气下陷者，加升麻、柴胡升提。气血两虚者，多以党参、怀山药、当归同用。肝脾不调者，加柴胡、白芍疏肝。肾精亏损者，可以加熟地黄、龟板之类。妇人多体质娇嫩，不耐攻伐，调经治法当以和为贵，用药当以平为期。清代陈修园在《家藏心典》中也指出"调经者，当理心脾为主。脾为气血生化之源，心统诸经之血，故心脾平和，则百骸五脏皆润泽，而经候如常。若心脾受伤，则血无所养，亦无所统，而月经不调"。提出理脾为治疗月经先期的方法，理脾的方法又有益气升提法、益火补土法、抑木扶土法、升阳举陷法、大补元气法等，辨证而用。

　　本案例用益气升提法治疗月经先期。益气升提法首倡于《黄帝内经》，虽然没有明确提出益气升提法的名称，但提出气虚和气陷的基本治则是"补"和"升"。《素问·阴阳应象大论》云"气虚宜掣引之"，《素问·至真要大论》云"下者举之""衰者补之"。张介宾注："下者举之，欲其升也……不足者补之，培其虚也。"强调气虚的治疗要因势利导使其运行条畅。益气升提法主要是针对气陷证的治法，气陷证由气虚证进一步发展而来。临床不仅有气虚之候，还有气机下陷、无力升举之症，如月经先期而至，量多难以自止，兼有腰腹下坠、阴挺之症。故选药组方时，既须补已虚之气，又须举下陷之气，使下陷之气机复其常度。脾为中土，其病每无定体，常合并他脏之病。临证之时，必须抓住脾胃作为重点，健运脾胃。后世医家据此提出"五脏皆虚，独取中州"的治法。益气升提法的代表方剂是补中益气汤、升陷汤。具有补气升提功效的黄芪与具有升举提陷功效的柴胡、升麻相配伍是益气升提法的基本配伍规律。

　　补中益气汤是《脾胃论》的核心之作，首载于《内外伤辨惑论》，"劳者温之，损者温之。盖温能除大热，大忌苦寒之药泻胃土耳，今立补中益气汤"。举凡中气下陷之病，均可以补中益气汤治之，如重症肌无力、子宫脱垂、消化系统疾病、月经失调等，因脾胃受损导致的疾病，均可异病同治。脾胃作为升降之枢纽，主升清降浊，李东垣重视脾胃生长和升发的功能，治疗时喜用风药升提。补中益气汤的药物组成为黄芪、甘草、人参、当归、橘皮、升麻、柴胡。黄芪是主药，补益元气，人参大补元气，白术燥湿健脾，助参、芪补中益气之力，当归益气养血，陈皮行气和胃，使全方补而不滞，同时用升麻、柴胡升举清阳。本方除了治疗脾胃病之外，对于月经病的脾胃虚弱证，可异病同治。补中益气汤的方证具有如下特点：①面色萎黄，呈贫血貌，体形瘦长或昔肥今瘦，舌淡红，舌质嫩，舌苔薄白；②自觉发热或恶风寒，全身倦怠感明显，有轻微的胸胁苦满感，手足冷，自汗恶风；③或内脏下垂，或子宫下垂，或脱肛，或便秘，或腹痛，或头痛，或昏晕，或浮肿，或小便不利等。观本患者，面色萎黄，少气懒言，乏力，腹痛，月经先期，正符合补中益气汤之方证。患者月经先期已12年，久病伤肾，且先天禀赋不足，双子宫畸形，故在补益脾土的基础上佐以金樱子和续断固肾止血，血余炭止血散瘀，益母草、炒蒲黄均为化瘀止血之药，以免血止后胞宫留瘀，导致日后淋漓出血。

　　补中益气汤中重用黄芪、人参，配伍升麻、柴胡之升阳举陷，全方甘温大补，后世有医家认为，岭南一带气候炎热潮湿，不宜用补中益气汤。其实不然，如《岭南卫生方》中云："岭南既号炎方，而又濒海，地卑而土薄。炎方土薄，故阳燠之气常泄；濒海地卑，故阴湿之气常盛。"岭南地区四季炎热而瘴气充斥，常处于一种阳气上壅而外泄、阴湿之气弥漫不散的环境中。居民长期生活于此，则"人居其间，气多上壅，肤多汗出，腠理不密，盖阳不返本而然……人居其间，类多中湿，肢体重倦，又多脚气之疾，盖阴常偏胜而然"。岭南人常因阳气外泄而里阳不足，湿气伤人而阴邪偏盛，脾喜燥，湿热伤脾，故岭南人易患脾气虚弱之证。治疗方面，宜用健运脾胃治法，或固摄升提，或补火生土之类。是谓撩开表象显真义，临床上辨证为第一要点也。本例患者复诊时，有烦躁、声嘶之证，须知非热象也，故不须惮黄芪、党参、当归、柴胡、升麻之升阳温燥，而取温中培土而生金之义，使金实而鸣。

李东垣重补益中焦，但并非一味益气升提，而主张三因制宜，根据时令化裁用药。盖脾主四时，疾病随着四时的气候变化而变化，故其主张应用补中益气汤时应根据时令进行加减变化。如春季，风湿相搏，可在补中益气汤中用羌活等升阳胜湿，或用防风疏风泻火；若暑伤脾胃，则加用清暑益气之品；若在秋令，则分秋凉或秋寒分而治之；若在冬季，脾肾俱寒，治以温运脾肾。此为李东垣极具特色的四时用药加减法也。

患者来诊时适逢该周期经期延长，故以健脾益气、固摄升提止血为法，下一步治疗须调治周期，在健脾益气治法的基础上，顺应月经周期的气血变化进行调治，恢复正常月经周期。经后气血亏虚，宜调补，不宜攻伐过度，经前血海充盈，宜疏泄有度。总的治法，是辨清虚实，以定补泻。同时，须注意预防调摄，养生与调治相结合。一是节饮食，不宜过食肥甘厚腻、生冷刺激之品，以免损伤脾胃。二是调情志，工作张弛有度，心情舒畅，保持稳定的情绪，避免忧思郁怒，肝木乘脾，损伤脾胃。三是适劳逸，包括不过度劳累、多产密产，以免耗伤气血、脾胃不足而月经失调。

案例二　抑木扶土法治疗月经先期案

2016 年 5 月 6 日初诊

凌某，女，41 岁。

主诉　月经频发 2 年。

现病史　患者既往月经规则，平时工作劳累，压力较大。近 2 年月经提前 7～10 天来潮，经前头痛，乳房胀痛持续 10 余天，月经来潮后可缓解。前次月经为 3 月 27 日，13 天净。量中等，暗红色，经前头痛，以巅顶、前额、双颞侧疼痛为主。末次月经为 4 月 20 日，9 天净。量中等。来诊时精神疲倦，面色少华，眠差，情绪抑郁，头痛隐隐，少气懒言，舌体瘦，舌淡暗有瘀斑，边有齿印，苔薄白，脉弦细。

辅助检查　2015 年 11 月体检宫颈 TCT 检查：良性反应性改变（轻度）。人乳头瘤病毒（HPV）分型（-）。凝血 4 项、肝肾功能、甲状腺功能 5 项、地中海贫血筛查未见异常。血常规：Hb 94g/L。

基础性激素　卵泡刺激素（FSH）11.66U/L，促黄体素（LH）6.74U/L。其余符合增生期改变。

阴道 B 超　子宫大小未见异常，子宫内膜厚 5mm。左侧附件未见异常，右侧卵巢小囊性结构（17mm×15mm）。

中医诊断　①月经先期；②经期延长；③月经前后诸症。

中医证型　肝郁脾虚型。

西医诊断　①月经失调（卵巢功能减退症）；②经前期综合征。

治法　抑木扶土，疏肝健脾。

中药处方　党参 30g　白术 15g　茯苓 20g　炙黄芪 15g　柴胡 15g　首乌藤 30g　钩藤 10g　怀山药 15g　当归 10g　白芍 15g　炙甘草 6g

水煎服，每日 1 剂。共 7 剂。

2016 年 7 月 24 日二诊

刻下症　精神较前好转，前次月经为 5 月 23 日，末次月经为 6 月 25 日，量色质如常，经期 7 天。来诊时适逢经前期，自测基础体温为双相，今日体温下降，轻微乳房胀痛，无头痛，眠差，疲乏，便溏，声音嘶哑。舌淡暗，苔薄白，脉弦细。

中药处方　党参 30g　白术 15g　茯苓 20g　炙黄芪 15g　柴胡 15g　首乌藤 30g　当归 10g　怀山药 20g　白芍 15g　炙甘草 6g　薄荷（后下）10g

水煎服，日 1 剂。共 7 剂。随访患者 1 年，月经可规律来潮。

按语

本案例中患者平时工作紧张，压力较大，致使气机不畅，郁结于肝，工作劳累，劳则伤气，脾气不足，肝旺乘脾，脾失健运，统血失权，不能制约血海，故月经先期而至，经期延长，淋漓难净。脾气虚弱，气血不荣，清窍失养，故面色少华，眠差，少气懒言，疲乏。舌体瘦小为脾气虚弱、气血不足之象。肝经循胁肋，过乳头，乳头为足厥阴肝经支络所属，乳房为足阳明胃经经络循行之所。肝藏血，主疏泄，经期气血下注冲任，肝血相对不足，而肝气郁结，脉络不畅，不通则痛，故经前乳房胀痛。足厥阴肝经循巅络脑，经行气血下注冲任，冲气挟肝经之瘀血上递，阻滞脑络，不通则痛，故经行头痛。脾胃相表里，脾失健运，则足阳明胃经气血不足，故前额头痛隐隐。综上所述，本患者为长期工作压力较大，肝气郁结，脾失健运，导致月经先期，治法为抑木扶土，疏肝健脾。肝气得以疏泄，脾气健运，制约血海，月经应时而下。方用四君子汤合逍遥散加减。患者常年工作压力较大，肝郁与脾虚并重，方中以党参健脾益气，柴胡疏肝解郁，以黄芪、怀山药、白术、茯苓健运脾胃，扶助脾土，白芍、当归养血疏肝，钩藤疏解肝风，首乌藤养血安神，炙甘草调和诸药。四君子汤加黄芪健脾益气，首乌藤安神，取其静，逍遥散加钩藤疏肝解郁，取其动。动静相结合，使气机升降出入恢复正常，肝气疏而脾健运，统摄血液，制约血海定时满溢，使月经如期来潮。气机之升降出入正常，则月经前后诸症得以缓解。

抑木扶土法的常用方剂有逍遥散及其类方。逍遥散出自《太平惠民和剂局方》，具有疏肝解郁、养血健脾之功效，主治肝郁脾虚证。肝郁脾虚证患者常表现为情志抑郁的证候，逍遥散可能起了一定的抗抑郁作用。在临证中，疏肝健脾与抗抑郁并不完全等同，应根据脾虚与肝郁之轻重确定抑木和扶土的侧重点。本患者虽有情绪抑郁等肝郁之证候，但精神疲倦、少气懒言、月经先期来潮等脾虚证候更著，故在逍遥散基础上重用党参、黄芪、怀山药以提升脾气，使脾气健旺，血海得以制约，经水如期来潮。

月经先期可见于现代医学卵巢功能减退、黄体功能不全等疾病范畴，亦可见于多囊卵巢综合征。卵巢功能减退又称卵巢储备功能下降、原发性卵巢功能不全。女性随年龄增长，卵巢内的窦卵泡数量和卵子的质量下降，使女性生育能力下降，称为卵巢储备功能下降。月经周期规律的女性出现周期的不规则是绝经过渡期开始的标志，周期不规律的原因与卵巢的卵泡池缩小有关。卵泡数目的减少多表现为排卵失败，由此引起月经模式发生改变。许多研究证实，随着年龄的增长，月经模式的早期改变是促卵泡素（FSH）增高导致周期缩短与提前，但保持规律。随着卵泡的继续丢失，不排卵周期次数增多，出现月经周期的延长、跃过性月经及闭经。在月经模式出现变异的初始，卵泡密度与抗米勒管激素（AMH）同步下降，其数值几乎为 0，说明月经周期规律的女性一旦出现月经模式的改变，其卵巢储备功能已近耗竭，生育概率极小。卵巢储备功能下降的病因尚不明确，遗传因素、输卵管卵巢手术、放化疗、盆腔炎性疾病、风湿免疫性疾病和代谢疾病、具有生殖毒性的药物均有可能导致卵巢储备功能下降，外界环境的不良刺激、不良生活方式可能是诱因。调查发现，卵巢储备功能下降的患者以白领阶层、中青年技术骨干、个体经营者居多，存在着人际关系复杂、工作压力大、精神高度紧张等社会、心理特征。

月经先期的病因病机可归纳为肾虚、脾胃虚弱、心气不足、肝郁气滞，七情内伤可导致脾胃虚弱，肝郁气滞。《素问·上古天真论》云："五七，阳明脉衰，面始焦，发始堕；六七，三阳脉衰于上。"其明确提出女性生殖、生理由盛转衰的原因起于阳明脉衰。张仲景重视妇人情志致病，强调肝脾同治。《金匮要略·脏腑经络先后病脉证》曰："见肝之病，知肝传脾，当先实脾""实脾则肝自愈，此治肝补脾之要妙也"。《难经》云："所谓治未病者，见肝之病，则知肝当传之于脾，故先实其脾气，无令得受肝之邪，故曰治未病焉。"《医林绳墨》云："人以脾胃为主，而治疗以健脾为先。"其指出实脾以调肝谓之上工之举。在《金匮要略》妇人病三篇方证中，提出了暖肝、清肝、养肝、抑肝、疏肝等调肝的方法，使用半夏厚朴汤疏肝理气。后世继承并发扬了肝脾同治的方法。李东垣《脾胃论》认为"脾胃之气既伤……而诸病之所由生也""夫脾胃不足，皆为血病"，指出各种疾病的发生都有脾胃不足的病理基础。

本病案中，患者检测基础性激素FSH为 11.66U/L，提示卵巢储备功能已下降，月经量虽不多，查血常规提示贫血，因无再生育计划，下一步的治疗以恢复周期、改善月经为主。治疗停药后月经规律来潮近 1 年，2017 年随访，患者因皮肤病转到皮肤科继续治疗，仍以疏肝解郁、健脾祛湿为法。

案例三 大补元气法治疗月经先期案

2008 年 11 月 25 日初诊

林某，女性，26 岁。

主诉 月经频发 2 年。

现病史 患者 12 岁初潮，既往月经经期 6～7 天，周期 28～30 天，量中，无痛经，近 2 年月经紊乱，周期 15～30 天不等，每次来潮则经色暗红，有血块，量时多时少。2008 年 6 月因阴道大量出血住院，急查血常规：血红蛋白 60g/L，患者拒绝输血。急诊诊断性刮宫病理报告：增生期子宫内膜。诊断性刮宫后阴道出血明显减少，3 日净。患者签名拒绝继续治疗并出院。此后间断在门诊调经，月经情况未好转，每次阴道出血 7～10 天，量多，服用益气止血中药可止血，曾口服去氧孕烯炔雌醇片治疗，因服药后头痛难以耐受自行停药。前次月经为 11 月 5 日，8 天净。量少，仅需护垫，伴暗红色血块，下腹隐痛。末次月经为 11 月 21 日，至 11 月 25 日未净，量时多时少，时暴下如注，伴下腹剧痛，时量少色黑，伴下腹隐痛。本次发病后曾服用益气止血中药但疗效欠佳，为求进一步治疗而来诊。来诊时症见：面色苍白，精神倦怠，下腹刺痛，阴道出血量多，暗红色，有血块，纳呆，眠差，头痛，二便调，舌淡暗，边有齿印，苔白，脉芤。

患者诉自幼喜食生冷寒凉之品，常以冰冻水果代餐，每食则一两斤，动辄一两日不进正餐，仅食用水果。无固定工作，作息极不规律，喜爱电子游戏，常通宵打游戏，昼夜颠倒。体格检查：贫血貌。

消毒下妇科检查 外阴、阴道见大量血污，宫颈轻度柱状上皮异位，宫体前位，大小正常，活动好，无压痛，双附件区未扪及包块。

辅助检查 妇科 B 超示子宫大小正常，子宫内膜厚 7mm，均质。双附件区未探及异常回声。尿妊娠试验阴性。血常规：血红蛋白 85g/L，其余未见异常。

中医诊断 ①月经先期；②虚劳。

中医证型 气血两虚血瘀。

西医诊断 ①异常子宫出血；②中度贫血。

治法 大补元气，活血化瘀。

中药处方

处方一：高丽参 15g，炖服，每日 1 次。

处方二：黄芪 30g 党参 30g 炒白术 15g 益母草 30g 续断 15g 全蝎 5g 鳖甲（先煎）20g 三棱 10g 莪术 10g 鸡血藤 20g 炙甘草 6g

温水浓煎，日 1 剂。

2008 年 11 月 28 日二诊

刻下症 精神较前明显好转，面色仍苍白，上一诊于中午时服用中药，3 小时后排出一血块如拳头大，排出后下腹刺痛即完全缓解，阴道出血明显减少，为淡红色，当晚安睡，继续服用 3 剂后血止。现无头痛，纳眠可，二便调。舌淡暗，苔薄白，脉弦细。停服高丽参，处方二去全蝎，继续服用。

2009 年 1 月 5 日三诊

刻下症 上一方继续服用 2 周后，末次月经为 2008 年 12 月 28 日，量少色暗，7 天净。舌淡暗，苔薄白，脉沉细。嘱其正常饮食，不宜再大量以水果代餐，亦不宜昼夜颠倒。改用补中益气汤加减继续治疗。

按语

本案例中患者平素摄生不慎，长期昼夜颠倒，且饮食不节，贪凉喜冷，损伤脾胃。脾胃虚弱，不得水谷濡养，生化乏源，亦不能统摄血液，制约血海，故月经先期而至，量多如注或量少；脾气虚弱，无力行血，而又贪凉喜冷，血得寒而凝滞，瘀血阻滞胞宫，故经行有血块，下腹刺痛；脾虚不能濡养清窍，气血不得上荣头面，故面色苍白，精神倦怠，头痛；脾气虚则胃不和，胃不和则卧不安，故纳眠差。经血暴下如注，气血虚弱，无力鼓动血脉，故脉芤。综上所述，本病病因病机在于饮食不节导致脾胃之元气虚弱，治疗以大补元气为法，并佐以活血之品。久病多虚多瘀，故治疗时先给予独参汤，并加服益气活血之品，大补元气以鼓动血脉，破瘀而止血，瘀血去则新血生，其后则改用补中益气汤善后以改善月经。处方一中，高丽参大补元气，处方二中，以党参、黄芪健脾益气，炒白术、鸡血藤补益气血，续断补肾，益母草、益火补土，全蝎、鳖甲破瘀消癥，三棱、莪术活血化瘀，炙甘草调和诸药。患者服一诊方药后排出血块而止血，继续服用则未再先期来潮，继续补气以生血，气血足则月经调。

本案例用大补元气法治疗月经先期与月经过多。患者久食生冷，损伤脾胃。李东垣认为脾胃为元气之本，元气又是人身体健康之根。脾胃损伤，元气就会衰弱；元气衰弱，疾病由此而产生。《脾胃论》曰："则元气之充足，皆由脾胃之气无所伤，而后能滋养元气；若胃气之本弱，饮食自倍，则脾胃之气既伤，而元气亦不能充，而诸病之所由生也。"李东垣认为的元气，一指胃气，为后天之本；一指先天之精气，有赖水谷滋养。《内外伤辨惑论》云："遍观《黄帝内经》中所说，变化百病，其源皆由喜怒过度，饮食失节，寒温不适，劳役所伤而然。夫元气、谷气、荣气、清气、卫气、生发诸阳上升之气，此六者，皆饮食入胃，谷气上行，胃气之异名，其实一也。"其论述了元气即为后天之胃气。《脾胃论》曰："真气又名元气，乃先身生之精气也，非胃气不能滋之。胃气者，谷气也，荣气也，运气也，生气也，清气也，卫气也，阳气也，又天气、人气、地气，乃三焦之气，分而言之则异，其实一也，不当作异名异论而观之。"其指出先天之气也是元气，与胃气不当作异名。他以脾胃为元气之本这一致病因素，据脾胃病的常见病证，总结出"五证五方"的临床用药特点，这一辨识思维，称为辨病辨证思维。其"五证五方"如下。脾胃湿盛证：怠惰嗜卧，四肢不收，或大便泄泻，脉缓，治从平胃散；脾肺气虚证：气弱自汗，四肢发热，或大便泄泻，或皮毛枯槁，发脱落，脉弦，此为脾胃不足、土不生金而致，治从黄芪建中汤；脾胃血虚证：血虚脉弱，面色苍白，此为脾胃虚弱，阳虚不能生化阴血，治从四物汤内摘取一两味，加在脾胃虚弱证的方药中运用，使阳气生而阴血长；脾胃气虚证：真气虚弱，气短懒言，神疲乏力，脉弱，治从四君子汤；脾湿下流证：或口渴，或小便不利，或小便或黄，或赤，或多，或少，此为脾胃虚弱，运化失司，水湿下流于肾，下焦气化不行，治从五苓散去桂枝内摘取一两味，加在脾胃亏虚证中运用，以渗湿利水，补脾胃升阳气。其所述的辨病辨证思维，在临床治脾胃病中常用，疗效颇佳。月经先期虽非脾胃病，但病机相同，故可异病同治，遵循其脾胃气虚证，用大补元气、健运脾胃之法治之。

大补元气的代表方为独参汤。人参为大补元气、补益虚劳的第一要药，通过补益脾、肺、心与肾之气，充足滋补后天之精，起到"大补元气"的作用。因人参为珍贵药材，自古以来，临证中常以党参代之，党参补中益气，和脾胃，但无人参"安精神，定魂魄，明目，开心益智"之功，因此对于元气衰微者，须大补元气，回阳救逆时，党参仍无法代替人参。本患者来诊时经血暴下如注，须大补元气以止血，故选用独参汤，血止后再继续以党参、黄芪等药健脾益气。唯其平时贪凉喜冷，伤及脾胃，血得寒而凝滞，若瘀血不去，则阻滞胞宫，淋漓难净，故治疗是在大补元气之时，用三棱、莪术、全蝎、鳖甲等药活血化瘀消癥之品去其瘀血，因攻伐瘀血之力强，故须用大补元气之重药，以免伤及元气。

益气活血法是当代中医妇科名家常用的治疗月经病方法，月经病最重要的治法为益气补血止血、益气活血；最常用的药物为白芍、党参、黄芪、白术、甘草、当归、川芎。月经先期的治疗应重视平时调治，治疗时可分期辨证论治。经期安冲止血，非经期则根据其人气虚或血热进行辨治，防止复发。

本案例患者病情反复，每次用益气活血法治疗均可奏效，但如不去除贪凉喜冷，昼夜颠倒的诱因，仍会反复甚至加重。根据"治未病"的思想，应未病先防，既病防变，愈后防复。李东垣的"治未病"思想传自内经，"上工治未病，不治已病，此之谓也"。《脾胃论》指出，治未病一是饮食有节，"饮食热无灼灼，寒无凄凄，寒温中适，故气将持，乃不致邪僻"；二是劳逸有度，"劳倦则脾先病，不能为胃行气而后病"；三是情志调畅，保持元气充足。既已病，可用升降浮沉之法和甘温益气之法防其传变。疾病已愈，则当注意饮食摄生，以免脾胃功能再次受损。

案例四　益气活血法治疗月经先期案

2010年2月15日初诊

谢某，女性，34岁，加拿大籍华人。

主诉　月经频发并经行时间延长3年。

现病史　患者3年前因月经提前7～10天来潮在加拿大私家诊所查妇科B超

发现子宫多发性肌瘤，具体不详。专科医师建议择期手术治疗。因轮候手术时间较长，未给予药物治疗，月经未能改善，患者遂回国到广东省某医院行腹腔镜下子宫肌瘤剔除术，术中发现子宫密布大小不等的瘤体，如鹅卵石般大小，双侧输卵管扭曲粘连。手术难度较大，尊重患者术前意愿，未中转开腹，剔除较大肌瘤10余个，大小5～8cm，出院时建议患者到中医院行中医调治，必要时半年后再行二次手术。患者遂于术后5天出院并来医院调治。前次月经为1月7日，至1月15日干净，量中等，末次月经为1月30日，至2月7日干净，量中等，色暗红。来诊时症见：精神疲倦，面色㿠白，双颊暗斑，阴道少量出血，淡红色，仅需护垫，纳眠差，大便溏，小便调；舌淡暗苔薄白，脉沉细。

辅助检查 宫颈 TCT 检查：良性反应性改变。
中医诊断 ①月经先期；②经期延长；③癥瘕。
中医证型 气虚血瘀。
西医诊断 ①月经失调；②子宫肌瘤；③手术史（腹腔镜下子宫肌瘤剔除术后）。

治法 健脾益气，活血化瘀。
中药处方 黄芪30g 党参30g 三棱10g 莪术10g 乌药（台乌）15g 续断15g 全蝎5g 鸡血藤20g 益母草30g 鳖甲（先煎）20g

水煎服，日1剂。

2010 年 2 月 28 日二诊
刻下症 患者服药后阴道出血干净，服用上方治疗2周后，于经前再次复诊，守上法继续调治，经期不停药。纳眠好转，二便调。测基础体温为不典型双相，高温相持续9天后缓慢下降。舌淡红，苔薄白，脉弦细。

2010 年 3 月 15 日三诊
刻下症 服用上方后月经来潮，末次月经为3月1日，至3月5日干净，量、色、质如常。本次月经周期为28天，经期为5天，经色暗红无血块，无明显痛经。月经后上方去益母草继续服用。因签证到期，患者于3月携带中药颗粒剂返回加拿大。电话随访患者，了解到患者治疗后月经周期规则，基础体温双相。后生育一女。

按语
本案例患者为月经先期合并癥瘕。来诊时适逢术后，阴道出血未干净。子宫肌瘤属于祖国医学"石瘕"范畴，为有形之瘕。《灵枢·水胀》曰："石瘕生于胞中，寒气客于子门，子门闭塞，气不得通，恶血当泻不泻，衃以留止，日以益大，状如怀子，月事不以时下，皆生于女子，可导而下。"石瘕多因情志内伤、饮食不节等导致，瘀血阻滞于胞宫而成，久则耗伤气血，月事不以时下，发为月经先期。瘀血阻滞胞宫，新血不得化生，故经期延长。手术损伤元气，脾胃虚弱，不能升清降浊，故精神疲倦，便溏；气虚不能生血，血虚不能上荣头面，故面色㿠白；气虚不能行血，瘀血阻滞，故双颊暗斑。方中以黄芪、党参、鸡血藤健脾益气，三棱、莪术、全蝎、鳖甲活血消癥，续断补肾，乌药（台乌）温中行气，益母草化瘀止血。全方共奏健脾益气、活血化瘀之功。

月经先期可能与女性的体质有关。中医学认为本病的主要原因，一为先天不足或后天失养，血气亏虚而发病，此类为气虚质及阳虚质；二为情志失调，肝气不舒，血脉瘀滞而发病，此为气郁质及血瘀质；三为饮食失宜，过食肥甘厚腻、香燥辛烈之品，聚湿生痰而化热灼血所致，此为痰湿质及湿热质；四为劳欲过度或年老肾虚、阴精不足所致，此类属阴虚质。《医原》中谓："愚谓欲诊气人之病，须先辨其人之气血阴阳。金水之质，其人肥白，多属气虚；再验之舌脉，如面色唇舌惨淡，脉息柔濡，此气虚见证……或气不摄血，为先期。"其指出气虚体质易导致月经先期。《素问·宣明五气》中说："久卧伤气，久坐伤肉。"可见，不合理的生活作息方式，可引起体质偏颇，易使人体出现气虚或阳虚，导致月经先期的发生。基于"治未病"的思想，可根据体质偏颇对月经不调进行防治。防治方法：①未病先防，包括宜食、养性、运动；②既病防变，包括防崩漏、防闭经、防不孕；③瘥后防复，当健脾气，补肾虚。在治疗疾病时，纠正月经不调患者的偏颇体质。

岭南地区，由于地域特点及饮食习惯，脾虚患者较多，健脾益气法疗效甚佳。临床应用时，注意区分脾阴和脾阳之虚。应用健脾益气法常选用四君子汤、参苓白术散、补中益气汤等。临床处方多以党参、白术、黄芪、山药等为主药。由于脾为后天之本、气血生化之源，张锡纯云："俾其饮食加多，身体强壮，经水自通。"故在补脾方中可加以三棱、鸡内金等流通之品以开胃进食。鸡内金"性甚和平，兼有以脾胃补脾胃之妙，故能助健补脾胃之药，特立奇功，迥非他药所能及也"。脾为湿土喜燥而恶湿，其气主升，脾病多湿而其气易陷，治脾当宜甘温（热）、甘淡之品，补脾益气以助其升，温燥渗湿以助其运。甘与温者，气味都属阳，甘能补脾，温能益气，具有补益脾之阳气的功效。

本案例中，患者来诊时适逢腹腔镜子宫肌瘤剔除术之后，因肌瘤较多，未能完全剔除，术后脾胃虚弱，血室正开，石瘕客于胞宫，予以健脾益气、活血化瘀之法。待术后月经复潮之后，重用健脾益气之法，使血海得以制约，按时来潮。

（钟秀驰，朱　敏，郑玮琳，王　婕）

第三节　经期延长案例

案例一　益气健脾，祛湿化瘀法治疗经期延长案

2017 年 1 月 19 日初诊

王某，38 岁。

主诉　行经时间延长 4 年。

现病史　患者月经 12 岁初潮，平素月经 25～30 天一潮，经行 5～7 天干净，2013 年人工流产术后开始出现行经时间延长，8～10 天干净，量中等，经色淡，夹有血块，伴经行下腹冷痛。经行疲倦乏力，气短懒言。经行腹泻，经后腹泻消失。经行前后易感冒。末次月经为 1 月 5 日，前 5 天量少，用护垫可，色暗黑，夹有血块，每日用护垫 3～4 片，湿表面少许，1 月 10 日开始阴道出血量增多如正常经量，每日用卫生巾 3～4 片，伴下腹隐痛，块下痛减，至 1 月 15 日干净。已婚育。G_2P_1（2009 年顺产一女）A_1（2013 年人工流产 1 次），有二胎生育要求。

刻下症　患者无阴道出血，无腹痛，精神疲倦，面色萎黄，声低懒言，稍活动即易汗出。胃纳欠佳，眠差多梦，大便日一行，质稀。小便调；舌淡，苔白腻，脉细弱。

既往史　2016 年 8 月医院宫腔镜手术下病理示，宫腔、宫颈刮出物为增殖期子宫内膜，部分腺体增生伴囊性扩张，符合内膜增生紊乱。

辅助检查　查外阴正常，阴道通畅，宫颈轻度炎症，子宫前位，大小正常，活动可，无压痛，双附件未探及异常。

辅助检查　妊娠试验阴性，妇科 B 超：子宫大小、双附件未及异常。内膜 6mm。

中医诊断　经期延长。

中医证型　脾虚湿瘀证。

西医诊断　月经失调。

治法　益气健脾，祛湿化瘀。

中药处方　党参 20g　白术 15g　茯苓 15g　甘草 5g　五指毛桃 20g　陈皮 10g　苍术 10g　当归 10g　柴胡 10g　首乌藤 15g

日 1 剂，煎服。

2017 年 1 月 25 日二诊

刻下症　患者诉精神好转，疲倦乏力减轻，汗出减少，胃纳增加，大便好转，每日一行，质中，睡眠好转，望之面色仍萎黄。基础体温低温；舌淡红，苔白，脉细弱。

中药处方　党参 20g　白术 15g　茯苓 15g　甘草 5g　五指毛桃 20g　陈皮 10g　苍术 10g　当归 10g　淫羊藿 10g　川芎 10g

日 1 剂，再煎服用。

2017 年 2 月 6 日三诊

刻下症　患者诉精神明显好转，无明显疲倦乏力，胃纳，眠好，二便调畅，面色稍红润。基础体温升高 8 天，未见阴道少量渗血；舌淡红，苔白，脉细。

中药处方　党参 20g　白术 15g　茯苓 15g　甘草 5g　五指毛桃 20g　川断 15g　菟丝子 15g　桑寄生 15g　阿胶（烊服）15g

日 1 剂，煎服。

2017 年 2 月 24 日四诊

刻下症 末次月经为 2 月 12 日，6 天干净，经量中等。患者诉精神好，无疲倦乏力，胃纳，眠好，二便调畅，面色红润；舌淡红，苔白，脉细。

中药处方 党参 20g 白术 15g 茯苓 15g 甘草 5g 五指毛桃 20g 陈皮 10g 苍术 10g 当归 10g

日 1 剂，煎服。

按语

本案例患者经行时间延长，8～10 天方净，属"经期延长"范畴。本案经期延长患者多在黄体晚期开始出现点滴阴道出血。月经周期中阴阳气血具有周期性的消长变化，具有定期藏泻的规律，治疗经期延长当根据胞宫的周期性藏泻规律协调阴阳，使胞中精血充沛，藏泻有序则该病自愈。

患者初诊就诊时间为经后期，经期阴血外泄，经后期血海空虚，气随血泻，其气益虚。脾主四肢、肌肉，脾虚则四肢、肌肉承受水谷精微无由，故见患者肢软体倦；气短懒言为气虚无力推动机体活动所致；面色萎黄为气虚无力运血上行，颜面部失于荣养所致。"劳则耗气"，故见活动后耗伤精气，气虚荣卫失固，故见活动后汗出；脾主运化，中气不足，水谷失于运化，故见纳差，饮食减少；眠差则为气虚无力运血，心血不足，心神失养之象；气虚无力运化水湿，水湿流注于肠道，故见大便质稀；气虚无力推动血行，血行迟滞，停而为瘀，瘀阻胞宫胞脉，不通则痛，故见经行腹痛，块下痛减；舌淡，苔白略厚，脉弦细亦为气虚湿瘀之象。由此可见该案例疾病的病机为气虚湿瘀，其重中之重在于气虚。因此治疗的着眼点在于益气培中，以补气收功，气足则湿化，气行则瘀消。

至三诊之时，已是月经前期，阴精阳气均已充盛，胞宫胞脉气血满盈，阳长至重，重阳必阴，此阶段需注意阴阳平衡。此次就诊患者已然是精神明显好转，面色红润。此时患者已排卵，基础体温已升高，此阶段是经期延长患者中易出现临床症状的阶段，此期若阴阳不调，气血不和，则易致出现经前点滴渗血、淋漓不净的症状，故在治疗上采用四君子汤合寿胎丸。寿胎丸是名医张锡纯的经典方，由菟丝子、桑寄生、川断、阿胶四味药组成。桑寄生性平、味苦，《神农本草经》云："主腰痛、小儿强背、痈肿、安胎、充肌肤、坚发齿、长须眉。"妇科临床主要用于崩漏经多、妊娠漏血、胎动不安等症。川断性味苦、辛、微温，入胞宫，功能善于补益肝肾，止血安胎。《本草正义》言："能入血分，调血脉……崩淋，胎漏。"《傅青主女科》中的治疗月经后期量多的温经摄血汤及血虚经水过多之加减四物汤中均用川断奏补肾固冲止血之功。阿胶味甘质黏，是止血的要药，可用于各种原因导致的妇科血证。《本草纲目》谓之"疗吐血衄血，血淋尿血，肠风下痢，妇人血痛血枯，经水不调，无子，崩漏带下，胎前产后诸疾"。寿胎丸该四药共用可奏补肾固冲之效。经前黄体期对于有生育要求的患者则慎用攻伐之品，治疗主要以健全黄体为主，既可以对因经前黄体功能不足所导致的经前渗血的情况有较好的疗效，又可防碍胎之弊。故四诊之时，患者经期恢复正常，继续给予健脾益气、祛湿化瘀之剂调理善后。

案例二　益气健脾、温阳补肾法治疗经期延长案

2016 年 8 月 17 日初诊

徐某，女，36 岁。

主诉　经行时间延长 3 年。

现病史　平素月经规律，月经 30 余天一潮，8~10 天干净，量不多，经行血块，无经行腹痛，经前乳房胀痛（±），经行腰酸（+）。前次月经为 7 月 11 日，10 天干净，末次月经为 8 月 12 日，现仍然未净，量少，每日用 3 片护垫可，湿表面少许，色暗黑，夹少许血块，质稀，无异味，腰酸，无腹痛。纳眠可，二便调。望之则见面色萎黄，声低气怯，平时自觉疲倦乏力，稍活动后更加明显；舌淡，苔薄白，脉细无力。已婚 2 年，未避孕 7 个月，G_1A_1（多年前人工流产 1 次，具体时间不详）。

既往史　否认高血压、糖尿病、冠心病病史，否认肝炎、结核等传染病病史，无外伤手术史。

过敏史　否认药物、食物及接触过敏史。

妇科检查　查外阴正常，阴道通畅，宫颈轻度炎症，子宫大小正常，活动可，无压痛，双附件未探及异常。

辅助检查　2016 年 2 月 1 日性激素：FSH/LH 6.59/3.37U/L，T 4.03mmol/L。2016 年 1 月医院行宫颈 TCT 检查：良性反应性改变，轻度炎症。2016 年 2 月 1 日行肾上腺彩超未见异常。2016 年 7 月 25 日 B 超示子宫大小、双附件未见异常，子宫内膜厚 7mm。2016 年 7 月 29 日 B 超示右卵巢已排卵。

中医诊断　经期延长。

中医证型　脾肾不足，气虚血瘀。

西医诊断　月经失调。

治法　益气健脾，温阳补肾。

中药处方　党参 15g　白术 15g　山药 15g　桑寄生 15g　郁金 15g　白芍 15g　枳壳 15g　菟丝子 15g　益母草 15g　海螵蛸 10g　五味子 10g　旱莲草 15g

日 1 剂，煎服。饮食宜忌：忌寒凉之品。

2016 年 8 月 30 日二诊

刻下症　患者复诊诉阴道出血 7 天干净，自觉精神好转，腰酸有所好转；舌淡红，苔薄白，脉细。

中药处方　党参 15g　白术 15g　山药 15g　桑寄生 15g　北芪 20g　菟丝子 15g　川断 15g　杜仲 15g　云苓 15g

日 1 剂，煎服。

按语

该案例患者为 26 岁育龄期女性，有经行时间延长的特点。患者平素做文职工作，经常加班熬夜，生活作息习惯不规律，所谓劳则耗气，损伤后天脾气。患者曾有人流手术史，堕胎损伤肾气，肾气虚不能充养脾气，导致脾肾气虚。《素问·举痛论》曰"百病生于气也"。气虚则脏腑组织功能减退，所以患者气短懒言，神疲乏力；脾肾气虚无力，无力运血，瘀血内停，故见经行夹血块；气虚生血乏源，机体失于荣养，不能上荣于面故见面色萎黄；腰酸为气虚精血化生乏源、腰府失养所致；气虚无力鼓动血脉，血不能上荣于舌，而见舌淡，苔白；气虚运血无力，故见脉细按之无力。

《医门法律》云："故凡治病者，必求于本，或本于阴，或本于阳，知病之所由生而直取之，乃为善治。"脾主统血，然而脾虚运化失常，气血生化不足，摄血无权，则血液妄行，溢于脉外而致。"脾不统血"可见出血性月经病，如经期延长、月经过多、崩漏等疾病。该案例在治疗上则予以脾肾并重，在益气补土的同时兼顾补益先天肾气，使气行血行，血行瘀消，予以健脾补肾、益气化瘀的治疗大法。明代虞抟《医学正传》云："血非气不运。"由于女性特有的生理特点，结合月经周期中在经期和非经期气血盈亏变化的规律，治疗当谨遵周期性用药原则。该患者就诊时为经行时期，此期为胞宫经血外泄之时，以健脾益气补肾为主，因患者经行已 5 天，此期治疗适当加用收涩之品以促进止血。该方以党参、白术、山药为主大补元气，益气健脾补肾，化瘀止血。

二诊患者复诊，其阴道出血在一周内干净，且精神好转，腰酸减轻，诸证好转。经后治疗上则本着治病求本的原则，重用益气培中、补益肾气之品以大补元气。在前方基础上减去海螵蛸，五味子之品以防酸收太过，去益母草、枳壳行气祛瘀之品以防损伤正气。

清代曹庭栋在《老老恒言》中曰："太饥伤脾，太饱伤气。""凡食总以少为有益，脾易磨运，乃化精液，否则极补之物，多食反致受伤，故曰少食以安脾也。"，《脾胃论》"百病皆由脾胃而生也。"日常生活中，需要注意保护脾胃，注意饮食营养。患病治病的时候，用药和忌口都要注意顾及脾胃。除了药物调理脾胃之外，需要注意饮食摄养，"调其饮食，适其寒温"，帮助患者建立健康的生活方式，促使其恢复健康。

案例三　疏肝健脾法治疗经期延长案

2015 年 12 月 9 日初诊

罗某，女，36 岁。

主诉　经行 10～14 天干净，6 年。

现病史　患者月经 14 岁初潮，平素月经 25～28 天一潮，经行 5～7 天干净，2010 年剖宫产一男，产后开始出现经行时间延长，需要 10～14 天干净，前 4 天经量如常，第 5 天开始阴道出血量少，后淋漓不净，量少，色暗黑，每日用 1～2 片护垫可，湿护垫表面少许，需要再持续 7～10 天才干净。经行血块（+），无经行腹痛，经前出现情绪波动明显，焦虑紧张，烦躁易怒，乳房胀痛明显。末次月经为 12 月 9 日。现经量如常，乳房胀痛，烦躁。已婚育，G_1P_1（2010 年剖宫产一男），有二胎生育要求。

刻下症　阴道出血量中，无腹痛，乳房胀痛，情绪紧张易怒，疲倦乏力，胃纳欠佳，眠差多梦，大便日一行，质稀。小便调；舌淡，苔白，脉弦细。

既往史　既往体健，否认特殊疾病史。

消毒下妇科检查　查外阴正常，阴道通畅，宫颈光滑，子宫前位，大小正常，活动可，无压痛，双附件未探及异常。

辅助检查　妇科 B 超示子宫大小、双附件未及异常，子宫内膜厚 8mm。剖宫产瘢痕位可见液区 8mm×9mm×11mm。单位体检宫颈 TCT 检查：未见上皮内病变或恶性细胞。2015 年 7 月性激素检查正常增生期水平，甲状腺功能 5 项未见异常。

中医诊断　经期延长。

中医证型　肝郁脾虚。

西医诊断　月经失调。

治法　益气健脾，疏肝理气。

中医处方　党参 15g　白术 15g　云苓 15g　益母草 20g　枳壳 15g　柴胡 10g 白芍 15g　香附 10g　炙甘草 10g　生姜 10g　当归 10g　合欢花 10g　桃仁 10g 红花 10g　牛膝 15g

日 1 剂，水煎 200ml，每日 2 次，饭后服用。

2015 年 12 月 14 日二诊

刻下症　患者诉经行血块减少，情绪好转，渐趋稳定，烦躁易怒好转，阴道出血量减少，每日用护垫 1～2 片可，胃纳渐增，睡眠好转；舌质淡，苔薄白，脉弦细。

中药处方　党参 15g　白术 15g　云苓 15g　益母草 20g　枳壳 15g　柴胡 10g 白芍 15g　香附 10g　炙甘草 10g　生姜 10g　当归 10g　合欢花 10g　岗稔根 20g 茜草 15g　乌贼骨 10g

日 1 剂，水煎 200ml，每日 2 次，饭后服用。

2015 年 12 月 20 日三诊

刻下症　患者诉月经 1 周干净。目前患者情绪稳定，无阴道出血，胃纳好，睡眠好转；舌质淡，苔薄白，脉弦细。

中药处方　党参 15g　白术 15g　云苓 15g　柴胡 10g　白芍 15g　香附 10g 炙甘草 10g　生姜 10g　当归 10g

日 1 剂，水煎 200ml，每日 2 次，饭后服用。

2016 年 1 月 20 日四诊

刻下症 患者服药后觉症状好转，自行守前方继续服用。末次月经为 1 月 6 日，月经 6 天干净。自觉经前乳房胀痛，焦虑紧张、烦躁易怒的情绪波动明显较既往缓解。目前胃纳好，睡眠佳，二便调。舌质淡，苔薄白，脉弦细。

中药处方 效不更方，续给予前方续服善后。

按语

经期延长常见于育龄期妇女，现代女性由于工作、学习、生活压力过大，社会家庭事务繁杂，均易导致善怀而多郁，性情偏隘抑郁，极易导致情志不舒，恼怒伤肝，肝气郁滞，疏泄失常，冲任之气不利，肝郁不疏，克伐脾土，脾虚失约，月经为之失调。

该案例患者从事教育事业，平时工作压力大，导致肝气郁结，肝木克伐脾土，导致脾气亏虚。患者肝失疏泄，经气郁滞，气机郁结不畅，条达失职，故见情绪紧张，急躁易怒；肝木克伐脾土，脾虚不运，故见纳食减少，正如张介宾在其著作《景岳全书》中写道："怒气伤肝，则肝木之气必侵脾土，而胃气受伤，致妨饮食。"脾虚运化失职，机体失养，故见疲倦乏力；脾虚不能运化水湿，水湿走于肠道，故见大便质稀；舌淡，苔白，脉弦细为肝脾不调、肝郁脾虚之象。

患者整个治疗中以该两方为基本方，逍遥散合四君子汤以疏肝健脾以治其本，根据月经周期的不同时期加减，止血调经以治其标。在经期因势利导，初诊时处方加用行血活血之益母草、枳壳，加用桃仁、红花活血通经，破血祛瘀，同时加用牛膝以引血下行促进经血排出，加用香附、合欢花以疏肝化瘀。复诊时患者阴道出血已减少，此期加用止血之品促进止血，岗稔根为甘平之品，具有收涩止血之功，其性平和，无论寒热虚实，均可应用。乌贼骨、茜草是源于《黄帝内经》的四乌鲗骨一藘茹丸组方，乌贼骨固冲止血，茜草化瘀止血，乌贼骨以收合为主，茜草以开行为要，两者相配，一开一合，动静结合，通涩并用，既能止血又不留瘀，自古至今常用之加味来止血止带。三诊时患者阴道出血已基本干净，治疗上则重在疏肝理气，健脾益气，抑木补土以治其本。四诊则治疗继续予健脾疏肝之剂以巩固疗效。

健脾疏肝、培土抑木法在经期延长的治疗上临床颇为常用。由于肝脾两脏之间繁复的关系，在治疗肝脾疾病时多运用和合的思想，疏肝兼以健脾，健脾不忘疏肝。疏肝健脾法在临床上充分体现了中医特别重视"未病先防、既病防变"的治未病思想。同时，在治疗该类型疾病时除既重视整体调理，也重视心理治疗，强调情志失调在发病中的重要性；主张以预防为主，强调月经不调患者要注意保持乐观、稳定、积极向上的情绪，避免强烈情绪波动，及时摆脱神经质、内向、焦虑、愤怒等负面情绪；日常生活应有规律，避免劳累过度。

案例四　益气养阴法治疗经期延长案

2014 年 9 月 16 日初诊

段某，女，34 岁。

主诉　经行 9～13 天干净，5 年。

现病史　患者既往月经规律，近 5 年来月经 25～32 天一潮，9～13 天干净，量中，色鲜红，质地黏稠，经行血块，无经行腹痛，无经前乳房胀痛，无经行腰酸。前次月经为 8 月 16 日，10 天干净，末次月经为 9 月 13 日，现未干净，量中，每日用 3 片卫生巾，湿表面少许，色鲜红，夹少许血块，质稠，无异味，无腹痛腰酸。已婚 8 年，G_2P_1（2011 年顺产一子）A_1（10 年前因胚胎停止发育行清宫术）。

刻下症　现阴道出血量中，声低气怯，疲倦乏力，咽干口燥，欲饮水，眠可，二便调；舌淡红，边尖偏红，苔薄白，脉细无力；望之唇红偏干。

既往史　否认高血压、糖尿病、冠心病病史，否认肝炎、结核等传染病病史，无外伤手术史。

过敏史　否认药物、食物及接触过敏史。

妇科检查　行经期，暂未妇科检查。

辅助检查　2014 年 1 月外院宫颈 TCT 检查：良性反应性改变，轻度炎症。2014 年 2 月 1 日外院查性激素及甲状腺功能正常。2014 年 2 月 1 日外院 B 超示子宫饱满、双附件未见异常。子宫内膜厚 8mm，均质。

中医诊断　经期延长。

中医证型　气阴两虚。

西医诊断　月经失调。

治法　益气养阴。

中药处方　太子参 30g　白术 15g　山药 15g　五味子 5g　生地黄 15g　麦冬 15g　女贞子 20g　旱莲草 15g　酒白芍 15g　地骨皮 10g　阿胶（烊服）10g　北芪 10g

日 1 剂，水煎服，每次水煎至 200ml，早晚饭后服用。

2014 年 9 月 25 日二诊

刻下症　患者诉阴道出血 8 天干净，现无阴道出血，无腹痛，仍觉疲倦乏力，咽干口渴，望之仍唇红偏干，觉饮水后口渴不减；舌淡红，边尖偏红，苔薄白，脉细无力。

妇科检查　查外阴正常，阴道通畅，宫颈重度柱状上皮异位，子宫后位，稍大，活动正常，无压痛，双附件未探及异常。

中药处方　太子参 30g　白术 15g　山药 15g　甘草 10g　生地黄 15g　麦冬 15g　女贞子 20g　旱莲草 15g　酒白芍 15g　川断 15g　熟地黄 15g　炒黄柏 5g　黄芩 10g

日 1 剂，水煎服，每次水煎至 200ml，早晚饭后服用。

2014 年 10 月 8 日三诊

刻下症　患者仍自觉疲倦乏力，咽干口渴，唇色红润，少许口干，饮水得解，舌淡红，边尖仍红，苔薄白，脉细无力。

中药处方　太子参 30g　白术 15g　山药 15g　甘草 10g　生地黄 15g　麦冬 15g　女贞子 20g　旱莲草 15g　酒白芍 15g　川断 15g　熟地黄 15g　炒黄柏 5g　黄芩 10g　北芪 20g

每日 1 剂，水煎服，每次水煎至 200ml，早晚饭后服用。

2014 年 10 月 25 日四诊

患者诉因无时间复诊，自行取上诊方药服用至月经来潮，末次月经为 10 月 13 日，7 天干净，现无阴道出血，无腹痛，自觉疲倦乏力明显好转，无明显咽干口渴，唇色红润；舌淡红，苔薄白，脉细。

中药处方　党参 30g　白术 15g　山药 15g　甘草 10g　生地黄 15g　麦冬 15g　女贞子 20g　旱莲草 15g　酒白芍 15g　川断 15g　云苓 30g　北芪 20g

每日 1 剂，水煎服，每次水煎至 200ml，早晚饭后服用。

按语

该案例患者病属经期延长，证为气阴两虚。该患者既往有堕胎史，损伤正气，患者年过五七，其气日虚。声低气怯，疲倦乏力为气虚机体失于推动所致。咽燥口干为津液不足、热灼津伤所致。阴血内热，津液不足，故见经血色鲜红，质地黏稠。舌淡红，苔薄白，脉细无力为气虚之象。舌边尖红为阴虚内热之象。

初诊之时，其正值经期，此阶段以益气养阴止血为法。方中妙选太子参，其性味甘、微苦、平，可用于月经不调，妇科血症，闭经，绝经前后诸症，妊娠恶阻、不孕症、流产等属气阴两虚者，但其药力较弱，用量宜大，故该方重用太子参以益气养阴；生地黄在本方中与五味子、太子参暗寓生脉散之意，以益气养阴而助止血；女贞子与旱莲草配合，可增强滋阴凉血之功，提高旱莲草止血的功效；合方中白芍、生地黄、麦冬、阿胶等暗藏两地汤之意以滋阴清热。以上诸药合用，全方协作，共奏养阴益气、固冲宁血之功，使气阴得养，血海安宁，月事得止。

二诊之时，患者阴道出血已干净，经期较既往有缩短，8 天可干净。但气阴不足之证仍较明显。故在前方基础上调整用药，减收涩之五味子，去滋腻之阿胶，删寒凉之地骨皮，除温燥之北芪，而增加川断、黄芩、黄柏、熟地黄之类。仔细品味，二诊之方则是在太子参、白术、山药、甘草益气的基础上联合二至丸和保阴煎以收益气养阴之效。保阴煎最早见于《景岳全书》。《景岳全书》曰："保阴煎治男妇带、浊、遗、淋，色赤带血，脉滑多热，便血不止，及血崩、血淋，或经期太早。凡一切阴虚内热动血等证。"《景岳全书》认为"若阴火动血者，宜保阴煎"。《傅青主女科》在止崩之法中指出"止崩之药不可独用，必须补阴之中行止崩之法"。而经期延长若治疗不及时，迁延日久可发展为崩漏之症，所以傅青主该理论在经期延长中同样适用。

三诊之时，患者诸症好转，阴虚内热之证已明显好转，但疲倦乏力之症仍明显，所以在二诊之方的基础上加用北芪以健脾益气培中增强益气之力，纠正气虚之偏，效可独到。

四诊之时，患者阴虚之候已经得到明显纠正，在前方基础上减去苦寒之黄柏、黄芩之品，以防日久苦寒反伤阴，并继续给予益气养阴之平补之剂以善其后。

纵观此案的治疗全程，益中焦而补气，养阴液而生津，使气盛而阴津盈旺，故胞宫藏泻有度，月经得调。

案例五　益气养心法治疗经期延长案

2015 年 5 月 18 日初诊

樊某，女，38 岁。

主诉　月经需 8～12 天干净，5 年。

现病史　患者既往月经规律，近 5 年来月经 25～32 天一潮，8～12 天干净，量偏多，色淡红，质稀，经行血块，无经行腹痛，无经前乳房胀痛，无经行腰酸。前次月经为 4 月 11 日，10 天干净，末次月经为 5 月 11 日，现未干净，前 3 天经行量多，每日用卫生巾 5～6 片，后经行量少，每日用 1 片卫生巾，湿表面少许，色淡红，质稀，无异味，无腹痛腰酸。已婚育，无再生育要求。G_4P_1（2010 年 2 月剖宫产一子）A_3（2008 年、2009 年分别人工流产一次，2010 年 8 月药物流产一次因药物流产不全行清宫术）。

刻下症　神情、精神疲倦，阴道出血量少，无腹痛，无腰酸，面色萎黄，健忘，失眠，胃纳欠佳，眠差易醒，大便日一行，小便调；舌淡，苔薄白，脉细缓。

既往史　否认高血压、糖尿病、冠心病病史，否认肝炎、结核等传染病病史，2010 年剖宫产史，2010 年药物流产不全清宫手术史，2008 年、2009 年分别人工流产一次。

过敏史　青霉素过敏史，否认其他药物、食物及接触过敏史。

妇科检查　行经期，暂未行妇科检查。2015 年 4 月外院妇科检查：外阴阴道正常，宫颈重度柱状上皮异位，子宫前位，稍大，活动欠佳，无压痛，双附件未及异常。

辅助检查　2015 年 4 月外院宫颈 TCT 检查：良性反应性改变，轻度炎症。2015 年 5 月 13 日外院查性激素及甲状腺功能正常，血常规示血红蛋白 105g/L，血小板计数（PLT）$130×10^9$/L。2015 年 5 月 17 日外院 B 超：子宫饱满、质地欠均，双附件未见异常。子宫内膜厚 5mm，均质。

中医诊断　经期延长。

中医证型　心脾两虚。

西医诊断　月经失调。

治法　益气补血，健脾养心。

中药处方　白术（炒）30g　北芪 30g　党参 30g　当归 10g　木香（后下）10g　龙眼肉 30g　酸枣仁 20g　远志 10g　炙甘草 10g　大枣 10g　制首乌 20g　五味子 5g　茯神 15g　生姜（为引）3 片

日 1 剂，水煎服，每次水煎至 200ml，早晚饭后服用。

2015 年 5 月 26 日二诊

刻下症　患者阴道出血至 5 月 20 日干净，现无阴道出血，无腹痛等不适，精神略疲倦，面色萎黄，健忘，睡眠好转，胃纳欠佳；舌淡，苔薄白，脉细缓。

中药处方　白术（炒）30g　北芪 30g　党参 30g　当归 10g　木香（后下）10g　龙眼肉 30g　酸枣仁 20g　远志 10g　炙甘草 10g　大枣 10g　茯神 15g　生姜（为引）3 片

日 1 剂，水煎服，每次水煎至 200ml，早晚饭后服用。

2015 年 6 月 5 日三诊

刻下症　患者现无阴道出血，无腹痛等不适，精神好转，面色稍红润，睡眠好转，胃纳好转，健忘好转；舌淡，苔薄白，脉细缓。

中药处方　白术（炒）30g　北芪 30g　党参 30g　远志 10g　木香（后下）10g　龙眼肉 30g　酸枣仁 20g　炙甘草 10g　大枣 10g　菟丝子 15g　桑寄生 15g　川断 15g　阿胶 10g　生姜（为引）3 片

日 1 剂，水煎服，每次水煎至 200ml，早晚饭后服用。

2015 年 6 月 20 日四诊

刻下症　末次月经为 6 月 11 日，5 天干净。患者现无阴道出血，无腹痛等不适，精神好，面色稍红润，睡眠好转，胃纳好转，健忘明显好转；舌淡，苔薄白，脉细缓。

中药处方　白术（炒）30g　北芪 30g　党参 30g　当归 10g　木香（后下）10g　龙眼肉 30g　酸枣仁 20g　远志 10g　炙甘草 10g　大枣 10g　茯神 15g　生姜（为引）3 片

日 1 剂，水煎服，每次水煎至 200ml，早晚饭后服用。

按语

该案例患者为 35 岁育龄期女性患者，其病属经期延长，症见经行时间延长达10 余天不净，伴见精神疲倦、眠差易醒、健忘、面色萎黄之症，舌淡，苔薄白，脉细缓，证为心脾两虚。治疗以养心健脾、益气养血为法则。

归脾汤是治疗心脾两虚所致之血证之重要方剂。该方首见于南宋严用和所著《严氏济生方》，该方根据《黄帝内经》"二阳之病发心脾"之理论而创制。该方由白术、茯神、黄芪、龙眼肉、酸枣仁、人参、木香、炙甘草等药组成，至明代薛立斋又加入当归、远志二味，为中医补益剂中的重要代表方剂之一。该方主治心脾两虚、脾不统血、血不养神诸证，经后世医家发挥，归脾汤的治疗范围已不仅仅局限于治疗心脾两虚之心悸、怔忡、健忘、不寐，也可用于治疗脾不统血、气不摄血之经期延长、崩中漏下、衄血，皮下出血诸症。明代赵献可在《医贯》中云："凡治血证，前后调理，须按三经用药。心主血，脾裹血，肝藏血，归脾汤一方，三经之方也。远志、枣仁补肝以生心火，茯神补心以生脾土，参、芪、甘草补脾以固肺气。木香者，香先入脾，总欲使血归于脾，故曰归脾。有郁怒伤脾，思虑伤脾者，尤宜。"归脾汤药物配伍严谨，临床疗效可靠。归脾汤用于治疗经期延长时，患者多表现为月经淋漓不净、色淡质清、神倦乏力，心悸少寐，纳少便溏，舌淡苔薄，脉缓弱。总之，临床上证属心脾两虚、气血不足之证选用归脾汤随证加减，均有显效。

该患者平时工作紧张，复加劳倦过度，损伤脾气，思虑过度，损伤心脾，脾虚气血生化无源，气虚无以摄血，冲任不固，以致经期延长。该患者初诊时为阴道出血未停阶段，此阶段治疗以益气健脾止血以治其标为主，同时给予健脾养心之品改善全身症状，此时选用归脾汤原方加用制首乌、五味子，以制首乌补血止血，五味子酸收止血，以收标本兼治之功。二诊患者阴道出血已干净，此阶段在前方基础上，减去制首乌、五味子，给予归脾汤原方以健脾养心以治其本。三诊阶段为经前黄体期，则选用归脾汤合寿胎丸健全黄体，在健脾养心的基础上，配合培养肾精，以先天养后天。脾气得健，心神得安，气血得养，则见异常阴道出血得止，疲倦乏力及健忘失眠诸症好转。经过调治，患者经期恢复正常，四诊治疗主要以治病必求于本，给予归脾汤原方继续调理，巩固疗效。

通过对该案例的剖析，我们认识到中医学的整体观要求治疗疾病的过程中必须重视人体的阴阳平衡，治病的过程，其实质就是调节机体阴阳失衡的状态使之趋向平衡。气属阳，血属阴，归脾汤为气血双补之剂，治疗应用时也是益气养血，"以平为期"。此外，治疗疾病时需要我们根据疾病不同阶段的标本缓急抓主要矛盾论治。标和本原本就是一个相对的概念，它主要说明病变过程中矛盾的主次关系。脾不统血出现出血危象，归脾汤可用于"急则治其标"；若患者久病心脾两虚、气血双亏，归脾汤也可用于"缓则治其本"。另外，在疾病的治疗中要善于抓住疾病的根本病机，审证求因论治。无论患者表现为何种疾病，只要证属气血亏虚、心血不足、脾不统血之证，归脾汤均可主之。总而言之，从整体和动态的角度去分析疾病复杂的征象，综合归纳推出病因病机，从根本上加以治疗是我们在临床中需要逐步总结和体会的。

（顾春晓，温明华，徐　珉，陈　颐，吴宇燕）

第四节 月经过多案例

案例一 补中益气法治疗月经过多案

2012 年 9 月 28 日初诊

谭某，女，37 岁。

主诉 月经量增多 3 年，子宫腺肌瘤病灶切除术后 6 个月。

现病史 6 个月前行子宫腺肌瘤病灶切除术，末次月经为 9 月 24 日，量多，色淡质稀，夹有紫黑血块，日用 4～5 块夜用卫生巾，湿透，无痛经，至今未净，自觉烦躁。患者来诊，易疲乏，心慌气短，腹胀纳呆，眠可，大便 1～2 次/天，质软，唇舌色淡，苔薄白，脉沉细。

辅助检查 经阴道妇科 B 超提示子宫增大，多发性子宫肌瘤，最大者 14mm×13mm，右附件卵巢边缘毛糙。

妇科检查 未见贫血貌，腹软，外阴正常，阴道通畅，见血污较多，色淡，宫颈光滑，未见赘生物，无举摆痛；宫体前位，饱满，活动好，质硬，无压痛；双附件未及异常。

中医诊断 月经过多。

中医证型 气虚下陷，血瘀胞宫，冲任不固。

西医诊断 子宫腺肌病。

治法 益气固冲，化瘀止血。

中药处方 炙甘草 5g 当归 15g 升麻 10g 柴胡 10g 白术 15g 黄芪 30g 党参 30g 陈皮 10g 益母草 15g 旱莲草 15g

水煎内服，共 5 剂。

2013 年 4 月 25 日二诊

刻下症 月经量较少，痛经缓解，无头晕，纳可，二便调，舌淡红，苔薄白，脉细。

中药处方 原方 7 剂续服。

之后患者复诊无特殊不适，血常规无异常，原方加减巩固治疗，每隔 3 个月复查妇科 B 超，继续随访观察。

按语

本案例患者经量过多 3 年，可知失血过多以致脾虚无疑，加之手术及饮食失调，复损脾气，脾不统血，发为月经过多，如此恶性循环。气随血陷而致冲任不固，故来诊时表现为易疲乏、嗜睡、大便软，均由脾气亏虚引起气血生化无源或统摄无权而致，其关键均在于恢复脾主统摄血液之功能，胞宫益气养血则安。方中重用黄芪以升下陷之气而摄血，用党参、当归、益母草活血化瘀以止血。药证合拍，应手取效。

患者在子宫腺肌瘤病灶切除术后6个月再次出现月经量多，B超显示子宫腺肌病病灶。根据患者经血量多，易疲乏，心慌气短，腹胀纳呆，眠可，大便软，唇舌色淡，苔薄白，脉沉细等临床表现，我们辨证为脾气虚证，以益气健脾为法，给予补中益气汤加减治疗，患者通过中药调理后症状明显缓解，生活水平明显升高。

李杲提倡脾胃内伤学说，重视脾胃升降、脾胃与元气的关系，在他创制的名方，如补中益气汤、补脾胃泻阴火升阳汤、调中益气汤、升阳益胃汤等，都充分体现了补气升阳的法则。补气升阳是补土流派的主要治疗法则，适用于中气下陷所致月经过多。

根据辨证施治，从补中益气、升阳举陷、补血调血入手，疗效较好。用补中益气汤加减治疗正切中病机，方中党参、黄芪、白术益气养血，血随气升，帅摄有主；升麻、柴胡助黄芪升阳举陷，气升则血升；当归性温味甘，有补血活血的双重作用，主入血分，得此药则经脉温和流通；益母草化瘀止血；旱莲草养阴止血。诸药合用，使气血充足，冲任得固，复其统血摄血之功能，则经来正常。方与病合，故能收到满意的疗效，且无西药的不良反应。

补中益气汤是治疗气虚下陷的主要方剂，对月经过多气虚型的治疗也颇有效。其组成以补气补血药为主，临床治疗月经过多应根据临床症状配伍化瘀止血、补肾健脾等方法。患者经量过多，以致脾虚，往往未能恢复而月经又潮，致使气血亏虚，加之劳累过度及饮食失调，复损脾气，适逢经来量多，气随血陷，而致冲任不固，血流如崩。妇女以血为本，以气为用，而气血来源于脾胃，脾胃虚弱必导致中气亏损。补中益气汤最大的特点是益气固冲，化瘀止血，方中升麻升陷下之气而摄血，黄芪补益脾气以止血，补气与升提药同用。故凡脾气虚、中气不足所引起的诸虚百损之疾，在上者宜补，在下者宜提。运用过程中关键是要根据临床上患者具体表现对药物剂量灵活加减。对主方中的黄芪，量必加大，可用至40～60g，以起补气升提强壮作用。而配伍中的主药量亦要大、以助主方药力，另外再配伍一些止血摄血药，这样才能收到较好的疗效。月经、带下及产后病，只要症见量多、色淡、质稀、无气味、小腹空堕、外阴重堕等，确属中气下陷者，首先考虑使用本方加味治疗，有立竿见影之效。

案例二　补肾益气法治疗月经过多案

2012年3月10日初诊

夏某，女，48岁。

主诉　月经量增多6个月。

现病史　末次月经为3月3日，23～25天一潮，经期5～6天，量多，3小时换一片夜用卫生巾，湿透，无痛经，腰酸。患者来诊，疲乏，纳眠差，大便溏，小便可；舌淡暗，苔薄白，脉沉细。患者素体虚弱，平时工作劳累。

妇科检查 腹软，未见贫血貌。基础体温呈单相，低温相。

辅助检查 经阴道妇科 B 超提示子宫稍大，子宫内膜厚 8mm，欠均质，双附件未见异常。

中医诊断 月经过多。

中医证型 脾肾气虚血瘀。

西医诊断 ①异常子宫出血——排卵障碍性子宫出血；②缺铁性贫血。

治法 益气健脾，补肾活血化瘀。

中药处方 党参 20g 白术 15g 当归 15g 五指毛桃 20g 酸枣仁 15g 茯苓 15g 远志 10g 木香（后下）5g 生山萸肉 10g 女贞子 15g 炙甘草 5g

水煎内服，共 7 剂。

2012 年 4 月 25 日二诊

刻下症 月经量较前减少，痛经缓解，无头晕，纳可，二便调，舌淡红，苔薄白，脉细。

中药处方 效不更方，原方续用 7 剂。

按语

本案例患者素体虚弱，肾气亏虚，加之工作劳累，脏腑气血虚衰，气虚无力推动血行，因虚致瘀，瘀血阻滞经络，导致离经之血，引起经量过多，去血过多。脾虚运化失常，气血生化乏源，不能濡养心神，机体失养，见眠差，精神欠佳；脾胃功能失常，中焦不能运化，故纳差；肾虚腰府失养、经期气血下注滋养胞胎导致经行腰酸；来诊时易疲乏，嗜睡，大便软，舌淡暗，脉沉细，均为脾肾亏虚血瘀之象，气血生化无源或统摄无权。因此本病病因为素体虚弱，工作劳累，病机为脾肾气虚血瘀，病位在冲任、胞脉，病性属虚实夹杂。

患者体温为低温相，没有排卵，属于西医学的排卵障碍性子宫出血。卵巢不排卵可导致孕激素缺乏，子宫内膜仅受雌激素的作用，可呈现不同程度的增殖改变，继后，可因雌激素量的不足，子宫内膜发生突破性出血，抑或因雌激素持续作用的撤退，子宫内膜发生出血自限机制异常。出现月经量增多或经期延长，常见于卵巢功能初现期和衰退期，也就是青春期和更年期。其表现为月经周期紊乱，经期长短与出血量多少不定，出血量少仅为点滴出血，出血量多、时间长者可能继发贫血，大量出血导致休克，出血期间一般无腹痛及其他不适。通过检查排除器质性病变或是其他系统的病变。无排卵异常子宫出血一般是药物治疗，青春期及生育期治疗以止血、调整周期为原则，有生育要求须促排卵，绝经过渡期以止血、调整周期、减少经量、防止子宫内膜病变为治疗原则。所以整个治疗周期比较长，特别是严重贫血，时间会更长。治疗周期与病的特点有关，还与个人对药物的反应有关，所以用药须个体化，更要观察疗效，不佳时须随时调整方案。

月经过多的病因很多，《证治准绳》提出了虚热、气虚所致月经过多的病因病机；在治疗方法方面，《女科百问》提出了阳气胜阴，月经多者当归饮；《万氏妇人科》不但提出了血热型月经过多的病因病机，还指出了具体的治疗方剂是四物加芩连汤；《妇科玉尺》认为，体质不同，经水过多的病机不同，肥人多虚寒，而瘦人多火旺，指出相应的治法当为温经固涩、滋阴清热。从病因学的角度出发，一般认为，本病主要与先天禀赋不足、后天失养、情志所伤、劳累过度、六淫以及一些继发因素如节育措施损伤等有关。

李东垣据此立论认为，"元气之充足，皆由脾胃之气无所伤"。脾胃乃后天之本，气血生化之源，五脏六腑、四肢百骸皆禀气于脾胃，故"人以胃气为本"，治疗应注重调理脾胃。后天之本无恙，脾土旺盛，是保证身体健康的根本。

本案由归脾汤加减论治，在原方的基础上加用了山萸肉、女贞子以补肾养阴，以南芪易北芪、故温肾益气且行气通络，全方益气扶中为主、兼以补肾，以后天养先天，阴中求阳，调理冲任，摄血归经，故临床效佳。

案例三　益气养精法治疗月经过多案

2012 年 3 月 14 日初诊

谢某，女，29 岁。

主诉　月经量多 17 年，经行下腹痛 4 年。

现病史　12 岁初潮，未婚，有性生活史，末次月经为 3 月 3 日，量多时约 2 小时湿透一片夜用卫生巾，8 天干净，少许血块，痛经，G_0P_0，用套避孕。患者来诊，疲乏无力，头晕，畏寒，腰酸，纳差，眠可，大便溏，小便可；舌淡红，苔薄白，脉细。

妇科检查　未见贫血貌，腹软，外阴正常，阴道通畅，色淡，宫颈光滑，未见赘生物，无举摆痛；宫体前位，活动好，质硬，无压痛；双附件未及异常。

辅助检查　2012 年 5 月 23 日经阴道妇科 B 超提示子宫增大，如孕 3 个月大小，多发性子宫肌瘤，最大者 34mm×31mm，考虑合并子宫腺肌病。双侧附件未见异常。

中医诊断　月经过多。

中医证型　脾肾两虚血瘀。

西医诊断　异常子宫出血——子宫肌瘤；子宫腺肌病。

治法　益气养血，补肾养精。

中药处方　熟地黄 10g　盐山萸肉 10g　枸杞子 10g　山药 15g　菟丝子 15g　金樱子 15g　党参 15g　白术 15g　茯苓 15g　炙甘草 6g　郁金 10g

水煎内服，共 7 剂。

2012 年 3 月 21 日二诊

刻下症　上药服完后头晕较前减轻，四肢稍乏力；舌质淡红，苔薄白，脉细。

继续服用原方加减，以善其后。

中药处方　熟地黄 10g　盐山萸肉 10g　枸杞子 10g　山药 15g　菟丝子 15g　金樱子 15g　党参 15g　白术 15g　茯苓 15g　炙甘草 6g　郁金 10g

按语

此患者素体虚弱，脾气不足，经前或经期气血下注冲任，脾气更虚，运化失司，水湿内停，湿浊流注胞宫、冲任，阻碍气血运行致不通则痛、经血夹块；气血运行不通，日久成瘀则发为子宫肌瘤、子宫腺肌病；湿邪损伤肾中阳气致使肌肤不得温养则畏寒怕冷；湿渗大肠故大便泄泻；脾主四肢，脾虚中阳不振则神疲肢倦乏力；脾虚不能统血故月经量多； 脾气虚不能奉心化赤，故月经色淡质稀。来诊给予四君子汤以健脾益气、和胃渗湿；加熟地黄、盐山萸肉、枸杞子、山药、菟丝子补肾滋阴养血，另外加上郁金行气化瘀，气行则血行。全方合用健脾以固中焦，补肾以调冲任，益气则气血通畅，精血同源，离经之血则自止矣。

脾气虚弱，失其统摄之权，则血不循常道而下溢。胃主受纳，为水谷之海，乃多气多血之腑，足阳明胃经与冲脉会于气街，故有"冲脉隶属于阳明"之说，如《临证指南医案》曰"冲脉隶属阳明""凡经水之至，必有冲脉而始下，此脉胃经所管"。胃中水谷盛，则冲脉之血亦盛，月事以时下。《景岳全书》云："气血之化，总由于水谷，水谷盛，则血气亦盛，水谷衰，则血气亦衰，而水谷之海又在阳明。"又说"经血为水谷之精气，和调于五脏，洒陈于六腑，乃能入于脉也。凡其源源而来生化于脾，总统于心，藏受于肝，宣布于肺"。《女科经纶》引程若水亦曰"妇人经水与乳，俱由脾胃所生"，可见月经的发生及正常藏泻与脾胃有较大的关系。

女子以血为主，具有经孕产乳等特殊生理特点，而这些生理特点都与冲任二脉盛衰关系密切，而冲任二脉需要后天水谷之精的滋养才能使冲任脉通，太冲脉盛，血海满溢，经期方可如期而至，故从脾胃论治月经病在妇科运用很广泛。妇人若饮食失调，劳倦过度，思虑伤脾，痰湿内生，损伤脾胃，生化之源不足，冲任亦虚，胞脉失养，血海空虚，可引起月经后期、月经过少、痛经甚至闭经；脾气虚弱，统摄无权，冲任失约，血不循常道而外溢，可引起月经先期、月经过多、经期延长、崩漏等；而脾阳不振，运化失权，则水湿停聚，化为痰浊，壅塞胞脉，可致月经后期、闭经、经行泄泻、浮肿等妇科疾病。

依据从脾胃立论的病机基础，气血无源是气血失和、月经周期中阴阳失衡等病理变化的根本，脾胃虚损在月经过多的发病中处于核心地位，治疗时以"澄源为主，止血为辅"为原则。正如《景岳全书》曰："调经之要，贵在补脾胃以资血之源；养肾气以安血之室，知此二者，则尽善矣。"四君子汤为补益剂，具有补气、益气健脾之功效。主治脾胃气虚证，面色萎黄，语声低微，气短乏力，食少便溏，舌淡苔白，脉虚数。如《医方考》所说："夫面色萎白，则望之而知其气虚矣；言语轻微，则闻之而知其气虚矣；四肢无力，则问之而知其气虚矣；脉来虚弱，则切之而知其气虚矣。"方中人参为君，甘温益气，健脾养胃。臣以苦温之白术，健脾燥湿，加强益气助运之力；佐以甘淡茯苓，健脾渗湿，苓术相配，则健脾祛湿之功益著。使以炙甘草，益气和中，调和诸药。四药配伍，共奏益气健脾之功。

因此，在临床中以以上思路为指导，治疗月经过多以四君子汤加熟地黄、白芍等滋阴补肾之品为基本方。方中四君子汤补脾益气，枸杞子、山药两药均入脾、肾两经，熟地、山茱肉、菟丝子等被肾益精肾主生殖，肾阴足，胞宫、冲任方得充养，滋养胞宫、止血养血之效立显。

案例四 健脾疏肝法治疗月经过多案

2017 年 3 月 1 日初诊

司某，女，34 岁。

主诉 月经量多 1 年余。

现病史 2016 年 1 月开始出现月经量增多，有缺铁性贫血，经色正常，经期较前缩短 4～5 天，周期 30 天。患者来诊，咳嗽、少痰，头晕，烦躁易怒，偏头痛，纳眠一般，二便调；舌质淡红，舌苔黄微腻，脉弦滑。

辅助检查 妇科 B 超检查提示子宫大小、双附件未见异常。

中医诊断 月经过多。

中医证型 肝郁脾虚，湿热内阻。

西医诊断 异常子宫出血。

治法 疏肝健脾，养血祛湿。

中药处方 柴胡 10g 白芍 20g 薄荷（后下）10g 牡丹皮 20g 麦芽 20g 木香（后下）10g 白术 30g 茯苓 20g 郁金 10g 前胡 15g 僵蚕 10g 白前 15g
水煎内服，共 5 剂。

2017 年 4 月 25 日二诊

刻下症 月经量较少，痛经缓解，无头晕，纳可，二便调，舌淡红，苔薄白，脉细。

按语

该患者工作繁忙，压力大，导致肝经气机不利，肝郁化火，肝经湿热，血热妄行，导致头晕，月经量多；木旺克土，引起脾虚，脾虚不能运化水谷，水谷不能化生为津液，津血同源，津液不足，引起贫血；木火刑金，引起咳嗽；脾虚湿聚，引起少痰。因此该患者的病位在肝、脾、肺及胞宫，病性属本虚标实，病机为肝郁脾虚。

月经量多总以血热为多，《万全妇人科》所谓："经水来太多者，不问肥瘦皆属热也。"阳盛则热，热伏冲任，迫血妄行，血溢不守，因而月经过多。《证治准绳》谓："若阳气乘阴，则血流散溢，经所谓天暑地热，经水沸溢，故令乍多。"肝藏血，主疏泄，月经是否正常与肝的关系尤为密切。不过，即使有热，也以虚热较多，宜慎用苦寒药，以免耗损真阴。逍遥散解郁散火、疏肝健脾、和血调经。肝经郁火，木火刑金引起咳嗽，"见肝之病，知肝传脾"，脾虚痰湿致少痰，加用白前、前胡、木香、麦芽、僵蚕、郁金等增强疏肝解郁、健脾祛痰的作用，故用于疏泄不利、肝脾血虚、化火生热致月经过多效果甚佳。

逍遥散首创于《太平惠民和剂局方》，由当归、白芍、柴胡、茯苓、白术、甘草、薄荷、煨姜组成。《女科撮要》加牡丹皮、栀子名丹栀逍遥散。此二方本属一体，其药性不寒不热，不散不敛，为调肝理脾健胃良剂，它不仅善治妇科肝脾失和的多种疾病，亦治男科肝郁气滞、脾失运化之证。临床只要辨证清楚，灵活运用，加减得当，无不应手取效。月经过多病因是性躁多怒，肝郁化火，热灼胞脉，迫血妄行。一般症状是头晕，心烦，口苦咽干，舌红苔黄，呃逆不欲食，月经量多，血色深红，脉象弦洪而数。以该方减煨姜，加丹皮、栀子、黄芩、生地黄以清热凉血。

逍遥散的特点为既补肝体，又助肝用，气血兼顾，肝脾同治，使肝体得畅，血虚得养，脾虚得补，诸症自愈。此方以两胁作痛、神疲食少、脉弦而虚为辨证要点。临证中若肝郁头痛较甚者，加川芎、白芷；肝郁失眠者加远志、酸枣仁；肝郁胁下有痕者加鳖甲、生牡蛎。逍遥散自薛立斋善用之后，遂为后世所重。赵养葵《医贯》对其称赞谓："凡外感者，皆作郁看，以逍遥散加减出入，无不获效。"《医宗金鉴》引赵羽皇对逍遥散的解释云："肝苦急，急食甘以缓之。肝性急善怒，其气上行则顺，下行则郁，郁则火动而诸病生矣。故发于上则头眩耳鸣，而为目赤；发于中则胸满胁痛而或作吞酸；发于下则少腹疼痛而或溲溺不利；发于外则寒热往来，似疟非疟。凡此诸证，何莫非肝郁之象乎？而肝木之所以郁，其说有二：一为土虚不能升木也，一为血少不能养肝。盖肝为木气，全赖土以滋培，水以灌溉。若中土虚则木不升而与郁；阴血少则肝不滋而枯。方用白术、茯苓者，助土得以升木也；当归、芍药者，益营血以养肝也；薄荷解郁；甘草和中；独柴胡一味，一以厥阴之报使，一以升发诸阳。经云：木郁则达之。遂其曲直之性，故名逍遥。其内热外盛者，加丹皮解郁热，炒栀子清内热，此加味逍遥散之义也。"

故本案以疏肝健脾、养血祛湿立法，治疗月经失调之症，重视肝脾同调。

案例五 益气健脾化湿法治疗月经过多案

2012 年 3 月 26 日初诊

江某，女，25 岁。

主诉 月经量增多 10 余年。

现病史 11 岁初潮，平素月经规律，一月一行，7～9 天干净，最多日用卫生巾 10 余片，湿大半，痛经，第一天或第三天痛甚，须服用止痛药，伴肛门坠胀感，伴冷汗出，血块多。未婚，否认性生活。末次月经为 3 月 15 日，量、色、质同前，一天湿透 15 片日用卫生巾。带下偏多，色黄白，偶有异味。患者来诊，面色苍白，疲乏，头痛，心慌气短，腰酸痛，下肢胀沉，嗜睡，大便偏烂；舌淡暗，苔薄白，脉弦细。

辅助检查 外院查血常规正常，未见化验单。妇科 B 超示子宫大小，右附件未见异常，左卵巢囊性结构（1.4mm×1.3mm），子宫内膜厚 4mm。

中医诊断 月经过多。

中医证型 气虚湿困。

西医诊断 月经失调。

治法 健脾化湿。

中药处方 艾叶 10g 炙甘草 5g 白术 15g 黄芪 15g 党参 15g 升麻 5g 茯苓 15g 山药 20g 桑寄生 15g 香附 10g

水煎内服，共 4 剂。

2012 年 4 月 25 日二诊

刻下症 月经量较前减少，痛经缓解，无头晕，纳可，二便调；舌淡红，苔薄白，脉细。

中药处方 效不更方，原方再用 7 剂。

按语

本案例患者经量过多 10 余年，可知去血过多以致脾虚无疑，经来量多，气随血陷而致冲任不固。因此来诊时易疲乏，嗜睡，大便软，均由脾气亏虚、气血生化无源或统摄无权所致；气血亏虚不能荣养腰府，导致腰酸；气虚无力推动血液运行，留而为瘀，瘀阻胞络、胞脉，故经行血块多，不通则痛，故经行痛经，肛门坠胀；脾虚无力运化血液，湿邪下注胞脉，故带下量多，色白偏黄。其关键是益气养血，恢复脾主统摄血液之功能。脾不统血，发为月经过多。

脾胃为升降的枢纽，故一切气虚下陷的病变主要责之于脾。举元煎为补中益气汤的缩减，其功用是补气举陷，故可把脾主升看作本方的立方依据。举元煎方载于《景岳全书》新方八阵中的补阵。凡属气虚下陷导致月经过多、崩漏、恶露不绝、产前或产后小便不通、缺乳、滑胎、小产、子宫脱垂、带下病等，此方用之，屡获良效。举元煎可益气固摄，补气以摄血，升阳以举陷，可随证加减用其治气虚失摄之证，如气虚致月经不调。气虚下陷，冲任不固，经血失约则月经先期、月经过多甚至崩中漏下。本案所用方，即是用举元煎加减化裁而来，以举元煎益气升提，补气统血而止血，加艾叶、桑寄生以补肾通阳，加强固摄之力，随证加入茯苓、山药、香附以健中化湿而止带。全方以补中气为主，脾肾双补，调中焦气机，统血止血，化湿止带，收效良佳。

从临床实践观察，举元煎加味是一种较好的"子宫收缩剂"，可以起到止血、减少经血量、清理子宫腔瘀积和缩短经期的作用。临床上各大医家的喜以举元煎为基础方，随证加减，以治各类出血症状。方中黄芪、党参甘温益气，补气以生血，为历代医家调补气血之要药；白术、炙甘草健脾益气，白术能补中气固冲任，为中药中调补冲任不可缺少的药物；升麻升阳举陷；阿胶养血止血；艾叶炭暖宫止血；乌梅炭酸敛止血；益母草辛开苦泻，功能活血调经，祛瘀生新，为妇产科各种子宫出血用之皆有效的良药。全方共奏补气升阳固冲，养血止血而不留瘀之效。中医学相较西医之最大的不同是中药单味药即可具有多种功效，通过复方配伍更能起到综合调节作用。因为异常子宫出血并非单一因素，故中药的多环节治疗具有明显优势。通过临床治疗观察，举元煎加味对各种原因所致的异常子宫出血均有一定疗效。总有效率为 93.8%，未发生不良反应，值得临床应用。

由上述案例所见，月经过多病可从调理脾胃论治，以补中益气、健脾摄血为法，在临床上效果明显。另外值得注意的是，虽然患者症状改善明显，月经量较前减少，但也应该结合现代医学技术（如腹腔镜、宫腔镜等）检查治疗，排除器质性病变，以策安全。

（林锦璇，曹立幸，吴宇燕，黄亚琰，陈　颐）

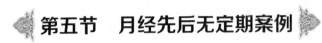

第五节　月经先后无定期案例

案例一　健脾补肾法治疗月经先后无定期案

2013 年 6 月 23 日初诊

赵某，女，35 岁。

主诉　月经先后不定 1 年。

现病史　患者 12 岁初潮，既往月经规则，30 天一潮，量中，无血块，无痛经，经行 7 天干净，1 年前曾行引产术，术后至 2013 年 6 月 23 日月经先后不定，15～45 天一潮，色淡，量较前减少，7 天干净，无痛经，经行腰酸，前次月经为 5 月 20 日，末次月经为 6 月 10 日，患者脸色稍萎黄，易疲倦，时有腰酸，胃纳一般，夜眠一般，夜尿 2 次/晚，大便调；舌淡，边有齿印，苔薄白，脉沉细。已婚育，$G_4P_3A_1$，工具避孕，无生育要求。

辅助检查　2013 年 6 月 23 日查尿妊娠阴性；妇科 B 超：子宫大小未见异常，双附件未见异常。

中医诊断　月经先后无定期。

中医证型　脾肾两虚型。

西医诊断　月经不规则。

治法　健脾补肾。

中药处方　党参 20g　黄芪 20g　茯苓 10g　炒白术 15g　炙甘草 3g　山药 20g　熟地黄 20g　山萸肉 10g　桑寄生 15g　川续断 15g　枸杞子 10g

日1剂，共7剂，再煎服用。

2013 年 7 月 10 日二诊

刻下症 患者诉服药后胃纳改善，2013 年 6 月 30 日月经来潮，量不多，色淡红，夹血块，经行腰酸较前改善，7 天干净，无痛经，现面色仍萎黄，仍易疲倦，无明显腰酸，纳眠尚可，大便调，夜尿 1 次/晚；舌淡，边有齿印，苔薄白，脉沉细。

中药处方 党参 20g 黄芪 20g 茯苓 10g 炒白术 15g 炙甘草 3g 山药 20g 熟地黄 20g 桑寄生 15g 川续断 15g 当归 10g 川芎 10g

日1剂，共7剂，再煎服用。

2013 年 8 月 1 日三诊

刻下症 患者诉服药后精神状态改善，疲倦感减轻，纳眠可，末次月经为 7 月 23 日，量中，色淡红，7 天干净，经行少许腰酸；舌淡红，边有齿印，苔薄白，脉沉细。

中药处方 守前方。

按语

患者为育龄期女性，多孕多产，致肾气亏虚，腰酸，夜尿，脉沉乃肾虚之证；加之曾行引产术，耗伤气血，面色萎黄，疲倦，胃纳欠佳，经血量不多，色淡，乃脾虚、气血化生不足的表现；脾肾两虚，精气血亏虚，冲任气血失调，血海蓄溢失常，终致月经先后无定期。而中医学认为，肾藏精，主生殖，肾为先天之本，脾主运化水谷精微，化生气血，为后天之本，肾必须依赖脾运化水谷精微的补充才能发挥其生理效应，即所谓后天补先天。如《傅青主女科》中云："孰知脾胃健而生精自易，是脾胃之气与血，正所以补肾之精与水也。"所以治疗上本着"先天生后天，后天养先天"的辨证思想，以健脾补肾、调理冲任为治则，方中黄芪、党参、白术、茯苓健脾益气；熟地黄、山药、山萸肉、枸杞子、桑寄生、川续断补肾养精，重用黄芪、党参，以其为君药，使脾气健运，气血生化充足，以达后天补养先天之效。二诊时患者月经周期较前改善，但经量仍不多，脾肾两虚之本仍存，同时考虑经后血海空虚，方中加当归、川芎，与方中诸药并用，取四物汤及当归补血汤之意，以加强养血补血之功效。经治疗后患者脾气得运，肾气渐充，故嘱患者可守前方，继续调补脾肾，固本培元。

案例二 益气健脾法治疗月经先后无定期案

2014 年 8 月 20 日初诊

王某，女，28 岁。

主诉 月经先后不定 6 个月。

现病史 患者 14 岁初潮，既往月经规则，25 天一潮，量中，无血块，无痛经，经行 6 天干净，近半年工作忙碌，饮食不定时，月经周期不规则，20～40 天一潮，色淡，量少，7 天干净，无痛经，前次月经为 6 月 28 日，末次月经为 8 月 10 日，患者面色淡黄，形体消瘦，纳呆，时有恶心，疲倦乏力，大便难排，心烦，口腔溃疡，不思饮水，夜眠多梦，小便调；舌淡红，苔薄白，脉细弱。曾自服知柏地黄丸，但心烦多梦症状未见改善，月经周期仍不规则。已婚未育，工具避孕，暂无生育要求。

辅助检查　2014 年 8 月 20 日查尿妊娠阴性；自诉 2014 年 4 月体检妇科 B 超未见异常。

中医诊断　月经先后无定期。

中医证型　脾虚阴火型。

西医诊断　月经不规则。

治法　益气健脾，甘温除热。

中药处方　炙黄芪 20g　党参 15g　白术 15g　茯苓 15g　当归 10g　陈皮 5g　升麻 10g　柴胡 9g　生甘草 5g

日 1 剂，共 5 剂，煎服。

2014 年 8 月 30 日二诊

刻下症　患者诉服药后胃纳好转，无恶心，仍乏力，心烦，口腔溃疡好转，夜眠梦减少，大便能解，稍硬；舌淡红，苔薄白，脉细。

中药处方　炙黄芪 30g　党参 20g　白术 15g　茯苓 15g　当归 10g　陈皮 5g　升麻 10g　柴胡 9g　生甘草 5g

日 1 剂，共 7 剂，煎服。

2014 年 9 月 15 日三诊

刻下症　患者诉疲倦乏力感减轻，无明显心烦，口腔溃疡愈合，纳尚可，眠改善，二便调，末次月经为 9 月 6 日，量较前增多，色淡红，7 天干净；舌淡红，苔薄白，脉细。

中药处方　炙黄芪 30g　党参 20g　白术 15g　茯苓 15g　当归 10g　陈皮 5g　升麻 10g　柴胡 9g　生甘草 5g　鸡血藤 20g

日 1 剂，共 7 剂，煎服。

按语

患者工作忙碌，饮食不定时，损伤脾胃，脾气亏虚，故见面色淡黄，形态消瘦；脾失健运，则纳呆，恶心，气虚推动无力，则大便难解，但同时症见一派热象——心烦、口腔溃疡、夜眠多梦，似有虚实夹杂之象，但细问病史，患者诉曾自服知柏地黄丸不效，且患者不思饮水，实乃李东垣所云之"阴火"。所谓"阴火"在东垣《脾胃论》中多处出现，在《脾胃论》中提到，"饮食损胃，劳倦伤脾，脾胃虚则火邪乘之而生大热……兼于脾胃中泻火之亢甚"；《脾胃论》中引《素问·调经论》，"阴虚生内热奈何……有所劳倦，形气衰少，谷气不盛，上焦不行，下脘不通，胃气热，热气熏胸中，故内热"。由于脾胃元气虚弱，虚阳亢奋升浮，故见阴火。此种阴火，若以苦寒直折其热则"损其不足"，使脾胃阳虚更甚，升降紊乱，阴火更炽。如李时珍所言："诸阴火不焚草木而流金石，得湿愈焰，遇水益炽。以水折之，则光焰诣天，物穷方止；以火逐之，以灰扑之，则灼性自消，光焰自灭。"李东垣在治疗阴火时，主要从中土入手，首创甘温除热法，以补中益气汤为代表方，升其阳气，泻其阴火。本病患者诊断属脾虚阴火证，故用补中益气汤治之，方中黄芪、党参、炙甘草、白术大补脾胃元气，以充气血生化之源，辅以升麻、柴胡升脾之清气，陈皮降胃之浊气，于是益气生血、升清降浊则心胃之虚火自平。先投以 5 剂，患者一派阴火之象渐消，考虑辨证准确，方中加大黄芪、党参用量，加强补中之力，三诊后患者月经来潮，周期尚规律，经量经色改善，热象已消，方中佐加鸡血藤，以助经后养血补血。

案例三　益气健脾，养血宁心法治疗月经先后无定期案

2015 年 8 月 9 日初诊

陈某，女，40 岁。

主诉　月经先后不定 3 个月。

现病史　患者 14 岁初潮，平素月经 30 天一潮，量中，偶有血块，无痛经，5 天干净，近半年工作量增多，精神紧张，不思饮食，月经周期不规则，18～45 天一潮，量减少，色淡，3 天干净，前次月经为 6 月 10 日，末次月经为 7 月 1 日，时有头晕目眩，面色㿠白，全身乏力，心悸少眠，纳差，四肢沉重；舌淡，苔薄白，脉迟缓。已婚育，结扎，无生育要求。

辅助检查　2015 年 1 月外院查性激素 6 项未见异常；2015 年 8 月 9 日查尿妊娠阴性。妇科 B 超：子宫大小未见异常，双附件未见异常。

中医诊断　月经先后无定期。

中医证型　心脾两虚型。

西医诊断　月经不规则。

治法　益气健脾，养血宁心。

中药处方　炙黄芪 20g　当归 15g　党参 15g　炒白术 20g　茯神 20g　酸枣仁 10g　桃仁 10g　川芎 10g　木香（后下）6g　炙甘草 5g　牛膝 15g

日 1 剂，共 7 剂，煎服。

2015 年 8 月 21 日二诊

刻下症　患者末次月经为 8 月 15 日，量不多，色淡，无血块，4 天干净，乏力感改善，无明显头晕，仍偶有心悸，纳眠一般；舌淡，苔薄白，脉迟缓。

中药处方　炙黄芪 20g　当归 15g　党参 15g　炒白术 20g　茯神 20g　酸枣仁 10g　木香（后下）6g　炙甘草 5g

日 1 剂，共 7 剂，煎服。

2015 年 9 月 15 日三诊

刻下症 患者面色稍红润，无头晕心悸，胃纳改善，夜眠尚可；舌淡红，苔薄白，脉细。

中药处方 续守前方，继续调理。

按语

本案例患者辨证属心脾两虚，心属火，脾胃同属土，火生土，为母子关系，患者工作压力大，精神紧张，思虑过度，暗耗心血，则见心悸少眠；火不生土，致脾胃虚弱，受纳腐熟、运化水谷功能失常，气血生化乏源，则不思饮食，头晕目眩，面色㿠白。而脾虚气血化生不足可进一步加重心血虚，古人有"心脾平和，则经候如常"之说，心脾两虚，致机体冲任气血失调，血海蓄溢失常，发为月经先后无定期。

故首诊以益气健脾、养血宁心法，以归脾汤加减。归脾汤一是心脾同治，重点在脾，使脾旺则气血生化有源，方名归脾，意在于此；二是气血并补，但重在补气，意即气为血之帅，气旺血自生，血足则心有所养。方中党参、白术、黄芪、甘草甘温，所以补脾；茯神、酸枣仁甘温酸苦，所以补心，心者，脾之母也。当归滋阴而养血，木香行气而舒脾，两者既能行血中之滞，又可助参、芪而补气。同时考虑患者月经推后超过 7 天，方中加入桃仁、川芎活血之药，以求气血通畅，使经水复通。二诊后患者虽有月经来潮，但仍色淡，量少，心脾两虚之证未解，故仍从调心脾入手，前方去活血之品，以健脾养血宁心为法，三诊时症状明显改善，故续守前方。

案例四 疏肝健脾法治疗月经先后无定期案

2014 年 10 月 10 日初诊

黄某，女，21 岁。

主诉 月经先后不定 6 个月。

现病史 患者 12 岁初潮，平素月经 28～30 天一潮，量中，偶有血块，无痛经，5 天干净。患者近半年来因学习压力大，心理负担重，出现月经先后不定，20～50 天一潮，量不多，色暗红，夹血块，少许痛经，5 天干净，前次月经为 8 月 22 日，末次月经为 10 月 2 日，自觉头晕倦怠，心烦易怒，胁肋胀痛，纳少，夜眠欠佳，二便调；舌淡红，苔薄白，脉沉弦。未婚，有性生活，工具避孕，暂无生育要求。

辅助检查 2014 年 10 月 10 日查尿妊娠阴性。妇科 B 超：子宫大小未见异常，双附件未见异常。

中医诊断 月经先后无定期。

中医证型 肝郁脾虚型。

西医诊断 月经周期不规则。

治法　疏肝健脾。

中药处方　柴胡 10g　白芍 15g　当归 10g　郁金 15g　香附 10g　党参 15g
茯苓 15g　白术 15g　山药 20g　炙甘草 5g

日 1 剂，共 7 剂，煎服。

2014 年 10 月 29 日二诊

刻下症　患者 2014 年 10 月 28 日月经来潮，量较前稍增多，夹杂大量黑色血块，自觉心烦及胁肋胀痛明显好转，无头晕，倦怠感仍存，胃纳增多，夜眠尚可；舌淡红，苔薄白，脉沉弦。

中药处方　柴胡 10g　白芍 15g　当归 10g　郁金 15g　益母草 20g　枳壳 15g
白术 15g　茯苓 15g　赤芍 15g　炙甘草 5g

日 1 剂，共 3 剂。嘱经后可服逍遥丸调理。

2014 年 12 月 15 日三诊

刻下症　患者近 2 次月经尚规律，前次月经为 11 月 2 日，末次月经为 12 月 8 日，量中，色红，少许血块，无痛经，5 天干净。精神可，无头晕心悸，无胁肋胀痛，纳眠可；舌淡红，苔薄白，脉弦细。

中药处方　继续逍遥丸调理。

按语

本案例辨证属于肝郁脾虚，患者学习压力大，心理负担重，导致肝气郁结，气机不畅，肝木克脾土，横逆犯脾，致脾气亏虚，以疏肝健脾为治法，健脾不仅是因为肝郁导致脾虚，"见肝之病，当先实脾"，更是因为健脾有助于疏肝，根据补土流派的气机升降理论，气机升降运动虽然在正常的生理活动中和各脏腑皆有关系，但升降之枢纽在于脾胃。心肺在上，行营卫而光泽于外；肝肾在下，养筋骨而强壮于内；又须脾胃在中，传化精微以溉四旁。正是因为中土的斡旋功能，方可实现"清阳出上窍，浊阴出下窍，清阳发腠理，浊阴走五脏，清阳实四肢，浊阴归六腑"的生理功能。所以肝之升发，肺之肃降，心火之下行，肾水之上升，其升降均需要脾胃的配合，升则赖脾之左旋，降则赖胃土之右旋也，中土之于协调其他四脏之气权衡，起到了重要的作用，所以对于肝郁者不能单纯地疏肝，更要健脾。

本病处方逍遥散加减，方中柴胡、郁金疏肝解郁，以当归、白芍养血柔肝，香附疏肝行气止痛，党参、白术、茯苓、山药益气健脾，加强方中健脾之力，使运化有权，气血有源。炙甘草益气补中，缓肝之急，全方肝脾并治。二诊时患者月经来潮，但夹血块色黑，血瘀之象明显，故方中以益母草、赤芍、枳壳活血行气通经，经后以逍遥丸调理，调和肝脾，使患者月经周期得以调复。

案例五　补气健脾，活血调经法治疗月经先后无定期案

2014 年 5 月 24 日初诊

陈某，女，23 岁。

主诉　月经先后不定 1 年。

现病史　患者 13 岁初潮，平时月经 30 天一潮，量不多，色淡红，6 天干净，1 年前开始节食减肥，其后月经周期先后不定，18～45 天一潮，量少，色暗，夹血块，无痛经，3 天干净，前次月经为 4 月 2 日，末次月经为 5 月 18 日。来诊时患者形体偏瘦，神疲乏力，面色少华，气短懒言，胃纳一般，夜眠欠佳，小便调，大便偏溏；舌淡暗，有散在瘀点，脉沉细。未婚，否认性生活史。

辅助检查　2014 年 5 月 24 日查尿妊娠阴性，自诉 2014 年 2 月曾行妇科 B 超未见异常。

中医诊断　月经先后无定期。

中医证型　气虚血瘀型。

西医诊断　月经不规则。

治法　补气健脾，活血调经。

中药处方　黄芪 20g　白术 15g　茯苓 15g　党参 20g　炙甘草 5g　桃仁 10g　川芎 10g　熟地黄 20g　当归 10g　白芍 15g

日 1 剂，煎服。

2014 年 6 月 14 日二诊

刻下症　患者诉月经 2014 年 6 月 12 日来潮，量较前稍增多，仍色暗，夹小血块，少许痛经，现未干净。神疲，懒言，胃纳尚可，夜眠一般，小便调；大便偏溏，舌淡暗，有散在瘀点，脉沉细。

中药处方　黄芪 20g　白术 15g　茯苓 15g　党参 20g　炙甘草 5g　桃仁 10g　川芎 10g　熟地黄 20g　当归 10g　赤芍 15g　川牛膝 10g　枳壳 15g　益母草 20g

日 1 剂，共 4 剂。

按语

本案例患者节食减肥后出现月经先后无定期，节食减肥，损伤脾胃，脾胃为后天之本、气血生化之源，脾胃气虚，受纳与健运乏力，则饮食减少，湿浊内生，脾胃运化不利，故大便溏；脾主肌肉，脾胃气虚，四肢肌肉无所禀受，故四肢乏力；气血生化不足，不能荣于面，故见面色少华；脾为肺之母，脾胃虚，肺气先绝，故见气短懒言之象。而又气为血帅，气虚无力动血，血行不畅，留而成瘀，瘀血阻滞冲任，则经行错后，瘀血不去，新血不得归经，则月经提前，发为月经先后无定期。中医辨证属气虚血瘀，治疗以补气健脾、活血调经法，以四君子汤合桃红四物汤加减，四君子汤中人参甘温益气，健脾养胃；白术健脾燥湿，加强益气助运之力；佐以甘淡茯苓，健脾渗湿，苓、术相配，则健脾祛湿之功益著；使以炙甘草，益气和中，调和诸药。四药配伍，共奏益气健脾之功。桃红四物汤出自《医宗金鉴》，由当归、白芍、熟地黄、川芎、桃仁、红花组成，被医家推崇为调经要方，具有养血活血祛瘀之功，熟地黄以补血为主，具有补肾填精的作用；当归补血、活血；川芎入血分理血中之气；白芍敛阴养血；桃仁、红花活血祛瘀。全方尽属血分药，构成了治血要剂。两方合用，气血双调，使患者月经周期有所改善。因患者行经期间仍有明显血瘀之象，故二诊方中加强活血通经之力，但因患者未有后续复诊，故未能观察其后月经周期改善情况。

（许　铮，曹立幸，吴宇燕）

第六节　月经过少案例

案例一　温经散寒治疗月经过少案

2017 年 3 月 6 日初诊

林某，28 岁。

主诉　月经量少 1 年余。

现病史　患者于 2015 年 3 月开始出现月经推后来潮，外院查性激素提示催乳素（PRL）升高，垂体 MR 提示垂体微腺瘤，服用溴隐亭约 2 年，现维持 1.25mg/d，定期检测催乳素水平，自诉从 2015 年 8 月至 2017 年 3 月 6 日维持在正常水平。服用溴隐亭数月后月经周期规律，但月经量少，色暗，无痛经。末次月经为 2017 年 2 月 15 日，量少色暗，2 天干净，用护垫可，无痛经。自觉手足心发热，口干不欲饮；舌淡，苔薄白，脉细。未婚，否认性生活史。

辅助检查　2017 年 2 月 20 日 PRL 180.29mU/L（参考值为 60～610mU/L）。2017 年 3 月 3 日妇科 B 超：子宫大小及双侧附件未见异常。

中医诊断　月经过少。

中医证型　冲任虚寒夹瘀型。

西医诊断　高催乳素血症；垂体微腺瘤。

治法　温经散寒，养血祛瘀。

中药处方　吴茱萸 5g　当归 10g　川芎 10g　白芍 10g　党参 10g　桂枝 10g　牡丹皮 15g　甘草 5g　法半夏 15g　麦冬 15g　生地黄 20g　生姜 3 片　阿胶（烊化）15g

水煎内服，翻煎后次日再服，阿胶分两份，烊化后与药同服。两日 1 剂，共 7 剂。

2017 年 3 月 20 日二诊

刻下症　末次月经为 2017 年 3 月 12 日，3 天干净，量多时每日用 2 个卫生巾，湿一半，色暗。

辅助检查　2017 年 3 月 13 日性激素：LH 1.52U/L（1.9～12.5 U/L），FSH

3.86U/L（2.5～10.2U/L），PRL 65.31mU/L（60～610 mU/L）。

中药处方　原方中改当归15g，川芎15g，白芍15g。续服7剂。

3 个月后复诊，复查 LH 7.2U/L（1.9～12.5U/L），PRL 120mU/L（60～610mU/L），自诉二诊服药后月经量适中。

按语

月经过少之病因病机虽有虚实之分，但临床以虚证或虚中夹实为多。血虚气弱，可以导致血瘀；肾虚亦可以导致血瘀；素多忧郁，气郁血滞，冲任受阻，血行不畅致瘀血内停；寒凝血脉，无以鼓动血液运行，亦可致瘀。本例患者月经量少，色暗，手足心发热，口干不欲饮，垂体微腺瘤，为瘀血内停、新血不生之证。《金匮要略》中认为，暮即发热，少腹里急，腹满，手掌烦热，唇口干燥……温经汤主之。瘀血不去，新血不生，阴津不能上承，故见口干不欲饮，阴血虚不能济阳，故见手足心烦热。方中阿胶、川芎、当归、白芍、牡丹皮为养血和血行瘀之良药，加之党参、甘草益气补虚。瘀血既除，新血自生，则经水充盈。本案运用该经方时尊古籍之剂量，药后仍阴血虚少，故加大归、芎、芍之用量。

脾胃为后天之本、气血生化之源。温经汤组方正是依此特点而设置，仲景用药严谨，固本求源。温经汤为历代医家常用的重要经方，具有温中寓养、温中寓通、气血双补、肝脾兼调之特点，为妇科调经之要方。方中吴茱萸、桂枝为君药，用以温经散寒，通利血脉；当归、川芎活血祛瘀生新，牡丹皮祛瘀通经退热，共为臣药；阿胶、麦冬、白芍滋阴养血，并能止血；人参、甘草补气健脾，又能统血，且甘草与阿胶相伍又可止血补血；女性以血为用，冲为血海，任主胞胎。冲脉隶属阳明，阳明气盛则血盈，脾胃虚弱则血少，冲任二脉均与足阳明胃经相通，半夏辛开苦降入阳明，使胃气行有助于化瘀，半夏与主药配合，直达病所，共同发挥其温通血脉、散结消瘀之功；佐少量生姜温胃降逆而散寒，辛散以布津液，又能助生化。甘草调和诸药，兼为使药。众药相伍，使其温而不燥，通而不猛，补而不滞，祛瘀不伤正，故使用于冲任虚寒，瘀血久滞，以虚寒为本，以实热为标，寒热错杂之多种病证，并非仅用于妇科疾病。方中半夏和生姜，人参与甘草配伍更是巧妙。半夏和生姜善于消胀除满，和胃降逆。

案例二　尤昭玲益气活血、清消瘀热法治疗月经过少的经验

2013 年 12 月 30 日初诊

朱某，女，28 岁。

主诉　月经量少、经期短 2 年。

现病史　患者既往曾孕 4 次，无痛人流 3 次。现症见：月经周期正常，经期 1 天，量极少，色暗黑，疲乏无力，面色不荣，唇舌紫暗，脉涩。患者已置环，无生育要求。

辅助检查　末次宫腔镜检查示右侧宫角粘连，子宫内膜少，左宫角及左输卵管开口可见。内分泌检查正常。月经第 12 天 B 超示子宫内膜厚 5mm，不清晰，不均匀。

中医诊断　月经过少。

中医证型　脾虚瘀热互结证。

西医诊断　月经过少，流产后宫腔粘连。

治法　益气健脾，活血化瘀清热。

中药处方　党参 15g　黄芪 15g　白术 10g　大血藤 15g　鸡血藤 15g　益母草 15g　山药 15g　莲子 15g　蒲公英 10g　红景天 10g　绞股蓝 10g

14 剂，并给予自拟养膜糊 1 剂，分 14 天服用，配合妇科外敷包，热敷下腹部。

2014 年 3 月 20 日二诊

刻下症　自诉近两次月经均较前明显增多，色可，经血中夹有血块，经期延长至 3 天。复给予上方加减 14 剂，继续改善月经情况。

按语

此患者病程两年，多方求治，疗效欠佳。尤昭玲教授接诊本患者、认为其宫腔粘连，可拟化瘀通络、清热散结之方；因其内膜薄，则加山药、莲子之滋养之品，以濡润胞宫，助内膜长养。本方中党参性味甘平，作用缓和，既能补气健脾，又能补血生津；黄芪善入脾胃，为补中益气要药，能补助正气，还能托毒外达；白术入脾胃，被前人誉之为"脾脏补气健脾第一要药"。以上三药配伍使用，补气升阳以扶正，健脾养血以使气血调和、生化有源，并可去长期服药损伤脾胃之弊。大血藤、鸡血藤、益母草三药活血祛瘀、养血调经。患者体质虚弱，党参、黄芪、白术之益气之力尤嫌不够，须加蒲公英、红景天、绞股蓝益气健脾之品以扶正，兼可化瘀、解毒。同时配合外敷中药包及食疗补养。使热去、瘀消、结散、络通，且胞宫得后天水谷精微的滋养，则经血调和，充盈有时，经血可顺势而下。诸法同用，攻补兼施，清消并举，补而不滞、通而不破。中药内服、外敷及食疗三法合用，相得益彰，获得了较好的临床疗效。

《妇人大全良方》有云："冲为血海，任主胞胎，二脉流通，经血渐盈，应时而下。"若冲任二脉阻滞不通，血行不畅，则经血不能盈溢胞宫，经血不得下；或瘀血积聚成结，日久化热，热灼精血，血热壅滞，致经血亏少。其诱因为体质虚弱，或责之于外邪过盛。由于先天不足，禀赋素弱或房劳多产，多次刮宫损伤冲任，耗伤肾精，或久病气血亏虚，脾胃虚弱，气血化源不足，血海不按时满盈而月经过少。本病须以扶正祛邪为基本治则，以化瘀通络为主要治法。女子以肾为根，以血为本，以脾为后天。本患者既往月经规则，后因金刃损伤胞宫，致冲任亏虚，血海不能按时满盈而月经量少，补养后天当以补脾为主，气血生化有源，血气相互滋生，气血调和，则经候如常。

案例三 名老中医朱致纯运用补中益气法治疗月经过少医案举隅

2012 年 3 月 10 日初诊

王某，女性，36 岁。

主诉 月经量少数月。

现病史 患者近数月月经量少，色淡，质稀；经期小腹隐痛；面色萎黄，少气懒言；舌淡，苔薄白，脉细。已婚已育，无生育要求。

中医诊断 月经过少。

中医证型 脾气虚弱型。

西医诊断 月经失调。

治法 补中益气，养血调经。

中药处方（补中益气汤加减） 黄芪 50g 党参 20g 白术 15g 炙甘草 6g 当归 20g 陈皮 15g 茯苓 15g 柴胡 6g 升麻 6g

日 1 剂，水煎服，共 14 剂。

治疗 3 个周期，月经量较前明显增多，其他症状好转。

按语

本案例中患者月经量稀少，单从病史而言，未见明显诱因。但见其面色萎黄，少气懒言，月经量少、质稀、色淡，结合舌脉，一派脾气虚弱之象。现代女性工作紧张，生活、家庭压力大，忧思过度，"思虑过度则伤脾"，或饮食劳倦，或因饮冷，或素体血虚，或大病久病伤血等均可损伤脾胃，而致脾胃功能失常。脾胃为营卫气血生化之源，脾胃气虚，收纳与运化不及，营血衰少，冲任血海不盈，故月经量少；血虚赤色不足，精微不充，故色淡、质稀；血虚胞脉失养，不荣则痛，则见小腹隐痛；面色萎黄，少气懒言，舌淡，脉细，均为脾虚失于濡养之征。

补中益气汤是金元时期李东垣所著《脾胃论》中的方剂，其具有补中益气、升阳举陷的功效，为治疗脾虚、气虚、脾气下陷等证的代表方，是益气补脾的名方。主治脾胃气虚而致的身热有汗，渴喜热饮，头痛恶寒，少气懒言，饮食无味，四肢乏力等症。后世医家继承李东垣的"补土"思想，在临证中，务求辨明本原，注重温补脾胃，治病求本，辨证凡属元气不足，脾胃虚弱并劳倦内伤之症，皆用之。本案为名中医朱致纯教授的验案，朱教授造方时，黄芪（重用），味甘微温，入脾肺经，补中益气，升阳固表，为君药。党参、炙甘草、白术补气健脾，为臣，与黄芪合用增强其补中益气之功效。血为气之母，气虚时久，营血亏虚，故用当归养血合营，协助党参、黄芪补气养血；陈皮理气和胃，使诸药补而不滞；茯苓渗湿健脾，共为佐药。并以少量柴胡、升麻升阳举陷，协助君药升提下陷之中气，为佐使药。诸药合用元气内充，气血双补，冲任血海充盈，月事以时下，正是《黄帝内经》中"土者生万物""虚者补之，劳则温之，陷者举之，损者益之"的体现。组方的精髓在于升阳药的配伍，少量升麻、柴胡升阳举陷，协助君药黄芪以升提下陷之中气，是该方组成的一大亮点。值得注意的是，本方升、柴用于升提下陷之清气，多用则反使本方成为升散之剂。《本草纲目》曰谓："升麻引阳明清气上升，柴胡引少阳清气上行，此乃禀赋虚弱，元气虚馁及劳役饥饱，生冷内伤，脾胃引经最要药也。"《本草汇言》："黄芪，补肺健脾，卫实敛汗，驱风运毒之药也。"现代研究表明，补中益气汤有调节脾胃肠功能，调节免疫功能，退热、抗肿瘤、拮抗环磷酰胺毒性、抗过敏、保护心肌及调节应激反应等作用。

案例四　化痰活血调经法治疗月经过少案

2000 年 6 月 7 日初诊

胡某，女，21 岁。

主诉　近 2 年月经量逐渐减少。

现病史　患者初潮 13 岁，开始月经规律，量可。近 2 年月经延期，经量逐渐减少，甚则点滴即净，并伴形体肥胖，神疲嗜睡，曾用激素治疗，效果不佳，服用活血化瘀通经等中药治疗，经量稍增，但量仍少，1～2 日即净。现停药 45 日，时感胸闷腹胀，咽中痰多，大便干艰；舌苔腻，脉细滑。追问病史，患者平时好逸少劳，嗜食膏粱厚味之品无度。

中医诊断　月经过少。

中医证型　痰浊中阻，闭塞胞宫。

西医诊断　月经失调。

治法　燥湿化痰，活血调经。

中药处方（苍附导痰丸合大黄䗪虫丸化裁）　苍术 10g　白术 10g　姜半夏 9g　茯苓 12g　制香附 10g　枳实 10g　制天南星 9g　陈皮 6g　当归 10g　月月红 10g　赤芍 10g　制大黄 12g　水蛭 6g

水煎服，日 1 剂。并嘱忌膏粱厚味之品，适当运动。

服上药 7 剂后经行，量仍少，继用上方调治后经量逐渐增多，共调治 5 个月余，月经正常，体重随之下降。

按语

《黄帝内经》言"肥人多痰"。患者时感胸闷腹胀，乃痰浊中阻、脾虚失运所致，正如《素问·至真要大论》中"诸湿肿满，皆属于脾"之言。盖脾为生痰之源，因嗜食膏粱厚味之品而伤及脾胃，加之好逸少劳的生活方式，从而导致脾胃升降功能失调，津液凝聚为痰，痰浊中阻，以致月经稀少。正如朱丹溪曰："肥盛妇人，禀受甚厚，恣于酒食，经水不调，不能成孕，以躯脂满溢，痰湿闭塞子宫故也。宜燥湿，去痰，行气。"

中医学认为痰湿证患者多素有痰湿，或因脾失健运，或因肝郁气滞，或因脾肾阳虚。有因脾失健运，湿聚成痰，痰湿内停，阻滞经络，与血相搏，使气血运行不畅，血海满盈不足，则经量减少；脾失健运，痰浊内停，则胸闷呕恶；痰湿下注，任带二脉受损，则带下量多而黏腻，气机运行不畅，无力推动血液运行，经血运行缓慢，瘀血内停，经隧阻滞，血不畅行，故经来量少有块，痰湿则气滞，气滞则血瘀，阻滞胞脉，均使血行不畅，故月经量少。苍附导痰丸出自《女科证治秘方》。方中二陈汤化痰燥湿，和胃健脾；苍术燥湿健脾；香附、枳壳理气行滞；胆南星燥湿化痰；生姜温中和胃。全方燥湿健脾，行气消痰，使痰湿消除。本案运用苍附导痰丸加减，因其瘀阻络甚，加当归、月月红以养血活血，加大黄、水蛭以破血逐瘀通径、使痰瘀得祛，气血回复，中焦得盈，则月经量逐渐增多。对于瘀痰之证，肾证遗方用药，定要诊断明确，即使是瘀滞，亦多气血有伤，慎不可恣投攻破，以免重伤气血，使经血难复。因肝郁气滞，导致痰浊内生。因肝主疏泄，有助于脾之升清，胃之降浊，运化而不衰。若肝气郁结，阻塞升降之道，津液精微不得上升化赤，浊液糟粕不得下降而泄，反酿成痰脂湿浊。正如《济生方》有云："人生气道贵乎顺，顺则津液流通，决无痰饮之患。"痰脂湿浊，下则流注胞宫，胞脉闭塞而闭经；外则泛溢肌表，头面四肢肥胖；内则阻于气道，气机更加失畅，脾胃运化更为失常，痰湿将益甚，而闭经形肥亦日甚。此乃丹溪所云："经不行者，非无血也，为痰碍而不化也。"此时可用逍遥丸理气解郁，使痰湿得消，气机得畅，经血得调，药中病机，此谓善治痰者，不治痰而理气，气顺则升降如常，痰易消易化也。痰之本水也，源于肾；痰之动湿也，主于脾，故脾肾阳虚也是形成痰湿的重要因素。盖肾阳者，职司气化，主前后二阴，有调节水液的作用。阳虚气化不利，水液停聚而致成痰湿。痰湿下注，闭塞胞宫，胞脉不通，则月事稀少，乃至停闭。肾阳偏虚，火不暖土，脾土更虚，不能运化水湿，通调水道，水湿内停，聚液成痰，阻塞胞脉而致不孕。《女科经纶》曰："有肥白妇人不能胎者，或痰滞血海……以补中消痰为主。"主方导痰以治标，加入金匮肾气丸温补助阳，缓缓图治，使阳气得以恢复，正常运化调节水液，杜绝生痰之源，此即固本之意。

（甘华婵，曹立幸，吴宇燕）

 ## 第七节　子宫内膜功能紊乱异常子宫出血案例

案例一　健脾益气法治疗子宫内膜功能紊乱出血案

2016 年 10 月 5 日初诊

曹某，女，47 岁，已婚。

主诉　月经紊乱 2 年，月经量多 5 天。

现病史　患者近 2 年来月经周期紊乱，20～40 天一潮不等，经行长达 5～10

天。末次月经为 2016 年 10 月 1 日，量多如注，每日用卫生巾 8 片，基本湿透，色淡。面色苍白无华，纳呆，便溏，四肢无力；舌胖嫩有齿印，脉沉细无力。

妇科检查　外阴、阴道正常，宫颈肥大，无抬举痛，无着色，轻度柱状上皮异位，宫体饱满，双附件无压痛。

辅助检查　阴道超声提示子宫饱满，子宫内膜厚 18mm，欠均质，双侧附件未见异常回声。

中医诊断　崩漏。

中医证型　脾虚气弱。

西医诊断　异常子宫出血——子宫内膜增厚。

治法　健脾益气，固冲摄血。

中药处方　黄芪 20g　白术 10g　白芍 9g　熟地黄 9g　阿胶（烊化）9g　炙甘草 6g　莲房炭 6g　党参 12g　乌贼骨 20g　侧柏炭 9g　赤石脂（先煎）10g
共 3 剂。

2016 年 10 月 9 日二诊

患者服药后，经血减少，护垫可，色淡，仍感纳差，腹胀，四肢乏力；舌淡胖，边有齿印，苔白，脉细。

中药处方　黄芪 20g　白术 10g　白芍 9g　熟地黄 9g　阿胶 9g　炙甘草 6g　莲房炭 6g　赤石脂（先煎）10g　党参 12g　乌贼骨 20g　侧柏炭 9g　广木香 6g
共 3 剂。

2016 年 10 月 15 日三诊

患者服药后诸症好转，已无阴道出血（共 13 天净）。现患者纳食稍差，眠可，二便调；舌淡，苔薄白，脉细。

中药处方　黄芪 20g　白术 10g　白芍 9g　熟地黄 9g　阿胶 9g　炙甘草 6g　党参 12g　乌贼骨 20g　广木香 6g　当归 9g　香附 9g　木香 9g

2016 年 10 月 28 日四诊

患者食欲增加，无明显不适。继以归脾丸调理，嘱其下周期前来复诊。随访 1 年未发。

按语

子宫内膜增厚所致之不规则阴道出血、月经紊乱属"崩漏"范畴。中医学认为月经的行止与奇经八脉之冲任督带和脏腑功能失调有着密功的关系。经脉乃运行气血之道。冲为血海，为月经之本。同时，妇女以血为本，以气为用，心主血，肝藏血，脾生血、统血，肾藏精，精化血，肺主气，气帅血。五脏安和，则血海按时充盈，月经正常；反之则经血逆乱。故崩漏无论其虚（脾虚，肾阳、肾阴虚）其实（血热、血瘀），其病理转归必然导致冲任受损。所以在治疗时除注重调整脏腑功能外，同时注重固摄冲任。

本案例病因为脾气虚弱，冲任失固。本例病程长达 2 年有余，脾虚中气下陷，统摄无权，冲任不固，致经量多，淋漓不断，故从健脾摄血固冲为治。脾气虚弱，血失统摄，所以月经周期紊乱，经血量多，经期延长；脾虚运化力弱，故纳呆；脾虚气血生化之源不足，所以经血色淡。同时气血不能上荣头面，故面色苍白无华；气血不能荣养四肢，故四肢无力；其舌胖嫩，脉沉细无力皆是脾虚气血不足之征。

《沈氏女科辑要笺正》曰："崩中一证，因火者多，因寒者少，然即使是火，亦是虚火，非实火可比。"既非实火而是虚火，乃真阴亏损所引起，与邪热炽盛者不同。因肾阴虚而致肝阳偏亢，冲任不固，经血妄行。若体质偏于阳虚或久病伤肾，肾阳不足者，亦可因命门火衰不能温煦脾阳，使脾不统血而致崩漏。崩漏既以虚证较多，故治法多以补虚为主，或先去其实，后补其虚，或攻补兼施。血崩一证，不论夹热，夹瘀，总以冲任不固、气不摄血为主要病机，故在大出血时期，应着重补气以摄血，兼顾其热或瘀。《医宗金鉴》曰："若去血过多，则热随血去，当以补为主。"因下血量多，热随血去，气随血泄，即使为阴虚血热而致崩者，经大量出血后，一般都有不同程度的气虚表现，故止血必先固气。这也是傅青主在治疗血崩时补气药与补血药相伍的用药特色。本案首诊时，患者经期已达 5~10 天，经量又多，因失血过多而致面色苍白无华，故首方加减黄土汤化裁。方中的灶中黄土又名伏龙肝，为久经烧柴草熏烧灶底中心的焦黄土，《本草汇言》中说："伏龙肝，温脾渗湿，性燥而平，气温而和，味甘而敛，以藏为用也。故善主血失所藏。如他脏寒下泄，脾胃因寒湿而致动血络，成一切失血诸疾，无用不宜尔。"但因现在很少能找到，故用赤石脂代而用之。赤石脂善于止血，为主药。配以白术温阳健脾，党参健脾益气，熟地黄、阿胶滋阴养血，气血两补，益气摄血，举养脾胃。甘草甘缓和中为辅药。侧柏炭即为侧柏叶的炒炭炮制品，侧柏叶能凉血止血，又能收敛止血，有较好的止血作用，因患者面色苍白，便溏，脉细无力，主虚主寒，故炒炭用。莲房味苦涩，性温，有止血化瘀之功效，常炒炭用为莲房炭。黄土汤中黄芩味苦寒，脾胃虚弱，食少便溏者慎用，因患者虚寒，故舍去。可见本方澄源塞流，标本同治。

二诊时患者仍腹胀纳差，可见脾虚运化无力，不胜其补，故加广木香醒脾促运，意在补而不滞，同时推动脾胃的运行以化生气血。

三诊时经血已尽，故去赤石脂等止血之药，加用养血活血的当归、理气行滞的香附，继之以归脾丸健脾益气，以巩固疗效，使病痊愈而未复发。纵观全疗程，始终抓住"健脾益气，以促气血生化之源"这个根本而不舍，使化源充足，血海得以充盈，冲任得养，疾病才能得以根除。诚信"谨守病机，各司其属"之紧要。在用药方面，因崩漏为妇科常见血证，治疗常需要用到理血药。不同证型与不同阶段，药物的选择应有所不同，才能取得较好效果。血分药中有补血、活血、凉血、止血等的不同。本案首诊时患者出血量多，此时当以止血为要，故在重用补气养血之品时，加用了赤石脂、侧柏炭、莲房炭等收涩之品以求快速固敛止血。

但炭类止血药不宜过多过久用于崩漏，以免过于凝聚，反而留瘀为患。

案例二 健脾益气补肾法治青春期崩漏案

2016 年 6 月 28 日初诊

任某，女，19 岁，未婚。

主诉 月经紊乱 5 年余。

现病史 14 岁月经初潮开始，月经极不规律，周期 10～20 余天，经行 7～10 天，量多，多时顺腿流，少腹胀痛。16 岁时时值经期剧烈运动后，月经量明显增多，出血持续 50 天，引致重度贫血，为求迅速止血遂行诊断性刮宫术，行人工周期，月经比较规律。近 3 年来，大出血 3 次，前 2 次仍采用刮宫止血。本次就诊诉自 4 月初开始阴道出血，时多时少，至今已 50 余天，曾服中药汤剂、云南白药、三七粉，注射止血剂等无效。现头晕心悸，面色㿠白，心烦自汗，纳差口渴，腰酸疲乏。舌淡苔黄腻，脉象细数。

中医诊断 崩漏。

中医证型 脾肾两虚。

西医诊断 异常子宫出血（无排卵型异常子宫出血）。

治法 补气健脾，固摄冲任。

中药处方（补中益气汤加减） 炙黄芪 15g 人参 6g 白术 9g 炙甘草 6g 升麻 3g 生地黄 12g 白芍 9g 阿胶（烊化）12g 生牡蛎 15g 赤石脂（先煎）15g 禹余粮 15g 紫河车（冲服）2g

8 剂，每日 1 剂。

2016 年 7 月 7 日二诊

服上药 3 剂血止，后又连服 5 剂，头晕心悸、气短减轻，口干喜饮；舌苔白稍腻，舌质淡尖红刺，脉细滑数尺弱。

中药处方 黄芪 15g 炙甘草 6g 升麻 3g 生地黄 12g 白芍 9g 阿胶（烊化）12g 牡蛎（先煎）15g 赤石脂 15g 禹余粮 15g 川石斛 12g 紫河车（冲服）2g

6 剂，每日 1 剂。

2016 年 7 月 28 日三诊

头部痛晕渐平，时觉目眩；舌苔根薄白中微裂，质淡，左脉细滑、尺沉细，右脉弦细微数。证属气阴两虚，脾肾尤亏，治以补气阴，强脾肾，以固冲任。

中药处方 党参 15g 白术 15g 炙甘草 6g 山药 15g 熟地黄 12g 吴茱萸 6g 阿胶（烊化）12g 艾叶 10g 生杜仲 15g 续断 12g 女贞子 15g 禹余粮 15g

6 剂，每日 1 剂。

另紫河车粉 90g，每日 3g，分 2 次服。

2016 年 9 月 14 日四诊

月经于 9 月 14 日来潮，量多，状如小便，不能控制，色鲜红，夹有少许血块，少腹冷痛，口干腰酸；舌苔薄白腻，中裂，脉细数。证属气阴重伤，冲任不固，治以益气养阴，固摄冲任。

中药处方　人参 6g　白术 6g　炙甘草 3g　熟地黄 12g　白芍 9g　阿胶（烊化）12g　艾叶 4.5g　仙鹤草 9g　龟甲胶（先煎）12g　赤石脂 15g　禹余粮 15g　紫河车粉（冲服）3g　生龙骨 15g　生牡蛎（先煎）15g　海螵蛸 15g

7 剂，每日 1 剂。

2016 年 9 月 20 日五诊

服药后出血止，经行 7 天，精神尚好，略感头晕眼花，口干；舌苔薄黄腻，脉象细数，病延日久，流血过多，气阴两虚，治以补气血，固冲任。

中药处方　人参归脾丸，每晚服 1 丸，紫河车粉 30g，每晚服 1.5g。

按语

青春期发生的异常子宫出血多由于下丘脑-垂体-卵巢轴发育成熟不全或延迟，在下丘脑-垂体与卵巢之间尚未建立起完善的反馈调节机制，在垂体 FSH 和 LH 的作用下，卵泡发育分泌雌激素，但雌激素对下丘脑正反馈效应尚不能形成正常月经周期中 FSH 和 LH 高峰，因而卵巢中虽有卵泡发育但不能排卵。本病属于中医学"崩漏"范畴，总的病理因素归结为虚、热、瘀三种，其可以单独致病，又可互为因果，夹杂致病，其发病机制复杂，但归结到一点都属于冲任受损，不能制约经血而发病。崩漏的治疗，遵循"塞流、澄源、复旧"的基本原则，审因论治，其血热、肾虚、脾虚、血瘀而引起的病变，病机复杂，常是因果相干，虚实夹杂，暴崩易耗伤气血，久治不愈变生漏证，旧漏不止可突发为崩证，崩漏可互相转变，又互为关联，病情虚实夹杂，反复难愈。

本病患者年纪尚小，又兼先天肾气不足，冲任不固，脾失健运。李东垣认为营出中焦，益气养阴即阳升阴长之意，故有"有形之血不能速生，无形之气须当急固"之说，此治崩之要也。脾胃为后天之本，脾具有益气生血，统血摄纳及运化转输之功，脾主运化，输送水谷精微上奉于心，乃化为血，此为生血之源。因此临床上多采用健脾益气摄血法以治疗血崩。朱丹溪认为崩漏病机是"由脏腑损伤，冲任二脉气血俱虚。不能约制经血，治当大补气血，升举脾胃之气，微加镇坠心火之药以治心，补阴泻阳而崩自止。"故用补中益气汤作为主方加减。补中益气汤出自李东垣《脾胃论》，用于补中益气，升阳举陷。方中炙黄芪甘温，入脾、肺经，既善补益脾肺之气，又善于升举阳气，常用于脾肺气虚诸证，故为君药。人参大补元气，补脾益肺，安神益智，白术甘温苦燥，入脾、胃经，补气健脾，燥湿利水，固表止汗，两者共为臣药，助君药补脾益肺固表。升麻善引清阳之气上升，从而升举下陷之清阳。炙甘草甘而温，得中和之性，有调补之功，益气调药。但原方中的本有当归，然当归性味辛温，《名医别录》认为其辛、大温。

凡辛温之品，只适宜于虚寒之体及寒凝之证。若血少而阴虚者，则当归辛温助阳，不能益阴以生血。故此处用药时去当归。

在原方的基础上加入的药：生地黄，本品甘苦寒，为清热凉血之药；白芍，苦甘酸，微寒，可养血调经；阿胶，甘平，质地滋润，入肺、肝、肾经，为补血、止血、滋阴要药；赤石脂，甘、酸、涩、温，质重沉降，专固下焦，为涩肠止泻、固崩止带、收敛止血之品，《本草逢源》评价其"赤石脂功专止血固下"；禹余粮，甘、涩、平，归胃、大肠经，有涩肠止泻、收敛止血、止带的作用，与赤石脂同用，即为赤石脂禹余粮汤；生牡蛎咸、涩、微寒，质重沉降，归肝肾经，生用即为平肝潜阳之要药；紫河车粉即紫河车干燥后研成细粉，温肾补精，益气养血。

后面诊断和治疗便循着首次诊断的治疗思路，根据症状不断调整药方以跟进身体的恢复情况，且始终紧紧抓住治疗崩漏的原则，大补元气使气旺而能摄血，后以补脾肾，固冲任，继而再补肝强肾，兼摄冲任，逐渐痊愈。

治崩三法的最后一步是复旧，即调理巩固。本案例后期嘱患者服用归脾丸便是调理巩固疗效。归脾丸来自归脾汤，出自《济生方》，适用于气血不足及脾不统血。归脾汤以益气健脾为主，使脾健气血生化有源，统血摄血有权。因生血、统血功能都归属于脾，故名曰归脾汤。以其用治崩漏，符合了傅青主"若不急补其气以生血，而先补其血而遗气，则有形之血，恐不能生，而无形之气，必且至尽散，此所以不先补血而先补气也"的思路。

案例三　益气化瘀法治疗子宫内膜功能紊乱异常子宫出血案例

2015 年 6 月 25 日初诊

张某，女，39 岁，教师。

主诉　月经紊乱 10 个月，不规则阴道出血 42 天。

现病史　患者既往月经规律，10 个月前月经提前并延长，20～23 天一潮，需要 7～15 天干净，最长时曾淋漓出血 1 个月，经量时多时少，夹血块，伴有痛经。曾查 B 超未见异常，今年 2 月 8 日行诊断性刮宫术，术后病理提示子宫内膜单纯性增生。因工作难以请假未能就诊，故患者自行口服乌鸡白凤丸或复方阿胶浆调经。前次月经为 3 月 20 日，7 天干净，末次月经为 4 月 13 日，开始量多一周，中期逐渐减少，淋漓不净，4 天前开始增多，多于平时经量，色暗红，小血块，中下腹隐痛。患者来诊时症见：乏力懒言，头晕心悸，面色萎黄，腰酸，四肢麻，纳眠可，小便调，大便不成形；舌淡，苔薄白，边有瘀点，舌底脉络迂曲，脉细滑。

经带胎产史　既往月经规律。近 10 个月出现月经紊乱如前述。已婚育，$G_3P_1A_2$，2007 年足月顺产 1 子。平时使用避孕套避孕。否认口服避孕药。

个人史　性格平和，教师，工作劳累，休息时间少。

过敏史　否认有药物过敏史。

既往史 诊断性刮宫术史。否认其他重大手术及外伤史。否认甲状腺功能亢进病史。否认心、脑、肝、肾疾病病史。

消毒下妇科检查 外阴正常，阴道血污，宫颈光滑，子宫前位，大小正常，活动可，无触痛，双附件区未扪及包块，无增厚触痛。

辅助检查 2016 年 6 月 25 日 B 超提示子宫大小正常，子宫内膜厚 8mm，均质，双附件正常，血红蛋白 96g/L。

中医诊断 崩漏。

中医证型 气虚血瘀型。

西医诊断 ①异常子宫出血：子宫内膜功能紊乱；②贫血。

治法 补气养血，化瘀固冲。

中药处方（固本止崩汤加减） 党参 15g 黄芪 20g 土炒白术 10g 熟地黄 15g 枳壳 15g 益母草 30g 仙鹤草 15g 三七粉 3g 制首乌 30g 血余炭 10g 川断 15g 茯苓 15g

每天 1 剂，复渣熬 2 次，分早晚服用，连续服用 5 天。

2016 年 6 月 30 日二诊

服上药 5 剂后出血量减少一半，仍疲倦，头晕减轻，面色萎黄，腰酸，纳眠可，大便转实；舌淡，苔薄白，边有瘀点，舌底脉络迂曲，脉细滑。

治法 补气养血，化瘀固冲。

中药处方 党参 15g 黄芪 20g 土炒白术 10g 熟地黄 15g 枳壳 15g 益母草 30g 仙鹤草 15g 三七粉 3g 制首乌 30g 血余炭 10g 川断 15g

每天 1 剂，复渣熬 2 次，分早晚服用，连续服用 7 天。

2016 年 7 月 6 日三诊

服上药 3 剂后出血干净，精神好转，头晕好转，面色较前红润，腰酸减轻，纳眠可，二便调；舌淡，苔薄白，边有瘀点，脉细滑。

治法 补气养血，化瘀固冲。

中药处方 党参 15g 黄芪 20g 白术 10g 熟地黄 15g 茯苓 15g 白芍 15g 女贞子 15g 桑寄生 15g 制首乌 30g 山萸肉 15g 川断 15g 阿胶（另熔）10g

每天 1 剂，复渣熬 2 次，分早晚服用，连续服用 7 天。

守上方随证加减 2 个月余，患者月经恢复规律，25～26 天一潮，6～7 天干净，经量中，复查 B 超未见异常，血红蛋白 105g/L。

按语

崩漏的主证是血证，发病病机主要是冲任受损，无法约束经血，经血不固，非时由胞中妄行而下，其在脏常见于肾、脾、肝的虚郁。在气血津液，与气虚、血热、血瘀相关。故临床辨证时，应当根据患者出血的量、色、质情况，四诊合参，分清虚、实、寒、热。

久崩多虚，久漏多瘀，故临床辨证应根据出血的量、色、质变化，参合舌脉及发病的久暂及其转化情况，审其轻重虚实，辨其虚、实、寒、热。一般而言，崩漏虚证多而实证少，热者多而寒者少，但"即使是火，亦是虚火，非实火可比"，"崩为漏之甚，漏为崩之渐"，即崩可转漏，漏可成崩。由于崩漏发病的缓急久暂不同，临床应本着"急则治其标，缓则治其本"的原则，灵活掌握塞流、澄源、复旧三法。治崩漏三法又不可截然分割，塞流须澄源，澄源当固本。对崩漏的辨证施治，可分虚实两端，实者多为阳热亢盛或气滞血瘀导致。虚者多由气虚、阴虚及脾肾不足，固摄无权引起。治崩多虚证，故宜升提固涩，不宜辛温行血；治漏多实证，故宜养气理血，活血止血，不可偏于固涩。出血期间，亦非见血止血，而应当认识到，该病既是多以虚为本，则当以益气补肾健脾、调固冲任为大法，使肾气得充，脾气得健，则冲任自调，若以治崩三法而论，当仍以澄源为主，稍佐塞流。

本案患者初诊之时，正值经血暴崩量多，治以益气化瘀为主，方用固本止崩汤加减。全方气血两补，使气壮固本以摄血，血生配气能涵阳。方中党参、黄芪大补元气，升阳固本；白术健脾资血之源又统血归经。笔者在临床观察到，此类药物对于脱落的子宫内膜确有修复和促再生的功效。对于子宫内膜生长不良的患者，用党参、黄芪一类药后，可促进子宫内膜生长，为月经来潮、内膜的剥脱做准备。

固本止崩汤原方中，熟地黄滋阴养血，佐黑姜即可引血归经，更有补火温阳收敛之妙；且黄芪配当归含有"当归补血汤"之意，功能补血，熟地黄配当归一阴一阳补血和血。然当归辛苦温而动血，患者初诊时阴道出血量多，故去当归而酌加益母草、三七、血余炭等以活血止血。另外，在运用补益药的同时，考虑到党参、黄芪、白术、甘草等物可能会增加体内湿气，加一味茯苓以健脾渗湿；或可能因"补而致壅"，引起腹胀，故常佐以木香、砂仁等行气之药，使补而不滞。

固本止崩汤加减治疗脾虚型崩漏，临床每获良效，但容易反复发作，不能根治。在临证中治疗妇人之病，要重视周期治疗。血止后还须注重月经周期的调理，顺应胞宫藏泻，使机体自身建立完善的气血盈亏调控机制，用清代医家缪仲淳的说法，此为"复旧"，即善后调理，巩固疗效，故临床中注意血止后的调经治疗，恢复正常月经周期，主要是调理脾胃。东垣认为凡下血证，无不由于脾胃之首先亏损，不能摄血归源，善后调理巩固疗效，历来重视脾胃功能的恢复，是宝贵的经验总结。对于经后期，血海亏虚，当以补肾健脾、益气养血为法，可加用阿胶等补益气血之品，以促进子宫内膜的良好生长，为下次月经做准备。经间期，冲任处于精血充盛时期，血海充盈，阴阳平和，治当滋阴益阳，而勿扰血室，促进冲任胞脉流畅。经前期，血海满盈，处于将溢未出之际，治当因势利导，调理气血。

益气化瘀法在妇科疾病的治疗中发挥着重要作用，气虚和血瘀又往往互为因果。故在疾病治疗中只注重益气或化瘀任何一方面都不会取得较好的疗效，只有权衡两者关系,"消""补"兼施才能更好地达到治疗目的。

案例四 益气生提法治疗子宫内膜功能紊乱异常子宫出血案

2016 年 6 月 22 日初诊

陆某,女,36 岁,销售。

主诉 月经紊乱 1 年,不规则阴道出血 18 天。

现病史 患者既往月经规律,近 1 年工作劳累,经常加班出差熬夜,出现月经紊乱,20～60 天一潮,每次需要 7～15 天干净,经量时多时少,最大量时一天卫生巾 6～7 片,无痛经,平时疲倦,腰酸。因长期出差,故每次出血多时至社区医院就诊,检查妇科 B 超未提示明显异常,口服止血药,未再行系统检查。末次月经 6 月 7 日,距离上次月经推后 9 天,初期量少,色红,无不适,后期量多如注,色深,夹血块。患者来诊时症见:神情疲倦,懒言,面色萎黄,头晕,心悸气短,腰酸,纳呆,大便烂,眠可;平时带下偏多,质稀,色白或透明;舌淡胖大,苔薄白,脉细沉。

经带胎产史 既往月经 26～28 天一潮,经期 5～7 天,经量中等。近 1 年出现月经紊乱如前述。已婚育,$G_2P_1A_1$,2009 年剖宫产 1 子。平时使用避孕套避孕。否认口服紧急避孕药。

个人史 性格外向,销售工作劳累,经常加班出差,时常工作至凌晨。

过敏史 否认有药物过敏史。

既往史 否认手术病史,否认甲状腺功能亢进病史,否认肝肾疾病史。

妇科检查 外阴正常,阴道血污,宫颈光滑,子宫前位,大小正常,活动欠,无触痛,双附件区未扪及包块,无增厚触痛。

辅助检查 急查血常规,血红蛋白 93g/L,凝血未见异常。B 超提示子宫大小正常,子宫内膜厚 12mm,可见散在细小液性暗区,左卵巢小囊性结构,右附件区未探及异常。

中医诊断 崩漏。

中医证型 气虚型。

西医诊断 ①异常子宫出血;②轻度贫血。

治法 益气升提,固本止崩。

中药处方(举元煎加减) 黄芪 30g 党参 30g 白术 15g 升麻 9g 当归 9g 茜草 15g 地榆 15g 甘草 6g 生龙骨 30g 生牡蛎 30g

每天 1 剂,复渣熬 2 次,分早晚服用,连续服用 7 天。

患者初诊当天行诊断性刮宫术,刮出内膜样组织约 8g,组织新鲜。待病理结果回复。

2016 年 6 月 29 日二诊

诊断性刮宫术后再服上药 5 剂后血止,病理提示子宫内膜增生过长。现血止第 3 天。仍疲倦，头晕，面色萎黄，腰酸，食不香，眠可，大便转实；舌淡胖大，苔薄白，脉细沉。

治法　益气养血，固本止崩。

中药处方（八珍汤加减）　党参 30g　白术 15g　当归 9g　茯苓 15g　枸杞子 10g　熟地黄 15g　生龙骨 30g　生牡蛎 30g　山萸肉 52g　甘草 6g

每天 1 剂，复渣熬 2 次，分早晚服用，连续服用 7 天。

2016 年 7 月 11 日三诊

现血止 15 天，现处于经前期。精神好转，面色较前红润，食欲转佳，仍有头晕，腰酸减轻，带下质稀，眠可，二便调；舌淡胖，苔薄白，脉象不似从前沉细。

治法　益气养血活血，培补肾阳。

中药处方　白术 15g　茯苓 15g　淫羊藿 10g　川芎 9g　牛膝 10g　当归 10g　熟地黄 15g　党参 20g

每天 1 剂，复渣熬 2 次，分早晚服用，连续服用 7 天。

2016 年 7 月 18 日四诊

现月经周期 42 天，月经仍未来潮。精神好转，头晕缓解，带下质稀；纳眠可，大便质烂，日 2 次；舌淡白，苔白，脉细。

治法　益气养血活血，培补肾阳。

中药处方　白术 15g　茯苓 15g　淫羊藿 10g　川芎 9g　牛膝 10g　当归 10g　党参 20g　陈皮 6g

每天 1 剂，复渣熬 2 次，分早晚服用，连续服用 5 天。

2016 年 7 月 27 日五诊

服上药后 9 月 23 日月经来潮。本次月经量中，色红，有少量血块，痛经隐隐，现量少，腰酸，纳眠可，二便调；舌淡白，苔白，脉细。

治法　滋肾填精，养血调经。

中药处方　熟地黄 15g　山药 20g　山萸肉 15g　枸杞子 10g　龟板胶 10g　菟丝子 20g　当归 10g　川芎 9g

每天 1 剂，复渣熬 2 次，分早晚服用，连续服用 7 天。

嘱须注意休息，避免熬夜，适当锻炼，嘱定期复查 B 超，出现月经异常复诊。

按语

本案患者月经周期缩短或推后，经期延长，甚则崩漏不止。究其原因，为长期劳累伤气，以致气虚冲任不固，血失统摄。

此案中患者舌淡胖大，且伴有乏力、纳少为脾虚之象。《万氏女科》云："妇人崩中之病，皆因中气虚不能收敛其血。"脾阳虚，不能升清，气血生化之源；脾气虚，固摄失常，血溢脉外，气血亏虚，冲任二脉受损，则暴下不止或淋漓不尽而成崩漏。唐容川《血证论》云："示人之崩，必治中州也。"由于脾伤气陷，统摄无权，冲任失固是崩漏的发病关键，健脾则为治疗崩漏的关键。罗元恺认为肾阴虚、脾气虚往往是崩漏致病之本，血热、血瘀可为诱发本病的一种因素。崩漏以大量长期出血为主症，出血过多，可致血虚、气虚，甚或休克，即或因于热、因于瘀，亦会热随血泄，瘀随血去，故崩中漏久者，务以止血为先，即塞流，但塞流须与澄源相结合。因此，此案出血期治疗以补气健脾、固本止崩为首要。举元煎中，党参、白术健脾益气，助生血；黄芪、升麻补气，提气；当归养血和血，与黄芪相配有当归补血汤之意。出血日久，血不归经，离经之血必有瘀滞，所谓"久漏必有瘀"，往往瘀血排出，流血即止，所伴症状也会随之减轻，故于方中加茜草、地榆化瘀止血。配以生龙骨、生牡蛎收涩止血，全方扶正固本、收涩塞流、祛瘀生新。

调经必先扶脾保胃，治崩宜调脾胃。程若水认为，妇人经水与乳，俱由脾胃所生。妇人经血，由于饮食五味，水谷之精气所化，此调经必先于扶脾保胃为要。《女科经纶》中有"妇人经血生于水谷之精气"论；东垣曰："凡下血证，须用四君子汤收功，厥有旨哉。此皆从脾胃本源病治，不可不知也。"

二诊血止后，当根据患者自身情况，审其寒热虚实，缓则治其本，结合患者当前症状及舌脉，考虑气血两虚，方用八珍汤加减，继续用生龙牡收涩止血以巩固疗效，全方益气和血，滋肝养脾，进一步调节患者脾虚之本。三诊后，在经前既当益气养血，又应补肾固冲，改善贫血虚弱症状，继而恢复脾肾功能，调理冲任。《景岳全书》指出"肾为先天之本，脾为后天之本，崩漏虽有不同证型，无论病起何脏，必归脾肾"。根据妇女经前经后的生理特点不同，分别予以经前温肾阳以促来潮，方中酌加淫羊藿、川芎、牛膝温肾通经。经后填肾精、养血以稳定月经周期。先天之阴气，靠肾阴来滋养；五脏之阳气，赖肾阳来生发；月经的正常出现与停止，更取决于肾气的盛衰。从临床实践体验，对本病的治法，补脾必须兼肾。在出血期间，可先以补气健脾为主，而收固气摄血之效；出血缓止后，则应着重补肾兼理肝脾气血，以巩固疗效而调整周期，这才是固本之治。

案例五　补气摄血法治疗子宫内膜功能紊乱异常子宫出血案

2016 年 5 月 2 日初诊

李某，女，38 岁，环卫工人。

主诉　月经紊乱 2 年，不规则阴道出血 20 天。

现病史　患者近 2 年前开始出现月经紊乱，提前或退后 7～10 天，经期 5～20 余天，经量时多时少，最长时淋漓出血持续 40 余天，曾有大出血 3 次，多次在外院查妇科 B 超提示子宫内膜增厚，半年前行诊断性刮宫术，病理提示子宫内膜增生紊乱。术后曾给予妇康片治疗 1 个月，之后使用中药汤剂治疗，月经稍有改善，前次月经为 3 月 19 日，淋漓至 3 月 29 日方干净。末次月经为 4 月 12 日，开始 3 天量少，逐渐增多，曾服用中药、云南白药，注射止血针无效，阴道出血至初诊日未净，现量多，日用卫生巾四五片，湿透。患者来诊时症见：神情疲倦乏力，头晕，心悸，面色萎黄，出汗多，四肢不温，纳差，口干，眠可，便溏；阴道出血量多，色淡暗，质略稀，无异味；舌淡胖，边有齿印，苔白，脉细弱。

经带胎产史　既往月经 27～30 天一潮，经期 7 天，经量中等。近 2 年出现月经紊乱如前述。已婚育，$G_2P_1A_1$，2005 年足月顺产 1 子。平时使用避孕套避孕。否认口服避孕药。

个人史　性格沉稳，环卫工人，工作劳累，休息时间少。

过敏史　否认有药物过敏史。

既往史　否认手术病史，否认甲亢病史，否认肝肾疾病史。

妇科检查　外阴正常，阴道血污，宫颈光滑，子宫前位，稍胀，活动可，无触痛，双附件区未扪及包块，无增厚触痛。

辅助检查　2016 年 5 月 2 日 B 超提示子宫稍大，子宫内膜厚 11mm，尚均质，右附件正常，左卵巢小囊性结构。

中医诊断　崩漏。

中医证型　脾虚。

西医诊断　①异常子宫出血；②子宫内膜功能紊乱。

治法　补气摄血，固冲止崩。

中药处方（固本止崩汤）　党参 30g　黄芪 30g　土炒白术 10g　熟地黄 30g　当归 15g　炮姜炭 3g

每天 1 剂，复渣熬 2 次，分早晚服用，连续服用 7 天。

2016 年 5 月 7 日二诊

服用上方 5 剂后血止，头晕、心悸减轻，精神较前好转，腰酸、胃纳好转，仍有口干，大便稀烂；舌淡胖，边有齿印，苔白，脉细。

治法　补气益血，强脾肾以固冲任。

中药处方　党参 30g　黄芪 30g　土炒白术 10g　熟地黄 30g　当归 15g　山药 15g　杜仲 10g　川断 15g

每天 1 剂，复渣熬 2 次，分早晚服用，连续服用 7 天。

2016 年 5 月 20 日三诊

服用上方期间，一直无阴道出血。末次月经 5 月 18 日来潮，量多，色鲜红。

刻下症：神情疲倦，口干，腰酸，大便软，睡眠可。就诊当天阴道出血量中；舌淡胖边，有齿印，苔薄白，脉细。

治法　补气摄血，固冲止崩。

中药处方　党参 30g　黄芪 30g　土炒白术 10g　熟地黄 30g　当归 15g　炮姜炭 3g　白芍 15g　阿胶（另熔）12g　川断 15g

每天 1 剂，复渣熬 2 次，分早晚服用，连续服用 7 天。

嘱患者月经基本干净或干净 3 天内须复诊。

2016 年 5 月 29 日四诊

服用上方药出血止，经行 9 天。刻下症：自觉疲倦较前减轻，略感头晕目花，腰酸，口干，胃纳好转，大便已成形；舌淡红，苔薄微黄，脉细数。

治法　补气益血，强脾肾以固冲任。

中药处方　党参 30g　黄芪 30g　土炒白术 10g　熟地黄 30g　当归 15g　白芍 15g　川断 15g　山药 15g　阿胶（另熔）12g　杜仲 10g

每天 1 剂，复渣熬 2 次，分早晚服用，连续服用 14 天。

嘱患者仍月经基本干净或干净 3 天内须复诊。

2016 年 6 月 23 日五诊

服药期间一直无阴道出血。末次月经 6 月 16 日来潮，量较既往减少，此次经行 6 天干净。刻下症：自觉无明显疲倦感，腰酸减轻，无口干，大便成形，睡眠可。舌淡红暗，苔薄微黄，脉弦细。

治法　补气摄血，补肾固冲。

中药处方　党参 20g　黄芪 20g　白术 10g　熟地黄 30g　当归 15g　白芍 15g　川断 15g　山药 15g　阿胶（另熔）12g　山药 15g　菟丝子 20g

每天 1 剂，复渣熬 2 次，分早晚服用，连续服用 14 天。

嘱患者仍月经基本干净或干净 3 天内须复诊。给予归脾丸非经期时服用。

2016 年 8 月 30 日六诊

7 月 18 日、8 月 19 日分别月经来潮一次，量中等，6 天干净。期间未见不规则阴道出血。刻下症：自觉无明显不适，精神好转，面色较前红润，胃纳可，腰酸减轻，大便成形；舌淡红，苔薄微黄，脉弦细。复查 B 超提示子宫稍大，子宫内膜厚 8mm，双附件未见异常。

治法　补益气血，补肾固冲。

嘱须注意休息，适当锻炼，给予归脾丸非经期时服用。嘱定期复查 B 超，出现月经异常复诊。

按语

本案患者月经紊乱，经期 5～20 余天不等，甚则崩漏淋漓不止，来诊时有崩中之势。究其原因，为长期七情内伤劳累伤气，脾气亏虚，致气血生化无源或统摄无权，脾不统血，发为崩漏。

崩与漏，一般以来势急，血量多者为"崩"，出血量少淋漓不断者为"漏"。《医学入门》云："凡非时血行淋漓不断，谓之漏下，忽然暴下，若山崩然，谓之崩中。"临床常以病程的长短，证型之虚实作为辨证的依据。若新病而证属热属实，来势虽猛，元气未伤，其病急但尚轻。若久病正虚，其势虽缓，但元气已伤，其病为重。崩漏虽然临床表现不同，但发病机制则一，两者在演变过程中可相互转化。如崩日久，气血大衰可变成漏，久漏不止，病势日进，亦可成崩。

无排卵型异常子宫出血可归"血崩"范畴，是由于调节生殖的神经内分泌机制失常引起的异常子宫出血。中医学一般认为导致崩漏的病因主要有脾虚、肾虚、血热和血瘀。结合本案，患者工作劳累过度，损伤脾气，脾为后天之本、气血生化之源，脾主中气而统血，月经以血为物质基础；气为血之帅，血为气之母。因此，脾伤气陷，血随气下，统摄无权，冲任失固导致崩漏。故本病案，脾伤气陷，统摄无权，冲任失固是崩漏的发病关键。早在《景岳全书》就指出"先损脾胃，次及冲任"，"穷必及肾"，提出脾虚是发病的基础。

"固本止崩汤"为清代医家傅山所创，收录于其著作《傅青主女科》一书中。傅青主非常重视治病求本的原则，他认为治崩重在调理脾肾，脾为后天之本、气血生化之源，补益先天，脾气健则气血有所化生；肾为后天之本，藏精化血，顾护冲任，肾气充，肾精足，则冲任安，月水调。因此，其在辨治血崩中着重于顾护脾肾之根，以补益肾气、调理脾胃为治疗根本，主张"精气同补，阴阳兼顾"。本案例以固本止崩汤为主进行治疗，药味虽少，但药简力宏，紧扣虚火盛而动血之病机，治疗遵循傅青主"止崩之药，不可独用，必须于补阴之中行止崩之法"之原则。本案治疗时酌加阿胶、白芍以养阳精；加杜仲、川断、菟丝子以调补肾之阴阳。患者病逾 2 年，以致气阴虚损日久，故后以补脾肾、固冲任，治疗 3 个月，逐渐痊愈。

固本止崩汤主要治疗脾气虚之气血两虚血崩，临床多用于阴道出血量多之时，必要时结合现代医学运用诊断刮宫术以止血并进一步诊断出血原因，以策安全。

（黄　健，徐　珉，陈　颐，吴宇燕）

 第八节　子宫腺肌病异常子宫出血案例

案例一　益气摄血化瘀止痛法治疗子宫腺肌病之月经过多

2016 年 2 月 15 日初诊

陈某，女，38 岁。

主诉　月经量多伴经行下腹痛半年。

现病史　患者平素月经规则，28～30 天一潮，近半年月经量增多，最多时日用卫生巾 8～10 片，色暗红，夹有较多血块，6～7 天干净，其中 3～4 天量多，伴经行下腹痛，呈渐进性，须口服镇痛药。末次月经为 2016 年 2 月 13 日，第一天量不多，第二天开始阴道出血量多如注，色暗红，夹有血块，日用卫生巾 10 片，湿透，经行下腹痛，须服止痛药，伴恶心、呕吐，乏力，大便溏，纳差，头晕，气短懒言，面色少华，暗滞多斑；舌质淡暗，苔白，脉弦细。

已婚育，G_3P_2（均为剖宫产）A_1（2013 年人流），无生育要求。平素工作劳累，饮食不规律。

消毒下妇科检查 外阴阴道血污，阴道内见血块，宫颈光滑，子宫前位，增大如孕 2 个月，质硬，活动可，无压痛，子宫后壁可触及数个触痛结节，双附件区未扪及异常。

辅助检查 2016 年 1 月曾行 B 超检查，提示子宫增大（子宫三径线 67mm×52mm×55mm），子宫腺肌病。2016 年 2 月 15 日血常规提示血红蛋白 105g/L。

中医诊断 ①癥瘕；②月经过多；③痛经。

中医证型 气虚血瘀。

西医诊断 ①异常子宫出血；②子宫腺肌病。

治法 益气摄血，化瘀止痛。

中药处方 党参 30g　黄芪 30g　土炒白术 15g　升麻 5g　田七 10g　益母草 15g　延胡索 15g　枳壳 15g　生蒲黄（包煎）10g　五灵脂（包煎）10g　炙甘草 9g

水煎服，每日 1 剂，煎服，共 3 剂。

2016 年 2 月 21 日二诊

刻下症 服药 2 剂后腹痛缓解，经量减少，月经 7 天干净。现月经方净，稍感神疲乏力，腰酸，白带清稀量多，纳眠欠佳，小便正常，大便偏烂，不成形；舌质淡暗，苔白，脉沉细。

中药处方 党参 20g　黄芪 15g　白术 10g　茯苓 15g　炙甘草 9g　山药 15g　熟地黄 15g　砂仁（后下）6g　丹参 15g　鸡内金 15g

水煎服，每日 1 剂，煎服，共 7 剂。

2016 年 3 月 7 日三诊

刻下症 面色少华，懒言，自觉精神较既往稍好，但仍容易乏力，无头晕，小腹绵绵作痛，时有坠痛感，腰酸，双乳微胀，容易腹泻，小便调，纳欠佳，眠可；舌淡暗，苔薄白，脉弦细。

中药处方 党参 20g　黄芪 15g　白术 10g　茯苓 15g　炙甘草 9g　补骨脂 15g　当归 10g　白芍 15g　川芎 10g　延胡索 15g　陈皮 5g

水煎服，每日 1 剂，煎服，共 7 剂。

2016 年 3 月 16 日四诊

刻下症 末次月经为 3 月 13 日，第二天量较多，日用卫生巾 7～8 片，血块减少，经行腹痛较既往缓解，第三天开始量明显减少，为正常月经量，日用卫生巾 3～4 片，无恶心呕吐，乏力，无头晕，纳眠可；舌淡暗，苔薄白，脉细。

中药处方 予初诊方药，患者经行腹痛不明显，可去田七，具体如下。

黄芪 30g　党参 30g　土炒白术 15g　升麻 5g　益母草 15g　延胡索 15g　枳壳 15g　生蒲黄（包煎）10g　五灵脂（包煎）10g　炙甘草 9g

水煎服，每日 1 剂，煎服，共 3 剂。

并嘱患者经后服二诊处方 2 周。

2016 年 5 月 18 日五诊

刻下症　精神良好，面色润泽，声音洪亮，无乏力，无头晕，无恶心呕吐，无腹痛，诉近 2 次月经来潮经量正常，痛经明显缓解。前次月经为 4 月 11 日，量、色、质正常，痛经轻微。末次月经为 5 月 10 日，量中，最多时日用卫生巾 4 片，血块少，色暗红，经行少腹隐痛，可忍，无腹泻，大便成形，小便调，纳眠可；舌淡暗，苔薄白，脉细滑。

患者病情好转，之后间断服中药调理，以健脾益气活血化瘀为法，结合中成药散结镇痛胶囊口服，活血消癥散结。3 个月后随访，诉经量正常，经行偶有下腹不适感，告愈。

按语

《金匮要略编注》云"五脏六腑之血，全赖脾气统摄"。脾主运化，司中气，主统血，升清。脾为后天之本、气血生化之源。脾胃之气伤则饮食不化，饮食不化则气血不生，脏腑不得荣养，而浊气、滞血停留，留滞胞宫日久发为癥瘕。《诸病源候论》云："癥瘕者，皆由寒温不调，饮食不化，与脏气相搏结而生也。"本案例患者平素工作劳累，饮食不规律，此乃病因。脾气升发失常，致中气下陷，不能摄血，血无所主，冲脉堤防不固，必然导致经血"或暴下如注，或淋漓不止"。

本案患者月经过多日久，经血色暗红，伴疲倦乏力，气短懒言，小腹坠胀等证，为脾气亏虚，失于统摄。患者初诊时正值经期，经血量多，伴经行腹痛，根据中医辨证，从益气摄血、化瘀止痛入手，方选举元煎合失笑散加减，疗效满意。方中用党参、黄芪、白术、炙甘草益气补中，摄血固脱，辅以升麻升阳举陷，药简力专。蒲黄、五灵脂组成失笑散，又名"断弓弦散"，是祛瘀止痛止血的有效方剂，用于治疗妇科诸症，疗效尤为显著。此案中患者经行腹痛剧烈，血瘀为主，故予生蒲黄以加强活血化瘀止痛之效；益母草、枳壳行气化瘀通经，延胡索行气化瘀止痛，田七化瘀止血，诸药合用，使气血充足，冲任得固，瘀去痛减，则经来正常、经痛得缓，方与病合，故能收到满意的疗效，且无西药的不良反应。

经前期血海由满而溢泻；行经初期经血以通为用。因此，治疗时在经前期及行经初期，宜活血化瘀通经，使气血下行，经行顺畅，瘀化血方能止。与此同时应注意行气，以气行推动血行，防止血滞为瘀。本案例患者三诊时已至经前，气虚则运化无力，精血不足，可见面色少华，神疲乏力，大便不实，气虚运血无力，血行迟滞致瘀，不通则痛，故见经行腹痛。故治疗在原健脾益气的基础上，加当归、川芎以行气活血。当归辛行温通，故能活血止痛调经，川芎既能活血，又能行气，为"血中气药"，能"下调经水，中开郁结"；归芎相须为用，使血行而瘀化。患者有子宫腺肌病，经行腹痛，经前加延胡索活血行气止痛，白芍养血调经止痛，归肝脾经，与炙甘草配伍可酸甘养阴并能缓急止痛。加陈皮"四两拨千斤"，理气健脾，患者经前腹泻，此乃脾气亏虚日久伤阳之表现，故加补骨脂以暖脾止泻。

经健脾益气、活血化瘀之法治疗后，患者四诊月经来潮，经量虽多，但已较前减少，经行腹痛明显缓解，已初见疗效。行经期经血以通为用，治疗可守初诊时治疗方法，以益气摄血、化瘀止痛为主，继投举元煎和失笑散加减，脾气渐复，易人参为党参，因患者瘀去痛减，故可去田七，方证相合，疗效满意。

本例患者气虚血瘀，气不摄血，经血过多，通过益气摄血、化瘀止血之法，结合月经周期特点，标本兼治，疗效明显。

案例二　健脾补肾，化瘀止血法治疗子宫腺肌病之崩漏

2016 年 4 月 10 日初诊

邓某，女，40 岁。

主诉　月经紊乱 3 年，阴道出血 20 天，量多如注 3 天。

现病史　患者 14 岁月经初潮后周期尚规则，28～30 天一潮，近 3 年来月经周期紊乱，20～50 天一行，月经量多，最多时每 2 小时湿透一片日用卫生巾，色暗红，血块多，量多持续 2～3 天，之后逐渐减少，淋漓难净，持续 7～16 天方净，常在经净 3～7 天后复见阴道出血，量不多，持续 1～2 周。伴经行下腹痛、腰酸，无须镇痛药。前次月经为 2015 年 12 月 31 日，量多如前述，9 天干净，1 月 13 日至 1 月 20 日曾有少量阴道出血，湿卫生巾表面，无腹痛。末次月经为 2016 年 2 月 5 日，量多，7 天干净，痛经。3 月 21 日开始见阴道出血，初量少，5 天后量逐渐增多如月经量，4 天后患者自服云南白药，量逐渐减少。患者参加剧烈运动后，4 月 8 日再次见阴道出血增多，多于平时月经量，每小时湿透一片卫生巾，初为暗红色，现为鲜红色，伴头晕，乏力，腰膝酸软，下腹坠痛，怕冷，睡眠饮食均差，面色晦暗、萎黄；舌淡暗，苔白，脉细略滑数。

已婚育，G_3P_1（2011 年剖宫产）A_2（末次为 2012 年人工流产），无生育要求。2015 年 12 月曾因不规则阴道出血量多在外院行宫腔镜检查和诊断性刮宫术，病理提示增生期子宫内膜，建议上曼月乐环，患者拒绝。患者平素工作劳累。

消毒下妇科检查　外阴阴道血污，阴道内见血块，宫颈轻度柱状上皮外移，子宫前位，增大如孕 2 个多月，质硬，活动可，无压痛，子宫后壁触及数粒触痛结节，双附件区未扪及异常。

辅助检查　2016 年 4 月 10 日行 B 超检查提示子宫增大（子宫三径线 70mm×58mm×63mm），子宫腺肌病，子宫内膜厚 9mm，欠均质，左侧卵巢囊肿：多囊?（25mm×18mm）及异常。2016 年 4 月 10 日血常规提示血红蛋白 73g/L，凝血四项未见异常。

建议患者入院系统治疗，患者拒绝，要求在门诊调经。

中医诊断　①癥瘕；②崩漏；③虚劳。

中医证型　脾肾不固，气血两虚血瘀。

西医诊断　①子宫腺肌病；②中度贫血。

治法　健脾补肾，益气养血，化瘀止血。

中药处方（二稔汤加减，罗元恺教授经验方）　岗稔根 30g　黄芪 30g　制何首乌 20g　续断 15g　党参 30g　白术 15g　炙甘草 10g　仙鹤草 15g　蕲艾 10g　三七粉（冲服）3g　阿胶（烊化）10g　益母草 20g　枳壳 15g

水煎服，每日 1 剂，再煎服用，共 3 剂。

针刺断红穴，艾灸百会穴、双侧隐白穴、大敦穴。

并嘱患者每日用红参 15g 炖服。嘱出血 24 小时未见减少须复诊，必要时须输血、行分段诊断性刮宫术。

艾灸隐白、大敦穴以温经止血。

2016 年 4 月 13 日二诊

刻下症　服药 3 剂后阴道出血明显减少，现每日用卫生巾 2 片湿表面，色暗红，感头晕乏力，腰腿发软，小腹坠痛改善，口淡，纳差；舌淡暗，略胖，脉细略数。

仍守前法，兼以涩血。

中药处方　岗稔根 30g　黄芪 30g　制首乌 20g　续断 15g　党参 30g　白术 15g　炙甘草 10g　仙鹤草 15g　蕲艾 10g　金樱子 15g　荆芥炭 9g　蒲黄炭（包煎）10g

4 剂，每日 1 剂，水煎服。

2016 年 4 月 21 日三诊

刻下症　服上药后阴道出血干净。患者稍感神疲乏力，无头晕头痛，腰酸，白带清稀量多，纳眠欠佳，小便正常，大便难解；舌质淡暗，苔白，脉沉细。

月经已干净，可去收涩止血之品，以健脾补肾为主以收固本之效，患者 B 超检查提示子宫腺肌病，非经期加活血化瘀消癥散结之品。

中药处方（四君子汤合寿胎丸加减）　党参 20g　白术 10g　茯苓 15g　炙甘草 9g　阿胶（烊化）10g　熟地黄 15g　菟丝子 15g　莪术 10g　续断 15g　桑寄生 15g　夏枯草 15g　三棱 10g

水煎服，每日 1 剂，煎服，共 7 剂。

2016 年 5 月 9 日四诊

刻下症　末次月经为 5 月 3 日，初量少，每日用卫生巾 1 片，湿表面，第 3 天开始增多，血块多，现未干净，量多，日用卫生巾 7~8 片，湿透，伴头晕头痛，下腹胀痛，腰酸软，下肢酸麻乏力，口淡，纳差；舌淡胖，边有齿痕，苔薄白，脉弦细。经行第 6 天，量仍多，须予以塞流止血，以防崩漏不止。

中药处方（二稔汤加减）　岗稔根 30g　黄芪 30g　制首乌 20g　续断 15g　党参 30g　土炒白术 15g　炙甘草 10g　熟地黄 15g　砂仁（后下）6g　三七片 10g

菟丝子 15g　金樱子 15g　蒲黄炭（包煎）10g

4 剂，每日 1 剂，水煎服。

配合艾灸百会穴、双侧隐白大敦穴。针刺断红穴。

2016 年 5 月 28 日五诊

上诊服药后阴道出血于 5 月 13 日干净。5 月 20 日再次见阴道出血，量少于既往，护垫可。患者自服云南白药后出血干净，共持续约 7 天，伴下腹隐痛。

刻下症　面色少华，懒言，自觉精神较既往稍好，工作时容易乏力，无头晕，小腹绵绵作痛，时有坠痛感，腰酸，大便烂，小便调，纳欠佳，夜眠可；带下清稀；舌淡暗，边有齿痕，苔薄白，脉弦略滑。

治法　补肾固本，兼以行气活血化瘀。

中药处方　党参 20g　白术 10g　山药 15g　炙甘草 9g　熟地黄 15g　菟丝子 15g　当归 10g　白芍 15g　川芎 10g　延胡索 15g　三棱 10g　莪术 10g

水煎服，每日 1 剂，煎服，共 7 剂。

2016 年 6 月 11 日六诊

末次月经为 2016 年 6 月 4 日，来潮顺畅，第 2~3 天量多，日用卫生巾 6~7 片，血块多，自行炖服红参和阿胶后出血减少，月经 7 天干净。经行腹痛明显缓解，伴少许腰酸。

刻下症　面色萎黄少华，精神好转，无头晕头痛，无明显乏力，无恶心呕吐，口干喜饮，偶有目眩；纳一般，眠欠佳，多梦，夜尿 1~2 次，大便调。舌淡暗，苔薄白，脉弦细。

经后患者出现阴伤之象，脾肾亏虚，治疗以补气阴，健脾肾，固冲任，并活血化瘀为法。

中药处方　党参 30g　茯神 15g　白术 10g　炙甘草 9g　赤芍 15g　熟地黄 15g　女贞子 15g　旱莲草 15g　盐山萸肉 10g　鳖甲（先煎）15g　三棱 10g　莪术 10g

水煎服，每日 1 剂，煎服，共 7 剂。

2016 年 7 月 2 日七诊

末次月经干净后至今无异常阴道出血。

刻下症　精神良好，面色稍黄，无头晕乏力，无恶心呕吐，近日觉下腹轻微坠痛，腰酸改善，无口干口苦，大便偏烂，小便调，纳眠可；舌淡暗，苔薄白，脉弦滑。

经前以理气调冲、活血化瘀为法，使血行通畅，瘀血得化。

中药处方

处方一（举元煎合失笑散加减）：黄芪 30g　党参 30g　白术 15g　升麻 5g　田七 10g　益母草 15g　延胡索 15g　枳壳 15g　生蒲黄 10g（包煎）　五灵脂（包煎）10g　炙甘草 9g

水煎服，每日 1 剂，煎服，共 7 剂。

处方二：党参 20g　白术 10g　茯苓 15g　炙甘草 9g　阿胶（烊化）10g　熟地黄 15g　菟丝子 15g　续断 15g　桑寄生 15g　三棱 10g　莪术 10g

于月经干净后服 2 周。并嘱月经干净后服中成药桂枝茯苓胶囊以增强活血化瘀消癥散结之功。

按此方法治疗 2 个月经周期。

2016 年 8 月 18 日八诊

前次月经为 2016 年 7 月 8 日，至 7 月 14 日干净，末次月经为 2016 年 8 月 10 日，至 8 月 16 日干净，量中，第 2～3 天量多，最多每日用卫生巾 5～6 片，血块减少，下腹隐痛。7～8 月无异常阴道出血。

刻下症　神清，精神良好，面色明亮润泽，无头晕头痛，无乏力，无腹痛，无腰酸，偶有下腹隐痛，无口干口苦，无发热恶寒。纳可，眠佳，二便调；舌淡红稍暗，苔薄白，脉弦细。

复查血常规血红蛋白 99g/L。B 超提示子宫腺肌病（子宫三径线 68mm×55mm×62mm），双附件区未扪及异常。子宫内膜厚 7mm。

告愈。可予以经后服桂枝茯苓胶囊调理，避免寒凉伤脾胃之品，劳逸结合，定期复查 B 超，不适随诊。

按语

此案例是由于子宫腺肌病引起的崩漏，病机乃脾肾两虚血瘀，故治疗法则以健脾补肾、活血化瘀为法。治疗上应根据经期与非经期用药之分，补消结合。

本例患者来诊之时，正值暴崩久漏之际，塞流止血为关键。二稔汤乃岭南罗氏妇科罗元恺教授创立的经验方，以岭南草药岗稔根、地稔根止血固崩。党参、白术、炙甘草健脾益气，顾护中土以固摄，熟地黄、桑寄生、制何首乌补肾益精血，续断固肾止血。暴崩下血之际，气随血泄，急须固气以摄血，但选择药物不宜用辛燥走窜之品，以免动血，反增加其出血量。岭南医家常选当地草药岗稔根、地稔根，以及阿胶、制何首乌、桑寄生等守而不走的药物，滋养与止血并重。而补气之药，亦以平为期，使血海宁静，不宜过于升散。因地稔根现难寻，故用黄芪替代，以资益气摄血固崩。一诊服药 3 剂后出血明显减少，二诊可去阿胶，瘀血渐去，血归常道，可去益母草、枳壳、三七等行气化瘀之品，淋漓难净之时，加蒲黄炭、金樱子、荆芥炭收涩止血。此外结合艾灸百会、隐白、大敦以益气升提，温经止血。

待经血干净，治疗以健脾补肾为主以收固本之效，本案例选用四君子汤合寿胎丸加减。患者有子宫腺肌病，非经期加活血化瘀消癥散结之品。方中选用三棱、莪术这一常用药对，三棱、莪术均具有破血祛瘀、行气消积、止痛之功。两药配对，则相须为用，破血祛瘀、行气消积、止痛之力更雄。非经期寓补于消之中，消于补之上。

四诊时患者正值经期阴道出血量多之时，治疗须予塞流止血，以防崩漏不止，故继用二稳汤加减，方证相符，故能有效。五诊时出血已干净，患者处于经前期，治疗以健脾补肾固本，兼以行气活血化瘀。经治疗后患者月经来潮通畅，痛经得缓，未见淋漓不净。六诊时，经后患者出现口干喜饮，目眩，舌淡暗，边尖略红，苔白，中有裂纹，脉弦细微数等阴伤之象，脾肾亏虚，在原健脾补肾化瘀的基础上，加二至丸，以养肝肾阴血。

七诊时患者已无异常阴道出血，治疗初见疗效，继续按周期调理以巩固疗效。考虑子宫腺肌病除异常子宫出血外常合并痛经，故经前应以理气调冲、活血化瘀为法，选用举元煎和失笑散加减。而今后则继续予以健脾补肾、养血调经、化瘀消癥为法治疗。经过2~3周期的调理，患者异常出血得到控制，月经周期逐渐规律，病情稳定之时，可继予桂枝茯苓丸口服以消癥散结。

本案例患者治疗以健脾大补元气（欠通畅），使气旺而摄血，后以补脾肾，固冲任，活血化瘀消癥散结，经前理气血，使血行通畅又不妄行，后期气阴（血）两伤，则以益气养阴为法滋补肾阴，根据月经周期，顺势利导，治疗4个月，逐渐痊愈。

案例三 疏肝健脾，化瘀止血法治疗子宫腺肌病之月经过多、经期延长

2016年4月13日初诊

何某，女，42岁。

主诉 月经量多近10年，经行时间延长2年。

现病史 患者13岁月经初潮，平素月经规律，29~30天一潮，量适中，色鲜红，夹血块少许，无痛经，经前乳房胀痛明显，无腰酸。2007年开始出现月经量增多，每次月经须用30片日用卫生巾，湿透1/2以上，色暗红，夹血块，7天干净，月经周期尚规律。曾至湖北当地医院就诊，查B超提示子宫腺肌病、子宫肌瘤。患者2010年曾在该院行子宫肌瘤剔除术和子宫腺肌病病灶切除术。术后月经量未见明显减少。2年前患者开始出现经行时间延长，经期8~9天，经量、色、质如前，伴痛经（左下腹为主），腰酸。2015年7~10月外院予以注射用醋酸曲普瑞林治疗。2015年11月开始出现经行时间延长至15天方能干净，量、色、质如前。上上次月经为2016年2月12日，7天净，前次月经为2016年3月13日，8天净，量、色、质如常。末次月经为2016年4月7日，第2~3天量多，日用卫生巾6~7片，湿透，伴痛经，之后逐渐减少，至今仍有少量褐色分泌物。伴头涨头痛，胁痛气短，腰胀且酸，体倦怠，焦虑，胃纳差，食后发恶，口干，夜眠欠佳，小便调，大便溏；舌暗红，苔薄白，脉弦。

消毒下妇科检查 外阴阴道正常，分泌物咖啡色，量不多，宫颈基本光滑，宫体前位，增大如孕50余天，质硬，活动欠佳，无压痛，左侧附件触及大小约5cm囊性包块，活动性差，右侧附件区扪及大小约4cm囊性包块，活动欠佳。子

宫后壁触及数粒触痛结节。

已婚未育，G_0。试管婴儿，2011 年、2012 年、2013 年、2014 年曾在珠海某医院行 4 次试管婴儿，均未成功。现无生育要求。患者现居住在珠海，居住条件可，平素性情急躁，喜怒无常，忧思多虑。

辅助检查　2015 年 11 月 10 日外院 B 超检查提示子宫增大（子宫三径线 65mm×57mm×60mm），子宫腺肌病，腺肌瘤形成（32mm×30mm）。双侧附件区囊性包块（右侧 40mm×21mm，左侧 53mm×42mm），考虑多囊卵巢综合征可能性大。2016 年 2 月 14 日外院性激素六项提示 FSH7.32U/L，LH1.82U/L，PRL14.32mU/L，T0.16nmol/L，PRG0.3nmol/L，E_2 28pmol/L。2016 年 4 月 14 日做血常规检查提示血红蛋白 95g/L，凝血四项未见异常。

中医诊断　①癥瘕；②月经过多；③经期延长；④虚劳。

中医证型　肝郁脾虚，气滞血瘀。

西医诊断　①异常子宫出血；②子宫腺肌病；③卵巢子宫内膜异位症；④轻度贫血。

治法　疏肝健脾，化瘀止血。

中药处方（膈下逐瘀汤加减）　当归 10g　川芎 10g　赤芍 15g　枳壳 15g　延胡索 10g　五灵脂 10g　台乌 10g　香附 10g　党参 15g　白术 15g　炙甘草 10g　蒲黄（包煎）10g

水煎服，每日 1 剂，煎服，共 5 剂。

针刺断红穴以止血。

2016 年 4 月 17 日二诊

服上药后，患者月经于 4 月 15 日干净，经期 9 天。

刻下症　面色青，乳房胀痛缓解，头晕，无头涨头痛，气短懒言，体乏倦怠，郁郁寡欢，喜怒无常，胃纳差，无恶心呕吐，夜眠欠佳，大便成形，小便正常；舌暗红，苔薄白，脉弦。

辅助检查　2016 年 4 月 14 日 B 超提示子宫腺肌病并腺肌瘤形成（较大约 30mm×27mm），双侧附件区囊性包块（左侧 54mm×39mm，右侧 39mm×31mm）。宫腔积液。子宫内膜厚 10mm，欠均质。

治法　养肝疏肝，健脾益气，养血固冲，活血消癥。

中药处方　熟地黄 15g　枸杞子 15g　当归 10g　白芍 15g　素馨花 10g　茯苓 15g　白术 15g　党参 15g　郁金 10g　醋鳖甲（先煎）15g　三棱 10g　莪术 10g

水煎服，每日 1 剂，煎服，共 7 剂。

中成药以养阴舒肝胶囊口服。

建议入院宫腔镜检查以了解宫腔环境，排除内膜病变。

2016 年 6 月 15 日三诊

前次月经为 5 月 4 日，量较既往稍减少，色暗红，拖尾难净，血块减少。患者于 2016 年 5 月 10 日在医院妇科住院治疗，5 月 12 日行宫腔镜检查和诊断性刮宫术，术后病理提示送检少量增生期子宫内膜及血性渗出物。末次月经为 6 月 6 日，量偏多，最多日用卫生巾 5～6 片，湿透，8 天干净，痛经，左下腹胀痛为主，经前乳房胀痛，伴疲倦乏力，经行腹泻。

刻下症　面色黄，额头、唇周发青，经后无乳房胀痛，无头痛，头晕乏力，倦怠，情绪好转，胃脘胀痛，纳欠佳，无恶心呕吐，眠可，大便偏烂，小便正常；带下量多，色黄白，无异味，舌暗红，苔薄白，脉弦细。

治法　健脾固冲，疏肝理气，活血消癥。

中药处方　党参 15g　白术 15g　白芍 15g　炙甘草 9g　黄精 15g　素馨花 10g　木香（后下）10g　川楝子 10g　夏枯草 10g　三棱 10g　莪术 10g　土鳖虫 5g

水煎服，每日 1 剂，煎服，共 7 剂。

继续给予养阴舒肝胶囊口服，并嘱患者经前继续调经治疗。

2016 年 6 月 28 日四诊

现经前，患者面色青，乳房胀痛，脾气急躁，易怒易哭，头涨头痛，下腹胀痛，大便烂，纳眠差，小便调；舌暗红，苔薄白，脉弦滑。

经前气滞血瘀，阻滞胞中，恶血久积，冲任失调。

治法　疏肝行气，活血化瘀兼以健脾益气。

中药处方　当归 15g　白芍 20g　甘草 6g　香附 10g　五灵脂 10g　蒲黄 10g　党参 20g　丹参 15g　益母草 20g　枳壳 15g　牛膝 15g　三七片 10g　乌药 10g

水煎服，每日 1 剂，煎服，共 7 剂。

2016 年 7 月 13 日五诊

末次月经为 2016 年 7 月 6 日，量中，最多日用卫生巾 4～5 片，2 天后量减少，7 天干净，经色暗，血块减少，痛经明显缓解，经行无头痛头胀。

刻下症　面色好转稍黄，情绪好转，精神良好，无腹痛，无腰酸，大便稍烂，小便调，纳眠可；舌淡暗，苔薄白，脉弦细。

治法　养肝健脾，活血消癥。

中药处方　当归 10g　白芍 10g　柴胡 10g　怀山药 20g　党参 15g　白术 15g　白芍 15g　炙甘草 9g　枸杞子 10g　夏枯草 10g　三棱 10g　莪术 10g　土鳖虫 5g

之后按经前疏肝行气活血，经后养肝健脾活血消癥为法调治 3 个月经周期，月经量恢复正常，经行腹痛明显缓解，二便调，告愈。嘱定期复查 B 超，不适随诊。

按语

子宫腺肌病属"癥瘕"范畴，除渐进性加重的痛经外，常合并月经过多、经期延长、不孕等。患者初诊时正值经期，头涨头痛、胁痛、口苦等肝气不疏、肝火上逆之象明显，肝木太过横逆犯脾胃，导致脾气亏虚，故见胃纳差，食后发恶。

其病机为肝郁脾虚，气滞血瘀。治疗以疏导气机、化瘀止血为要。方选膈下逐瘀汤加减。去膈下逐瘀汤中之丹皮以免清热凉血之品伤脾胃；桃仁、红花破血逐瘀之力强，患者正值月经末期，故暂不用，以免月经难净；配香附、乌药、枳壳、延胡索疏肝行气止痛；五灵脂活血散瘀止血；加蒲黄与之相须为用。同时加党参、白术、炙甘草健脾益气，以期实脾治肝。正所谓"见肝之病，知肝传脾，当先实脾"。

经后期，因阴血下泄过后，胞宫胞脉相对空虚，故二诊、三诊时治疗以养肝疏肝、健脾益气、养血固冲、活血消癥为法。用熟地黄、枸杞子、当归、白芍养肝阴养精血以固冲任；党参、白术、茯苓健脾益气；郁金、素馨花、合欢花疏肝行气解郁，木香行气止痛。鳖甲擅滋阴潜阳，又擅软坚散结。对于子宫腺肌病等顽疾，破瘀可选虫类药，如土鳖虫，善逐瘀血，消癥瘕，为妇科通经、消癥之要药。夏枯草清肝目，消肿散结。《滇南本草》曰："治目珠胀痛，消散瘰疬……"本案例患者有肝郁化火之象，又有胞宫结块之实，故选夏枯草可一箭双雕。

经前期，冲任、胞宫、胞脉皆气血满盈。若气血壅阻，肝气不疏，则见面色青，乳房胀。四诊时正值经前，治疗以疏肝行气、活血化瘀为法，使气血运行通畅，待血室重开时，经血下泄顺利，此时兼以健脾益气，调理肝脾。处方以失笑散、田七、益母草等活血化瘀止痛为其主药，瘀血得化，通则不痛。佐以乌药行气止痛，同时加仲景的芍药甘草汤以缓急止痛，待瘀消痛止后，以扶脾养血而善后，使气顺血旺而无留瘀之弊。

子宫腺肌病之异常出血，大致可根据月经不同时期、经期以疏肝健脾、调理冲任为主，非经期以养血化瘀、消癥散结为主，经前因势利导，促进气血运行，或养或消，经过 5 个月经周期而告愈。

案例四　益气摄血，健脾养血法治疗子宫腺肌病之崩漏

2016 年 8 月 5 日初诊

王某，女，39 岁，教师。

主诉　月经量多 2 年，反复阴道不规则出血 20 天。

现病史　患者 13 岁月经初潮，既往月经规律，25～30 天一潮，经期 6～7 天，量中，前 3 天每日需 4～5 片日用卫生巾，湿透一半，后量少，用护垫即可，色暗红，血块（+），经行小腹坠痛，第一天尤其，给予热水袋热敷后减轻，经行腰酸（-），经前乳房胀痛（-），经行腹泻，经期大便每日 3～4 次，质稀烂不成形。平素带下量稍多，色白，无异味，无阴痒。已婚育，G_1P_1，2001 年顺产 1 女，平素工作繁忙。避孕套避孕，无生育要求。2 年前，月经量增多，前 3 天每日需 7～8 片日用卫生巾，湿透大半，色暗红，后量减少，每日需 1～2 片卫生巾，湿透一半，共计 7 天干净。当地医院门诊就诊妇科 B 超提示子宫稍大，子宫腺肌病。予以静脉滴注止血药等对症处理后，经量明显减少。2015 年 12 月于当地医院行诊断性

刮宫术，术后病理提示增殖期子宫内膜，后患者每逢经期则至当地门诊静脉滴注止血药物治疗。上上次月经为 2016 年 5 月 22 日，量、色、质如常。前次月经为 2016 年 6 月 20 日，量、色、质如常。末次月经为 2016 年 7 月 17 日，开始量多，每日需 7～8 片日用卫生巾，湿透大半，色暗红，无血块，持续 5 天，因工作原因，在外出差，未就诊，7 月 22 日经量开始减少，色暗红，用护垫即可，持续 1 周。7 月 29 日，阴道出血增多，每日需用卫生巾 2～3 片，湿透大半，持续至今未净。来诊时症见：神清，精神疲倦，贫血貌，面色苍白，四肢乏力，头晕心悸，无腹胀腹痛，无腰酸，阴道出血量中，色暗红，夹血块，每日需卫生巾 2～3 片，湿透大半，无发热恶寒，纳欠佳，难入睡，小便调，大便稀烂，每日 2 次；舌淡，苔薄白，脉细数。

妇科检查 外阴发育正常，阴道通畅，宫颈基本光滑，子宫后位，饱满，质稍硬，活动欠佳，双侧附件未触及明显异常。

辅助检查 急查血常规示血红蛋白 76g/L。尿妊娠试验（-）。B 超提示子宫内膜厚 11mm，子宫稍大，子宫腺肌病可能性大，双侧附件未见异常，宫内积血及血凝块。

中医诊断 ①崩漏；②虚劳。

中医证型 心脾两虚。

西医诊断 ①异常子宫出血；②子宫腺肌病。

治法 健脾养心，益气摄血。

中药处方 党参 20g　桂圆肉 15g　黄芪 20g　白术 15g　炙甘草 5g　茯神 15g　远志 10g　酸枣仁 10g　五味子 10g　补骨脂 15g　阿胶（烊化）10g

每天 1 剂，煎服，共 3 剂。

2016 年 8 月 8 日二诊

刻下症 神清，精神稍疲倦，贫血貌，面色萎黄，四肢乏力减轻，阴道出血量少，色暗红，用护垫即可，仍有头晕心悸，纳欠佳，眠转佳，小便调，大便稀烂，每日 1 次，舌淡，苔薄白，脉细数。

中药处方 党参 30g　黄芪 30g　白术 15g　炙甘草 5g　酸枣仁 10g　五味子 10g　补骨脂 15g　制何首乌 30g　山药 20g　阿胶（烊化）10g

每天 1 剂，煎服，共 5 剂。

2016 年 8 月 13 日三诊

刻下症 患者神清，精神可，面色较前好转，已无阴道出血，头晕心悸减轻，纳眠转佳，小便调，大便成形，每日 1 次；舌淡，苔薄白，脉细数。

中药处方 党参 30g　黄芪 30g　白术 15g　炙甘草 5g　五味子 10g　酸枣仁 10g　桑寄生 15g　续断 15g　制何首乌 30g　山药 20g　熟地黄 20g　砂仁（后下）6g

每天 1 剂，煎服，共 7 剂。

2016 年 8 月 21 日四诊

刻下症　神清，精神一般，面色较前明显好转，诉昨日月经来潮，量稍多，昨日用 6 片日用卫生巾，湿透一半，色暗红，夹血块，头晕心悸较前明显减轻，纳眠可，二便调；舌淡红，苔薄白，脉沉细。

中药处方　党参 30g　黄芪 30g　白术 15g　炙甘草 5g　五味子 10g　续断 15g　制何首乌 30g　金樱子 15g　补骨脂 15g　阿胶（烊化）10g

每天 1 剂，煎服，共 5 剂。

2016 年 8 月 28 日五诊

刻下症　神清，精神可，诉口服中药后，月经量中，昨日已干净，无头晕心悸，纳眠可，二便调；舌淡红，苔薄白，脉沉细。

中药处方　党参 30g　黄芪 30g　白术 15g　炙甘草 5g　续断 15g　制何首乌 30g　桑寄生 15g　熟地黄 20g　当归 10g　鸡血藤 20g

每天 1 剂，煎服，共 10 剂。

9 月 18 日月经至，经量中，7 天干净。之后予成药归脾丸口服调理 3 个月，随访月经规律，量中，7 天干净。告愈。

按语

《素问·阴阳别论》首先指出"阴虚阳搏谓之崩"。《傅青主女科》云："经水出诸于肾。"肾为先天之本、元气之根，肾藏精，主生殖。阴虚阳搏，病起于肾，而肾阴亏虚不能济心涵木，以致心火亢盛，肝肾之相火挟心火之势亦从而相煽，崩漏可见心、脾、肝、肾同病。《万氏女科》云："妇人崩中之病，皆因中气虚，不能收敛其血。"《兰室秘藏》曰："肾水阴虚，不能镇守胞络相火，故血走而崩也。"综上所论，崩漏的发生主要是肾-天癸-冲任-胞宫轴的严重失调，常累及多脏，多与肝、脾、肾关系密切，与心、肺亦相关。崩漏之病机复杂，有在脏在经、在气在血之不同。

崩漏以无周期性的阴道出血为辨证要点，临证时结合出血的量、色、质变化和全身证候辨明寒、热、虚、实。《丹溪心法附余》中提出治崩三法"初用止血以塞其流，中用清热凉血以澄其源，末用补血以还其旧"。临证治疗应根据病情的缓急轻重、出血的久暂，灵活运用塞流、澄源、复旧三法。

本案例中，患者平素工作劳累，劳伤过度，耗伤脾气，脾虚气血生化乏源，日久心无所养，子病及母，最终心脾两虚。初次来诊时，阴道出血已有 20 天，血常规提示中度贫血，急须止血，治疗以益气摄血、健脾养心为法，中药处方以归脾汤加减。方中用党参补气生血，养心益脾，桂圆肉补益心脾共为君药，黄芪、白术助党参益气健脾，茯神、远志、酸枣仁宁心安神。原方去木香、干姜、大枣之温燥，当归之动血，加补骨脂、五味子以收敛止血。更添阿胶养血止血。诸药配伍，心脾同治，气血并补。

二诊阴道出血减少，眠已转佳，效果明显，中医辨证同前，中药在原方基础上，去安神之远志、茯神，党参、黄芪加大用量以期益气摄血、益气生血，另给予山药以健脾、制何首乌以养血。三诊时，已无阴道出血，此时遵古人"澄源"之道，在原方基础上，去止血之补骨脂、阿胶，另予桑寄生、续断以补肾，熟地黄滋肾养血，砂仁健脾理气，全方共奏健脾益肾养血之效。四诊时，适逢经期，经量仍偏多，中药以党参、黄芪、白术、炙甘草以益气健脾摄血，续断、制何首乌、金樱子、补骨脂补肾，五味子、补骨脂收敛止血，阿胶养血止血。五诊时，月经已干净，在四诊所用方的基础上，去补骨脂、五味子、金樱子，另给予桑寄生、续断补肾，熟地黄、当归、鸡血藤养血，健脾益肾，养血调周复旧。

纵观整个治疗过程，急则治其标，缓则治其本，出血时止血，或益气摄血，或收敛止血，血止后健脾补肾养血，亦即古人"塞流、澄源、复旧"之意。

案例五　健脾益气化痰，活血化瘀法治疗子宫腺肌病之崩漏

2015 年 7 月 3 日初诊

李某，女，46 岁。

主诉　月经紊乱 2 年余，阴道不规则出血 40 天，量多如注 2 天。

现病史　患者 13 岁月经初潮后周期尚规则，28～30 天一潮，量中，色暗，时有血块，经行腹痛。近 2 年来月经周期紊乱，20～50 天一行，量时多时少，量少时色暗，量多时来势凶猛，色红夹血块，须日用 10～20 片夜用卫生巾，曾因暴崩不止住院治疗。前次月经为 4 月 10 日，12 天净，量中，痛经。末次月经为 2015 年 5 月 13 日，7 天干净，量少，腹痛。5 月 23 日再次出现阴道少量出血，湿卫生巾表面，色暗，淋漓不净，7 月 2 日开始阴道出血量增多，色红夹血块，伴腹痛。患者来诊时症见：疲倦乏力，形体肥胖，面色萎黄无华，嗜睡，头晕，头身困重，小腹坠痛，纳差，大便烂；舌淡胖，苔白厚腻，舌边有瘀斑，脉濡缓。

已婚育，G$_2$P$_1$（2006 年剖宫产）A$_1$（2012 年行人工流产术），无生育要求。平素白带量多，色白黏稠。2014 年因阴道不规则出血量多，住院治疗，行宫腔镜检查和诊断性刮宫术，术后病理提示子宫内膜单纯性增生。

消毒下妇科检查　外阴阴道血污，阴道内见血块，宫颈轻度柱状上皮外移，子宫前位，增大如孕 2 个多月，质硬，活动可，无压痛，子宫后壁触及数粒触痛结节，双附件区未扪及异常。

辅助检查　2015 年 6 月妇科 B 超提示子宫增大（70mm×61mm×59mm），子宫腺肌病，子宫内膜厚 13mm，欠均质。2015 年 7 月 3 日血常规示血红蛋白 76g/L。凝血 4 项未见异常。

建议患者入院系统治疗，患者拒绝，要求门诊调经。

中医诊断　①癥瘕；②崩漏；③虚劳。

中医证型　脾虚痰瘀。

西医诊断　①异常子宫出血；②子宫腺肌病；③中度贫血。

治法　健脾益气化痰，化瘀止血。

中药处方（苍附导痰汤合失笑散加减）　黄芪30g　党参30g　苍术15g　白术15g　五灵脂12g　蒲黄（包煎）10g　香附12g　陈皮9g　半夏10g　当归10g　白芍10g　升麻10g

水煎服，每日1剂，再煎服用，共3剂。

针刺断红穴，艾灸百会穴、双侧隐白穴、大敦穴。

嘱出血24小时未见减少须复诊，必要时须输血，行分段诊断性刮宫术。

2015年7月6日二诊

刻下症　服上药后，阴道出血量明显减少，昨日用卫生巾3片，湿一半，精神好转，面色好转，头晕明显减轻，无下腹疼痛，纳改善，大便正常；舌淡胖，苔白微腻，舌边有瘀斑，脉细。

仍守前法，兼以涩血。

中药处方　黄芪30g　党参30g　苍术15g　白术15g　山药20g　五灵脂12g　蒲黄（包煎）10g　香附12g　陈皮9g　法半夏10g　当归10g　白芍10g

水煎服，每日1剂，煎服，共4剂。

2015年7月10日三诊

刻下症　服上药后，阴道出血干净，精神好转，面色好转，无头晕，无下腹疼痛，纳改善，二便正常；舌淡胖，苔白微腻，舌边有瘀斑，脉细。

患者无阴道出血，考虑患者子宫腺肌病病史，子宫偏大，加强活血化瘀消癥之效。

中药处方（六君子汤加减）　党参30g　白术15g　黄芪15g　山药20g　陈皮9g　半夏10g　五灵脂12g　蒲黄（包煎）10g　香附12g　三棱12g　莪术12g　白芥子15g　王不留行15g　桃仁9g　炙甘草6g

水煎服，每日1剂，煎服，共7剂。

守方加减调治3个月，患者月经周期恢复正常，经量适中。

按语

本医案乃子宫腺肌病引起的崩漏，缘患者久居岭南湿热之地，加之饮食不规律，日久损伤脾气，气虚则无力推动血行，血行不畅，停而为瘀；脾虚运化失权，水湿内停，聚而为痰。其病机为脾虚痰瘀，故治疗以健脾益气，祛湿化痰，化瘀止血。

李中梓《医宗必读》曰："脾土虚弱，清者难升，浊者难降，留中滞膈，瘀而成痰。"痰阻经络，气血不行，以致血瘀。瘀血阻于冲任胞宫，经血不得归经，导致崩漏。所谓痰瘀既可致闭经，又可致崩漏，前者是痰瘀阻滞能致闭经，乃理之常。后者由痰瘀之所扰，冲任受损，能致月经过多，甚而导致崩漏，则言其变。关幼波老先生对痰瘀为患的论治颇有心得，提出"痰与血同属阴，易于交结凝固。气血流畅则津液并行，无痰以生，气滞则血瘀痰结""治痰要活血，血活则痰化"

等论点。而在治疗过程中,我们必须明确痰和瘀血既是病理产物,又是致病因素。

前人对于治疗崩漏的治疗,有"急则治其标,缓则治其本"的原则,有"塞流、澄源、复旧"三个治则。又有暴崩宜止、久漏宜清、复旧宜补的经验。对于脾虚痰瘀的患者,应遵循这些法则外,还应着眼于"痰挟瘀血,遂成窠囊"的特点。根据"治病必求于本"的原则,必须重视脏腑功能和正气盛衰之本。若见痰专治痰,见瘀专治瘀,不顾其正气,屡攻屡逐,则易导致正愈虚而邪愈实,而成"徒伤他脏"之虞。在着眼祛邪方面,又应当视其痰结和瘀血之间孰重孰轻,分别权衡轻重治之。若痰结较重,当以祛痰为主;若血瘀较重,当以活血祛瘀为主;若痰结和血瘀并重,则当以化瘀祛痰兼施,使痰瘀血分消。

本案例患者就诊时,正值暴崩久漏之际,当以塞流为主,方拟大剂量党参及黄芪补脾益气,意在益气摄血。方中黄芪的作用有四:①合白术能健脾利湿;②合当归为补血汤;③再合白芍益气养血,调理冲任;④对于在暴崩时气随血脱,黄芪能益气摄纳,为顾护正气之本。枳壳行气,据近代研究有收缩子宫的作用,前人有谓枳壳治痰有"冲墙倒壁"之功。蒲黄、五灵脂合为失笑散,活血行瘀,散结止痛,合半夏即沈金鳌之紫芝丸。本方系苍附导痰丸、失笑散、当归补血汤、二陈汤诸方加减化裁而成,共奏健脾益气、祛痰、活血化瘀之功。

首诊时运用传统疗法,针刺断红穴以求止血,断红穴位于手背部,当第2、3掌骨之间,指端下1寸,握拳取之,此穴乃治疗崩漏的经验穴。患者脾气虚,故选艾灸百会以益气固本,调补冲任,以益气摄血,而隐白穴乃脾经井穴,大敦穴乃肝经井穴,艾灸双侧隐白、大敦穴可健脾益气,疏肝理气,使脾可统血,肝可藏血,血不妄行,进而促进止血。

待经血干净后,根据治病求本的原则,患者久居岭南湿地,加之饮食不规律,形体肥胖,以脾虚为主。故从脾论治崩漏,为从其根本论治。此外,崩漏血止之后,也应及时调和脾胃,增进饮食,以益气生血,此为补气养血防崩的根本。此期治疗应以健脾为主,方拟六君子汤加减,考虑患者子宫腺肌病,子宫偏大,舌淡暗,予三棱、莪术活血化瘀消癥。

本例患者经分期施治,月经逐渐恢复正常,临床上应抓住疾病的本质,在暴崩之际,应以大量黄芪、党参大补脾气,固冲摄血,同时兼以祛邪,使止血不留瘀,对于这种脾虚痰瘀型的崩漏,同时辅以祛痰,痰消则气机顺畅,得以固摄,血则以顺行。对于这种有实质性病变引起崩漏的患者,我们更应分期而治,经血期以大补元气,固冲摄血,兼以祛邪。经后期应加强化瘀消癥,在固本时,也应兼顾祛邪,加强祛痰化瘀之力。

(王彦彦,冉青珍,黄梓燕,陈　颐,黄阳雪)

第九节　子宫内膜息肉异常子宫出血案例

案例一　温补脾肾以治疗子宫内膜息肉案

2016 年 8 月 11 日初诊

陈某，女，40 岁，家庭主妇。

主诉　月经紊乱 2 年，不规则阴道出血 20 余天。

现病史　患者既往月经欠规则，常推迟来潮，经期常 10 余天干净，经量时多时少，12 年前生育一胎后，月经情况好转，基本维持 50 天左右一潮，经期 8 天左右干净，经量略偏多。近 2 年开始，月经周期出现紊乱，20～60 天一潮不等，经期常 10 余天方干净，甚至出现 1 个月余未净的情况，经量偏多。

前次月经为 5 月 13 日，经量偏多，8 天干净。末次月经为 6 月 20 日，开始量多，至第五天方减少，淋漓至 7 月 1 日方干净。7 月 17 日开始又出现阴道出血，量少，每天用卫生巾 1 片，无腹痛，淋漓至 7 月 23 日开始量增多，每天用卫生巾 6 片，湿透，有血块，至 7 月 30 日量方开始减少，每天用卫生巾 2 片，湿 1/2，至 8 月 7 日开始用护垫，淋漓至就诊时仍未净。一直无明显腹痛。

患者来诊时症见　阴道出血量不多，色淡，无血块。神疲乏力，面色㿠白，手足不温，小腹冷感隐痛，腰酸腿软，大便溏，小便清长，夜尿 2～3 次/天，睡眠欠佳，形体偏胖；舌淡胖，边有齿痕，苔薄白，脉沉细弱。

经带胎产史　12 岁初潮，青春期时曾有暴崩病史，诉曾在医院诊断有多囊卵巢综合征，曾连续行人工周期治疗 2 年。18 岁以后月经渐趋稳定，常推迟来潮，周期 40～80 天不等，经期常 10 余天干净，经量时多时少。婚后经服药调经，月经情况好转，基本维持 50 天左右一潮，经期 8 天左右干净，经量略偏多。$G_4P_1A_3$，2004 年 6 月足月顺产一女，末次人流于 2012 年 9 月。现避孕套避孕。平时带下偏多，质清稀。

个人史　家庭主妇，性格平稳，身形偏胖，平素善吃，喜吃甜食，喜饮冷饮，爱好麻将，常通宵而战。

妇科检查　外阴正常，阴道分泌物量稍多，色透明，质稀，宫颈光滑，子宫前位，大小正常，活动可，无触痛，双附件区未扪及包块，无增厚触痛。

辅助检查　2016 年 4 月 28 日外院 B 超提示子宫大小正常。子宫内膜厚 18mm，可见不规则略增强结构，可疑子宫内膜息肉存在。2016 年 8 月 11 日 B 超提示子宫大小正常。子宫内膜厚 12mm，内可见不规则增强结构 10mm×8mm。双附件未见占位。2016 年 8 月 11 日血常规示血红蛋白 90g/L。

中医诊断　①崩漏；②虚劳。

中医证型　脾肾阳虚型。

西医诊断　①异常子宫出血：子宫内膜息肉；②贫血。

治法　温补脾肾，调经止血。

中药处方　黄芪 30g　党参 15g　白术 10g　干姜 10g　炙甘草 10g　巴戟天 15g　补骨脂 15g　吴茱萸 5g　菟丝子 20g　茜根 15g　海螵蛸 15g　血余炭 10g

每天 1 剂，复渣煲 2 次，分早晚服用，连续服用 5 天。服药期间忌生冷寒凉之品，控制饮食总量，规律作息，不能熬夜。

2016 年 8 月 16 日二诊

服用上方后，阴道出血于 8 月 14 日干净。

刻下症　神疲乏力，面色㿠白，手足不温，小腹冷感隐痛，腰酸腿软，大便溏，小便清长，夜尿 2 次/天，睡眠好转，无阴道出血，带下清稀，量不多。舌淡胖，边有齿痕，苔薄白，脉沉细弱。

治法　温补脾肾，调理冲任。

中药处方　黄芪 30g　党参 15g　白术 10g　干姜 10g　炙甘草 10g　巴戟天 15g　补骨脂 15g　吴茱萸 5g　菟丝子 20g　当归 5g　酒炒白芍 10g　香附 10g

每天 1 剂，复渣煲 2 次，分早晚服用，连续服用。服药期间忌生冷寒凉之品，控制饮食总量，规律作息，不能熬夜。

2016 年 9 月 22 日三诊

服用上方期间，月经于 9 月 18 日来潮，量偏多，每天用卫生巾 5 片，湿透，无明显血块，9 月 21 日开始量减少。

刻下症　阴道出血量少，每天用卫生巾 3 片，湿 1/3，神疲，面色萎黄，无口干，小腹不温，腰酸，大便软，小便调，近期一直无夜尿。睡眠好；舌淡胖，边有齿痕，苔薄白，脉沉细。

治法　温补脾肾，调经止血。

中药处方　黄芪 30g　党参 15g　白术 10g　干姜 10g　炙甘草 10g　巴戟天 15g　补骨脂 15g　当归 5g　茜根 15g　海螵蛸 15g　血余炭 10g　川续断 15g

每天 1 剂，复渣煲 2 次，分早晚服用，连续服用 5 天。服药期间忌食生冷寒凉之品，控制饮食总量，规律作息，不能熬夜。

2016 年 11 月 10 日四诊

服用上方后，前次月经于 9 月 26 日干净，行经共 8 天干净。其后服用二诊方，末次月经于 11 月 5 日来潮，量稍多，每天用卫生巾 5 片，湿 3/4，11 月 8 日已开始减少，每天用卫生巾 3 片，湿 1/3。两次月经之间无不规则出血。

刻下症　月经未净，量少，用护垫可，精神尚好，面色略有润泽，小腹无明显冷感，少许腰酸，大便软，小便调，睡眠好；舌淡胖，边有齿痕，苔薄白，脉沉细。

复查 B 超提示子宫大小正常，子宫内膜厚 7mm，内可见不规则略增强结构 5mm×4mm。双附件未见占位。

治法　温补脾肾，调理冲任。

中药处方　黄芪 30g　党参 15g　白术 10g　干姜 10g　炙甘草 10g　巴戟天 15g　川续断 15g　当归 5g　茜根 15g　海螵蛸 15g　血余炭 10g　菟丝子 20g

每天 1 剂，复渣熬 2 次，分早晚服用，连续服用 3 天。

若月经仍未净，续服 3 剂，服药期间忌食生冷寒凉之品，控制饮食总量，规律作息，不能熬夜。

2017 年 1 月 26 日五诊

服药治疗后，近 3 次月经趋于正常，上上次月经为 11 月 5 日，8 日净，量偏多，前次月经为 12 月 16 日，8 日净，量稍多，末次月经为 1 月 23 日，量中等，每天用卫生巾 4 片，湿 3/4，1 月 25 日已开始减少，每天用卫生巾 3 片，湿 1/4。

刻下症　精神好，面色润泽，月经量少，少许腰酸，大便软，小便调，睡眠好；舌淡胖，边有齿痕，苔薄白，脉沉细。

治法　温补脾肾，调理冲任。

处方　考虑月经基本正常，故予药丸调经。给予归脾丸合金匮肾气丸同用。

嘱月经完全干净后开始服用，经行则停药，服药期间忌食生冷寒凉之品，控制饮食总量，规律作息，不能熬夜。嘱患者定期复查 B 超，注意子宫内膜情况，如崩漏症状反复出现，建议宫腔镜检查。

按语

本案异常子宫出血主要表现于月经或先或后，经期延长，甚则崩漏淋漓不止。究其原因，为素体虚，加之饮食不节，生活无序，内损脾胃，耗伤机体阳气。中焦阳气不足，运化失职，与脾肾相关，脾虚及肾，脾肾阳虚，固摄无权，而出现崩漏之症。

崩漏的发病是肾-天癸-冲任-胞宫生殖轴严重功能失调造成的，主要病机为脏腑功能失调，冲任不固，不能制约经血，使子宫藏泻功能失常。《景岳全书》认为其发病机制是"先损脾胃，次及冲任"及"五脏之伤，穷必及肾"。《妇人大全良方》云："妇人崩中因脏腑伤损，冲任气血俱虚致也。"脾为气血生化之源，是维护人体后天生命的根本，脾气主升，司中气，脾气健运，则血循常道，统血摄血。肾阳为命门之火，肾藏精，是人体生殖的根本，肾主胞宫及冲任，命门火衰，肾阳虚损，封藏失职，冲任不固，经血失制约，则或崩或漏。肾与脾为先后天之本，两者相互充养，脾阳根于肾阳，肾阳有赖于脾阳的温养。从经络角度分析，肾经、任脉相交会于"关元"，与冲脉下行支相并而行；脾经与任脉相交会于"中极"，又与冲脉交会于"三阴交"，所以脾肾的虚损能够影响冲任二脉。本案妇人，平素饮食不节，作息不规律，常昼夜颠倒，通宵不眠，损伤脾胃，加之多次堕胎，损伤肾脉，至脾肾阳虚。肾阳虚衰，冲任失固，血失封藏，脾阳虚，冲任不固，血失统摄，则经期延长，经量或多或少。经水为"阴水"，阴从阳化则色赤，脾肾阳虚，经血失于温煦，不能够"禀火之色"，故而经血色淡暗，质稀；腰为肾府、脾主四肢，脾肾阳虚，故神疲体倦、畏寒肢冷、腰痛如折；中阳不振，运化失职，则不思饮食、面色淡暗；肾与膀胱相表里，肾阳虚衰，膀胱失于温化，故小便清长；阳虚不能上温脾土，致脾运化水湿功能减弱，致大便溏薄；舌质淡、苔薄白、脉缓弱或尺脉沉弱，皆为脾阳肾阳不足之征。

治疗方面，《妇人规》云："调经之要，贵在补脾胃以资血之源，养肾气以安血之室。"罗元恺教授认为治疗本病必须补脾补肾，在出血期间，可先以补气健脾为主，而收固气摄血之效；出血缓止后，则应着重补肾，兼理肝脾气血，以巩固疗效而调整周期，这才是固本之治。故在初诊时，首当温补脾阳，固经止血，方选理中丸加补肾阳及止血之品，大补中焦脾阳及肾中阳气，使固摄之权重执，崩漏之血则止。方中党参，味甘性平，归脾、肺经，补脾益气，《本草正义》曰其可"补脾养胃，健运中气"；黄芪味甘，性微温，归脾、肺经，善入脾胃，为补中益气之要药，《本草正义》曰其可"补益中土，温养脾胃"；白术味苦、甘，性温，归脾、胃经，《本草通玄》曰"白术，补脾胃之药，更无出其右者"；干姜，味辛性热，归脾、胃、肾、心、肺经，有温中散寒之功，《本草纲目》曰："干姜，能引血药入血分、气药入气分。又能去恶养新，有阳生阴长之意，故血虚者用之。"此四味为主药，温中补气摄血。加用巴戟天、补骨脂、菟丝子温补脾肾；吴茱萸性味辛温，有温中、止痛、理气之功，因其小腹冷痛隐隐，加用吴茱萸起温中下气止痛之功；茜根、海螵蛸、血余炭以祛瘀止血。血止后，当继续温补脾肾，调理冲任，使其月经周期、经量恢复正常，故二诊方去止血之品，加用当归、酒炒白芍、香附，共奏益气养血调经之效。三、四诊时同为经期来诊，故仍以补肾健脾，调经止血为要，并嘱经净后改方以温补脾肾以治本。

纵观本案以温补脾肾为治则，经期出血量多重用益气固摄止血之品，非经期以健脾补肾调理冲任为主，至月经后半段加用祛瘀止血之法，使阳气得升，瘀去血自归经，冲任固摄有权，胞宫藏泻有期。经治半年，月经趋于正常，遂予丸药缓补，以图继续温补脾肾，益气养血调经之用。

案例二 疏肝健脾法治疗子宫内膜息肉案

2016年2月16日初诊

罗某，女，43岁，银行职员。

主诉 月经紊乱2年，不规则阴道出血20天。

现病史 患者既往月经规则，2年前开始出现月经失调，周期尚规则，经期7～20天不等，经量时多时少，反复有月经中期不规则出血。曾在外院检查，疑有子宫内膜息肉，间断服药调经，未行手术治疗。前次月经为2015年12月20日，开始量如平时，第五天开始减少，淋漓至2016年1月4日方干净。末次月经为1

月 17 日，量如平时，7 天干净。1 月 28 日开始出现阴道出血，量少，用护垫可，色暗，2 月 9 日开始量增多如经量，2 月 15 日干净。患者来诊时症见：神情疲倦、懒言，数问方闻一答，善太息，口干，大便烂，睡梦纷纭，虚烦不寐。平时带下偏多，质稀，色白或透明；舌淡红暗，苔白微黄，脉细弦。

经带胎产史　既往月经 28 天一潮，经期 7 天，经量中等。近 2 年出现月经紊乱，周期尚规则，经期 7 天～20 天不等，经量时多时少，反复有月经中期不规则出血。已婚育，孕 1 产 1，2001 年足月顺产 1 女。平时使用避孕套避孕。偶有服用紧急避孕药。

个人史　性格较内向，银行工作压力大，容易紧张。女儿上初中后非常重视其学习，今年面临中考，自觉比女儿还紧张。

妇科检查　外阴正常，阴道分泌物量稍多，色白，质稀，宫颈光滑，旧裂，子宫后位，大小稍胀，活动欠，无触痛，双附件区未扪及包块，无增厚触痛。

辅助检查　2016 年 2 月 16 日 B 超提示子宫稍大，子宫肌瘤（13mm×12mm）。子宫内膜厚 11mm，可见不规则略增强结构，可疑内膜息肉存在。

中医诊断　崩漏。

中医证型　肝郁脾虚型。

西医诊断　①异常子宫出血：子宫内膜息肉?；②子宫肌瘤。

治法　疏肝健脾调经。

中药处方　党参 15g　白术 10g　茯苓 15g　炙甘草 5g　山药 15g　白芍 15g　香附 10g　菟丝子 20g　合欢花 15g　柴胡 5g　荆芥炭 5g　当归 5g

每天 1 剂，复渣熬 2 次，分早晚服用，连续服用 7 天。嘱作息规律，适当有氧运动，保持心情愉快。

2016 年 3 月 17 日二诊

服用上方期间，2 月 21 日又开始见点滴阴道出血，色暗，用护垫可，至 3 月 1 日干净。末次月经为 3 月 8 日来潮，量中等，6 天干净。

刻下症　神情疲倦、懒言，善太息，口干，大便软偏烂，仍睡梦纷纭，虚烦不寐；带下减少，仍稀；舌淡红暗，苔白微黄，脉细弦。

治法　疏肝健脾，养血安神。

中药处方　党参 15g　白术 10g　山药 15g　炙甘草 10g　酸枣仁 15g　川芎 10g　知母 10g　茯神 15g　白芍 15g　香附 10g　合欢花 10g　菟丝子 20g

每天 1 剂，复渣熬 2 次，分早晚服用，连续服用 14 天。嘱作息规律，适当有氧运动，保持心情愉快。

2016 年 4 月 18 日三诊

服用上方期间，一直无阴道出血。末次月经 4 月 2 日来潮，量中等，4 月 9 日干净。4 月 14 日又见点滴阴道出血，淋漓至今。

刻下症　带下稍增多，透明，拉丝状，内夹色红血丝。神情疲倦、懒言，善太息，口干，大便软，睡眠好转，间断虚烦不寐；舌淡红暗，苔薄微黄，脉细弦。

治法 疏肝健脾安神，化瘀止血。

中药处方 白术 10g 山药 15g 炙甘草 10g 茯神 15g 酸枣仁 15g 川芎 10g 知母 10g 白芍 15g 菟丝子 20g 炒蒲黄（包煎）10g 五灵脂 10g

每天 1 剂，复渣熬 2 次，分早晚服用，连续服用 7 天。嘱作息规律，适当有氧运动，保持心情愉快。另嘱患者月经基本干净或干净 3 天内须复诊。

2016 年 5 月 10 日四诊

服用上方中药处方期间无再有阴道出血，末次月经为 5 月 3 日，量中等，6 天干净。

刻下症 自觉疲倦较前减轻，言语对答较前活跃，太息减少，少许口干，大便软成形，但有难解尽感，睡眠好转，虚烦感减轻。带下不多；舌淡红暗，苔薄微黄，脉细滑。

治法 疏肝健脾，养血调经。

中药处方 党参 15g 白术 10g 茯苓 15g 炙甘草 10g 陈皮 5g 法半夏 10g 酸枣仁 15g 川芎 10g 知母 10g 白芍 15g 菟丝子 20g 合欢花 10g 香附 10g

每天 1 剂，复渣熬 2 次，分早晚服用，连服 14 天。嘱作息规律，适当有氧运动，保持心情愉快。另嘱患者月经基本干净或干净 3 天内须复诊。

2016 年 6 月 7 日五诊

服药期间一直无阴道出血。末次月经 6 月 1 日来潮，量中等，6 天干净。

刻下症 自觉无明显疲倦感，无口干，大便成形，睡眠时好时差，易烦躁不寐。无阴道出血，带下不多。舌淡红暗，苔薄微黄，脉细滑。

治法 疏肝健脾，养血调经。

中药处方 党参 15g 白术 10g 炙甘草 10g 法半夏 10g 陈皮 5g 茯神 15g 酸枣仁 15g 川芎 10g 知母 10g 白芍 15g 菟丝子 20g 合欢花 10g

每天 1 剂，复渣熬 2 次，分早晚服用，连续服用 14 天。嘱作息规律，适当有氧运动，保持心情愉快。另嘱患者月经基本干净或干净 3 天内须复诊。

2016 年 8 月 30 日六诊

6 月 28 日、7 月 26 日、8 月 24 日分别月经来潮一次，量中等，6 天干净。期间未见异常出血。

刻下症 自觉无明显不适，休息时睡眠质量良好，上班则睡眠欠佳，时有烦躁不寐。大便成形，带下不多。舌淡红暗，苔薄微黄，脉弦细。复查 B 超提示子宫稍大，子宫肌瘤（13mm×12mm）。子宫内膜厚 11mm，可疑息肉样增生。

治法 疏肝健脾、安神调经。

嘱须调畅情志，适当锻炼，予逍遥丸及归脾丸非经期时服用。嘱定期复查 B 超，出现月经异常复诊。必要时行宫腔镜手术。

按语

本案异常子宫出血患者主要表现于经期延长或经间期出血，甚则崩漏淋漓不止。究其原因，为长期七情内伤，情志不舒，肝郁气滞，肝木克土，脾失健运所致。

崩漏属血证，与所有血证一样，其病机错综复杂，从脏腑而论，肝、脾、肾功能失调是主要病因病机。正如《女科证治约旨》所说"盖血生于心，藏于肝，统于脾，流行升降，灌注八脉，如环无端"。《冯氏锦囊秘录》言"脾者，荣之本，化源之基，血之统也"。《素问·五脏别论》载："胃者，水谷之海，六府之大源也。"《灵枢·决气》载"中焦受气取汁，变化而赤，是谓血"。薛立斋说："血者水谷之精气也，和调于五脏，洒陈于六腑，妇人则上为乳汁，下为月经。"以上说明中焦脾胃在气血生成及统摄方面具有重要作用。

冲任起于胞中，"冲为血海"，任脉为"阴脉之海"，冲任相资，血海满溢，子宫定期藏泻，月事以时下。足厥阴肝经"循股阴，入毛中，过阴器，抵小腹"，与任脉交于曲骨，与督脉"会于巅"，交于百会，与冲脉会于三阴交；足太阴脾经"上膝股内前廉，入腹"，与任脉交于中极，与冲脉交汇于三阴交；足阳明胃经与冲脉交于气街，与任脉交于承浆。可见，肝、脾、胃三脏腑通过经脉的联系，在血的生成、储存运行和防止出血等方面有密切的关系，在月经生理中有着重要的作用。

肝主疏泄，体阴而用阳，即肝以阴血为体，而能调节一身之气机为用。阴血充足则肝体得养，而肝木畅茂。肝的藏血功能与疏泄作用相互协调，肝气条达则血脉流畅，则经候如常，故叶天士认为"女子以肝为先天"。肝的疏泄正常，脾运健旺，生血有源，且血不溢出脉外，则肝有所藏，冲任得养。肝与脾既在生理上相互协调，在病理上也必然互相影响。肝性喜柔而恶刚，调节情志，条达气血，尽疏泄之能事。"肝为风木之脏，又为将军之官，其性急而动。故肝脏之病，较之他脏为多，而于女子尤甚"。女子之身，阴性凝结，常有不得隐曲，易于忧郁，郁结难解，气机不利，气病则诸病易起。现代人的生活节奏快，工作及生活、精神压力同时加大，"郁伤肝、思伤脾"，上述因素容易造成肝气的郁结，脾气的呆滞。清代医家唐容川认为"设肝不能疏泄水谷则渗泄中满之症在所不免"，这段精辟论述表明脾因肝气的郁结不能疏泄脾土，则脾的正常运化升清功能受到影响。育龄期妇女由于繁杂的社会家庭事务，易致性情抑郁，情志不舒或恼怒伤肝致肝失疏泄与肝藏血异常，冲任之气不利，月经为之失调。《素问·痿论》云"悲哀太甚，则胞络绝……则阳气内动，发则心下崩，数溲血也"，提出的月经淋漓不净，由情绪波动过激，影响脏腑气血导致。《景岳全书》云："崩漏之病……未有不由忧思郁怒，先损脾胃，次及冲任而然者。"《傅青主女科》云："肝之性急，气结则其急更甚，更急则血不能藏，故崩不免也。"依五行学说而论，脾属土，肝属木，肝木克脾土；肝疏泄功能失于常度，则会导致脾胃升降失于常度，反而言之，脾胃之病亦可累及肝，脾胃虚弱生血乏力则肝无以藏血，肝血不足则影响疏泄之功。故脾旺肝藏则冲任充盈，胞宫藏泻有度，月事如常；若脾虚失于统摄，肝庆无以疏泄，则血不循经，非时而下，以成崩漏之势。

《金匮要略》云："见肝之病，知肝传脾，当先实脾。"傅青主提出"宜以开郁为主，若徒开其郁，而不知平肝，则肝气大开，肝火更炽，而血亦不能止矣""脾健则能摄血，肝平则能藏血"。如叶天士有云："醒胃必先制肝，培土必先制木。"故对肝脾功能异常引起的月经失调，以调肝健脾为主要治则，开郁、健脾、养血、柔肝须结合而用，方能达到理想效果。

本案中，患者性情内向，加之工作、生活压力大，病程日久，肝郁于本脏，木旺乘土则脾虚不运，中气不足，冲任不固，不能制约经血，故出现经行过期不净或经间期出血或月经提前来潮，应以疏肝理气与健脾益气结合为原则，即培土抑木法。张锡纯曰："月事不行，瘀于血室，而血室为肾之副脏，实借肝之疏泄以为流通，方书所谓肝行肾之气也。"

首诊方选四君子汤合定经汤加减治疗，予以四君汤、山药以健脾，柴胡、荆芥炭、当归、白芍以养血柔肝疏肝。《神农本草经》记载："合欢，安五脏，和心志，令人欢乐无忧。"因其睡眠不好，加用合欢花以疏郁理气安神。二诊于月经来潮后刚干净时复诊，仍以疲倦、懒言、善太息为主要表现，另睡眠障碍比较突出，考虑其由脾虚气血生化乏源，肝血不足，心神失养所致，故方选四君子汤合酸枣仁汤加减，加强健脾安神调经。三诊时，月经周期、经期已正常，但仍见经间期出血，故治疗仍以健脾安神调经为法，并加入失笑散化瘀止血。久崩则虚，久漏则瘀，失笑散中五灵脂苦咸甘温，入肝经血分，功擅通利血脉，散瘀止痛；蒲黄甘平，行血消瘀，炒用并能止血。为了预防下次再次出现经间期出血，嘱咐患者于月经基本干净时须复诊服药，以控制不规则出血。四诊时，患者经过近2个月的调整，方证对药，肝郁脾虚之症已明显减轻。患者感大便难排净，此为脾胃运化失调，水湿内停之故，故以六君子合酸枣仁汤加减，健脾祛湿，养血安神调经。其后月经渐趋正常，遂给予逍遥丸合归脾丸继续疏肝健脾养血调经，以巩固疗效。综观本案的治疗，以疏肝健脾为主线，同时强调情志的自我调畅，故常嘱患者加上适当的运动，以敞开心怀，有益身心健康。

案例三　健脾益气祛瘀调经治疗子宫内膜息肉案

2016年3月10日初诊

谭某，女性，38岁，自由职业。

主诉　反复经前7～10天淋漓渗血1年。

现病史　患者既往月经周期规则，30天左右，经期5天干净，经量中等。约2年前末次人流后，经期出现延长，7～9天干净，周期先后不定，短则20天一潮，长则50天一潮。曾在医院间断就诊，服药期间，月经有改善，停药后症状反复。近一年出现正式月经来潮前7～10天见点滴淋漓出血，持续至月经正式来潮后5～7天方干净。前次月经1月28日来潮，1月20日已开始出现淡红色出血。末次月经 2 月 25 日正式来潮，3 月 1 日干净，而 2 月 18 日已开始出现点滴淡褐色出血。3 月 8 日开始又见点滴暗褐色分泌物，持续至就诊时。症见：阴道少量暗褐色分泌物，用护垫可，神疲乏力，面色萎黄，时有腹胀或腹痛绵绵，以左下腹为主，腰酸，食欲不振，睡眠欠佳，大便烂；舌淡暗，边有齿印及瘀点，苔白，脉细沉。

经带胎产史　14 岁初潮，既往月经周期规则，30 天左右，经期 5 天干净，经量中等。平时带下偏多，质稀。已婚，有性交史，$G_4P_0A_4$，末次人流于 2014 年 4 月。现避孕套避孕，时有口服紧急避孕药。

个人史　性格外向，做事果断；自由职业者，作息极不规律，常有熬夜；少量吸烟；能喝酒，否认嗜酒。

妇科检查　外阴正常，阴道少许血性分泌物，色淡褐色，宫颈光滑，子宫前位，大小稍胀，活动欠，无触痛，双附件区未扪及包块，无增厚触痛。

辅助检查　2016 年 3 月 10 日 B 超提示子宫大小正常，子宫内膜厚 18mm，内有不均质增强结构（10mm×8mm，8mm×6mm），考虑有子宫内膜息肉可能。双侧附件区未见占位。

中医诊断　经期延长。

中医证型　脾虚血瘀。

西医诊断　异常子宫出血——子宫内膜息肉？

治疗　健脾益气，祛瘀调经。

中药处方　黄芪 30g　党参 15g　炒升麻 5g　白术 10g　茜根 15g　海螵蛸 15g　血余炭 10g　炙甘草 5g　香附 10g　白芍 15g　菟丝子 20g　补骨脂 15g

每天 1 剂，再煎分早晚服用，连续服用 7 天。

2016 年 3 月 17 日二诊

服药期间，阴道出血于 3 月 13 日干净。

刻下症　神疲乏力，面色萎黄，带下透明质稀，量多，时有腹胀或腹痛绵绵，以左下腹为主，腰酸，食欲不振，睡眠欠佳，大便烂；舌淡暗，边有齿印及瘀点，苔白，脉细沉。

治法　健脾益气祛湿，调补冲任。

中药处方　黄芪 30g　党参 15g　炒升麻 5g　白术 10g　陈皮 5g　法半夏 10g　炙甘草 5g　茯苓 15g　香附 10g　白芍 15g　菟丝子 20g　补骨脂 15g

每天 1 剂，再煎分早晚服用，连续服用。

2016 年 3 月 31 日三诊

服药期间，3 月 22 日又见阴道出血，量少，用护垫可，色淡暗，持续至 3 月 28 日开始量增多，每天用卫生巾 6 片，湿 3/4，透底。

刻下症　阴道出血量多，色淡暗，有血块，下腹绵绵隐痛，神疲乏力，面色萎黄，腰酸痛，胃纳好转，睡眠易醒，大便偏烂；舌淡暗，边有齿印及瘀点，苔白，脉细沉。

治法 健脾益气，祛瘀止血。

中药处方 黄芪 30g 党参 15g 炒升麻 5g 白术 10g 茜根 15g 海螵蛸 15g 血余炭 10g 炙甘草 5g 香附 10g 白芍 15g 菟丝子 20g 补骨脂 15g 陈皮 5g 三七粉（冲服）3g

每天 1 剂，再煎分早晚服用，连续服用至血止后，改服下方。

中药处方 黄芪 30g 党参 15g 炒升麻 5g 白术 10g 陈皮 5g 法半夏 10g 炙甘草 5g 茯苓 15g 香附 10g 白芍 15g 菟丝子 20g 补骨脂 15g

2016 年 5 月 5 日四诊

服药后，阴道出血于 4 月 4 日干净。至 5 月 3 日开始再次出现阴道出血，量少，用护垫可，色淡暗，持续至就诊时。

刻下症 阴道出血量少，色淡暗，下腹绵绵隐痛，腰酸，精神尚好，乏力感较前减轻，面色萎黄，胃纳好，睡眠可，大便成形，质软；舌淡暗，边有齿印及瘀点，苔薄白，脉细滑。

治法 健脾益气，祛瘀调经。

中药处方

处方一：黄芪 30g 陈皮 5g 法半夏 10g 白术 10g 益母草 15g 炙甘草 5g 蒲黄 10g 五灵脂 10g 桃仁 10g

每天 1 剂，再煎分早晚服用，连续服用 3 天。月经正式来潮 2 天后，改服用下方。

处方二：黄芪 30g 白术 10g 陈皮 5g 法半夏 10g 炙甘草 5g 白芍 15g 补骨脂 15g 茜根 15g 海螵蛸 15g 血余炭 10g 蒲黄 10g 五灵脂 10g

每天 1 剂，再煎分早晚服用，连续服用 7 天。

2016 年 6 月 23 日五诊

服药后，月经于 5 月 7 日正式来潮，量稍多，每天用卫生巾 5 片，湿 3/4，透底，5 月 9 日开始经量减少，5 月 12 日已干净。6 月 10 日再见少量淡红色阴道出血，6 月 12 日月经正式来潮，量中等，每天用卫生巾 5 片，湿 2/3，透底，6 月 14 日开始经量减少，6 月 17 日干净。

刻下症 精神好，面色略有润泽，带下无增多，无腹胀腹痛，胃纳可，睡眠好，大便成形，质软；舌淡暗，边有齿印及瘀点，苔薄白，脉细沉。

复查 B 超提示子宫大小正常，子宫内膜厚 10mm，内有不均质略增强结构（7mm×6mm，5mm×6mm），考虑有子宫内膜息肉可能，双侧附件区未见占位。

治法 健脾益气，调补冲任。

中药处方（举元煎加减） 黄芪 30g 党参 15g 茯苓 15g 白术 10g 陈皮 5g 法半夏 10g 炙甘草 5g 炒升麻 5g 香附 10g 白芍 15g 菟丝子 20g 补骨脂 15g

每天 1 剂，再煎分早晚服用，连续服用。

建议宫腔镜手术，患者诉工作忙，暂拒绝住院。嘱按时服药调经，定期复查B超。

按语

本案例异常子宫出血患者主要表现为月经正式来潮前渗血淋漓不止，服药月经可止，停药则出血反复，甚则崩漏淋漓不止，伴见神疲乏力，面色萎黄，时有腹胀或腹痛绵绵，食欲不振，睡眠欠佳，大便烂，舌淡暗，边有齿印及瘀点，苔白，脉细沉，当属祖国传统医学"经期延长"，甚或"崩漏"及"癥瘕"范畴，证属脾虚血瘀型。究其原因，盖平素作息无规律，饮食不节，损伤脾胃，脾虚统血摄血无力；加之多次堕胎，致冲任受损，瘀血内停，阻滞冲任、胞宫，新血不得归经，属本虚标实之证。

治疗上，萧埙《女科经纶》提出"调经以补养脾胃为大法也"。程杏轩《医述》谓："血之行与不行，无不由于气，故血脱者当益气，血滞者当调气。"此案例治疗以健脾益气为主，方选举元煎加减。举元煎出自《景岳全书》，治"气虚下陷血崩血脱亡阳垂危等症"。方中党参味甘性平，归脾肺经，有益气、生津、养血之效，《本草正义》言其"力能补脾养胃，润肺生津，健运中气，本与人参不相远。其尤可贵者：则健脾而不燥；滋胃阴而不湿；润肺而不犯寒凉；养血而不偏滋腻；鼓舞清阳，振动中气而无刚燥之弊"；黄芪，甘，微温，归肺脾经，有补中益气、益卫固表之功，《本草备要》记载其"生用固表，无汗能发，有汗能止，温分肉，实腠理，泻阴火，解肌热，炙用补中，益元气，温三焦，壮脾胃"，配白术以补气健脾，辅以升麻升阳举陷，有大补脾气之功。全方共奏升阳、固气、摄血之功。现代也有众多医家运用举元煎治疗经期延长、崩漏等月经病。如王东梅教授应用加味举元煎治疗崩漏，使补中有泻，塞中有清，取得了良好的效果。

当然本病还兼夹有血瘀之证，故在补益之中当活血化瘀，是以攻补兼施也，应注意对在攻补药物的轻重缓急应用上须有主次之分，本案应以补为主。正如《景岳全书》中所言："治积之要，在知攻补之宜，而攻补之宜，当于孰缓孰急中辨之……若积聚渐久，元气日虚，此而攻之，则积气本远，攻不易及，胃气切近，先受其伤，愈攻愈虚，则不死于积而死于攻矣……故凡治虚邪者，当从缓治，只宜专培脾胃以固其本……以疏其经，但使主气强，经气日通，则积痞自消。"

本案中，首诊、三诊正值行经的后半期，故用举元煎加用海螵蛸、茜根、血余炭以祛瘀止血。首诊之时为氤氲之候，为阳气本应旺盛，阴血逐渐满盈之时，故加香附、白芍、菟丝子、补骨脂以柔肝养血补肾固冲，与举元煎合用共奏健脾益气、祛瘀调经之效。二诊时，出血已止，患者仍以神疲乏力、面色萎黄、带下质稀量多、大便烂、舌苔白等一派脾虚湿盛之象为主，故在首诊方上，去止血药，加用陈皮、法半夏、茯苓以加强健脾祛湿之功。四诊时正属经前渗血期，是此患者的主症阶段，考虑冲任不足，血海不充，加之瘀血阻于胞络，血行不畅，致月经量少淋漓，故治疗可在健脾益气基础上，加用失笑散、桃仁、益母草以祛瘀行血，使血海满溢如期，缩短经前渗血时间。失笑散出自《太平惠民和剂局方》，方中五灵脂苦咸甘温，入肝经血分，功擅通利血脉，散瘀止痛；蒲黄甘平，行血消瘀，炒用并能止血，两者相须为用，为化瘀散结止血止痛的常用组合。此方在经前渗血时使用，既可化瘀而促经血畅行，又可止血而使经行早净，是为活血止血之妙用。五诊为月经间期，无阴道出血，治以加强健脾益气祛湿，调理冲任之力以求澄源治本，方可使经来畅，经血止之有度。同时，值得注意的是，本病起因为患者作息不规律，加之多次堕胎，故在药物治疗的同时强调作息规律，饮食有节。

经过 3 个多月治疗后，患者月经较前改善，经期缩短，周期趋向规律，但复查 B 超仍提示有子宫内膜息肉的可能。考虑停药后月经紊乱可能反复，故建议宫腔镜手术。

（黄亚琰，任晋洪，冉青珍，陈　颐，王　婕）

第十节　子宫肌瘤异常子宫出血案例

案例一　健脾益肾化瘀法治疗子宫肌瘤导致的异常子宫出血

2017 年 4 月 7 日初诊

梁某，女，45 岁。

主诉　阴道不规则出血 2 个月。

现病史　患者平素月经规则，周期 27～28 天，经期 4～5 天，量中，色暗红，血块（+），痛经（-），腰酸（+）。上上次月经为 2016 年 12 月 7 日，5 天干净，经量色正常。前次月经为 2017 年 1 月 6 日，量色质如常。末次月经为 2017 年 2 月 5 日，开始量少，用护垫即可，淋漓不净，2 月 18 日开始阴道出血增多，每日需 6 片卫生巾，色红，有血块，持续出血至 3 月 10 日干净。3 月 24 日再次阴道出血，前 4 天出血如经量，3 月 28 日开始阴道出血增多，每日需 6 片卫生巾，色红，有血块，一直持续不净，4 月 6 日开始经量稍有减少，每日需 3～4 片卫生巾，至今未净。

刻下症　神疲，四肢乏力，头晕、心悸，面色、肌肤萎黄，唇白，阴道出血，量多色淡红，有血块，腰酸，纳差，眠欠，二便调；舌淡红，苔薄白，脉沉细。

既往史　否认高血压、糖尿病、甲亢、肝肾功能损害等重大内科病史；否认肝炎、结核等传染病史；否认手术、输血、重大外伤史。

药物过敏史　暂未发现。

婚育史　已婚育，$G_2P_1A_1$，现避孕套避孕。

妇科检查　外阴正常，阴道通畅，内见血污，宫颈光滑，子宫增大如孕 1 个多月，宫体前位，活动可，无压痛，双附件区未扪及异常。

辅助检查　查血常规示血红蛋白 70g/L；尿妊娠试验（−）；查 B 超示子宫饱满，子宫内膜厚 16mm，肌壁间子宫肌瘤（42mm×32mm），双附件未见异常。

中医诊断　①崩漏；②癥瘕；③虚劳。

中医证型　脾肾两虚血瘀。

西医诊断　①异常子宫出血；②子宫肌瘤；③中度贫血。

治法　健脾益肾，化瘀止血。

中药处方　党参 30g　黄芪 30g　白术 15g　炙甘草 6g　续断 15g　制何首乌 30g　砂仁 10g　益母草 15g　血余炭 10g

每天 1 剂，煎服，连服 3 天。

2017 年 4 月 10 日二诊

刻下症　面色、肌肤萎黄，爪甲无华，无头晕头痛，活动后觉心悸，无胸闷痛，无腹痛，阴道出血明显减少，腰酸，纳欠，眠一般，小便调，大便昨日未解；舌淡红，苔薄白，脉沉细。

中药处方　党参 30g　黄芪 30g　白术 15g　炙甘草 6g　续断 15g　制何首乌 30g　砂仁 10g　益母草 15g　血余炭 10g　阿胶（烊化）10g

每天 1 剂，煎服，连服 3 天。

2017 年 4 月 13 日三诊

刻下症　阴道出血基本干净，无腹痛，腰酸、心悸明显减轻，稍有胸胁胀，纳眠可，大便已解，夜尿 1 次；舌淡红，苔薄白，脉沉细。

中药处方　党参 30g　黄芪 30g　白术 15g　炙甘草 6g　续断 15g　制何首乌 30g　砂仁 10g　益母草 15g　血余炭 10g　阿胶（烊化）10g　金樱子 15g　枳壳 15g

每天 1 剂，煎服，连服 3 天。建议患者行宫腔镜检查和诊断性刮宫术，患者拒绝，要求中药继续治疗。

2017 年 4 月 16 日四诊

刻下症　阴道出血干净，轻微腰酸，胸胀减轻，无胸闷心悸，无腹痛，纳眠可，二便调；舌淡红，苔薄白，脉沉细。

中药处方　党参 30g　黄芪 30g　白术 15g　炙甘草 6g　续断 15g　制何首乌 30g　砂仁 10g　桑寄生 15g　阿胶（烊化）10g

每天 1 剂，煎服，连服 3 天。

按语

本案例月经非时而下，量时多时少，当属中医学"崩漏"范畴。结合现代影像学检查，B 超提示胞宫结块，亦属"癥瘕"范畴，来诊时暴下不止，有崩中之势。无论是月经量多、持续不净，抑或是月经量少、淋漓不止，皆因脾肾气亏虚，致气血生化无源或统摄无权，脾不统血，发为崩漏。

历代医家认为,"瘀血内阻,血不循经",亦是崩漏关键病机之一。唐代孙思邈《备急千金要方》云:"瘀结占据血室,而致血不归经。"首次提出"血瘀致崩"的思想,认为血瘀为崩漏的主要病机。《诸病源候论》云:"内有瘀血,故时崩时止,淋漓不断。"《妇人大全良方》言:"血崩乃经脉错乱,不循故道,淖溢妄行,一二日不止,便有结瘀之血,凝成窠臼。"《血证论》曰:"女子胞中之血,每月一换,除旧出新,旧血即瘀血,便阻化机""出血何根,瘀血即其根也"。故活血化瘀法亦是治疗血瘀型崩漏及癥瘕所致崩漏之大法,即古人所谓"欲致新必先推陈"之理。而《素问·至真要大论》曰:"坚者削之,留者攻之,结者散之。"癥瘕治疗大法以活血化瘀、轻坚散结为主。根据患者体质强弱,病之久暂,酌用攻补,或先攻后补,或先补后攻,或攻补兼施等法,随证施治,并须遵循"衰其大半而止"的原则,不可一味地猛攻峻伐,以免损伤元气。

本案例中,患者起病已2个月,时日较长,出血量多,来诊时患者神疲,四肢乏力,面色、肌肤萎黄,唇白,阴道出血,量多,色淡红,有血块,每日需6片卫生巾,头晕,心悸,腰酸,纳差,眠欠,二便调,舌淡红,苔薄白,脉沉细。此时患者经量多,且有崩中之势。四诊合参,其主要病机,皆源于脾肾两虚血瘀。气为血之帅,血为气之母,气虚无力推动血行,滞而为瘀,结于胞宫,发为癥瘕。脾不统血,肾失封藏,瘀滞于内,合则发为崩漏。患者平素工作劳累,劳神过度,劳则气耗,思则伤脾,加之作息饮食不规律,导致脾气亏虚,故见纳差;脾主升清,"脾不及则令人九窍不通",故见头晕;脾其华在唇,脾虚故见唇白;脾在色为黄,脾虚则血不能上荣头面,故见面色、肌肤萎黄;脾主四肢,脾失健运,故见神疲、四肢乏力;脾主统血,血不归经,故见经血非时而下,发为崩漏。《素问·上古天真论》曰:"六七三阳脉衰于上,面皆焦,发始白。"患者年过六七,肾气已虚,腰为肾之府,肾虚腰府失养,故见腰酸。从此案分析,患者经血非时而下且时多时少,淋漓不尽,造成"崩漏"乃因癥结胞中所致;经血崩中漏下不止,气血不固,失而未补,乃成"虚劳"。气虚不摄,血虚失养,则胞宫胞脉不畅,癥结更甚则经血更乱,三者相互相连。

本案例的中医治法以健脾益肾、化瘀止血为则。初诊时,中药以四君子汤为基础方,在原方基础上,去渗利之茯苓,大剂量应用党参30g,白术15g,炙甘草6g以健脾益气,另予黄芪30g以增强益气健脾固冲之功效,砂仁理气健脾,续断补肾健骨壮腰,制何首乌滋肾益精养血,益母草、血余炭既化瘀又止血。方中党参、黄芪、白术三药齐用,即李东垣补中益气汤之三味主药。补中益气汤出自李东垣《脾胃论》,有补中益气、升阳举陷之功效,主治脾胃气虚、中气下陷、清阳不升等证。《本草纲目》记载益母草,认为其功效为"行血养血,行血而不伤新血,养血而不滞血,诚为血家之圣药也"。血余炭既能收敛止血,又兼有化瘀作用,有止血而不留瘀之优点。癥瘕所致崩漏,出血日久,均可存在不同程度的血瘀,治疗上若妄用固摄、收涩之品,则有闭门留寇之虞。因此"塞流"并非一味涩止,而是在"塞流"的同时适当选用兼有逐瘀功能之品（如益母草、血余炭等）以收祛瘀生新、活血止血之效。初诊三剂药下，崩中之势即已得控，效如桴鼓，亦中医辨证论治、异病同治之体现。二诊时，患者阴道出血明显减少，在原方基础上，治则仍是健脾补肾、化瘀止血，加用阿胶养血止血，阿胶乃补血圣药，味甘平，入肺、肝、肾经，具有补血止血、滋阴润燥等功效。三诊时，患者阴道出血基本干净，建议行手术检查与治疗，患者拒绝手术、要求中药继续治疗，故在前基础上，加金樱子以固崩敛涩，金樱子归肾经，入药有固精缩尿、固崩止带之效；加枳壳以行气，加强行气祛瘀力度，使血止而不留瘀。四诊时，患者阴道出血干净，在前基础上，去益母草、枳壳、血余炭祛瘀止血之品，加用桑寄生以增补肾益血之功效。患者惧怕手术，要求继续予以中药辨证论治，经治患者虽有疗效，但值得一提的是崩漏病程较长，易于反复，故崩漏的发生和发展常气血同病、多脏受累、因果相干，在治理过程中除健脾益肾、化瘀止血之外，尚须综合考虑，时刻注意兼顾其他因素，标本兼治，以期达到最佳治疗效果。

案例二　益气养血法治疗子宫肌瘤导致的异常子宫出血

2016 年 2 月 12 日初诊

邓某，女，52 岁。

主诉　不规则阴道出血 20 余天。

现病史　患者平素月经规则，25～30 天一潮，6～7 天干净，前 3 天量多，如厕时伴有大量血块排出，量少时用护垫可，无痛经，无腰酸，时有经前乳房胀痛。上上次月经为 2015 年 11 月 15 日，7 天干净，量色质如常。前次月经为 2015 年 12 月 20 日，阴道出血量多，如平时经量，持续 15 天未止，在当地医院予以止血治疗后出血干净。末次月经为 2016 年 1 月 20 日，量多如注，约 1 小时湿一片卫生巾，色暗红，夹血块，持续 20 天未净。

刻下症　精神疲倦，面色萎黄，四肢乏力，头晕心悸，无胸闷，阴道出血量多，色暗红，如厕时伴有大量血块排出，无腰酸痛，无腹痛，纳眠可，二便调；舌淡红，苔薄白，脉细。

既往史　否认高血压、糖尿病、甲状腺功能、肝肾功能损害等重大内科病史；否认肝炎、结核等传染病史；否认手术、输血、重大外伤史。

药物过敏史　暂未发现。

婚育史　已婚育，$G_3P_1A_2$，现避孕套避孕。

妇科检查　外阴正常，阴道通畅，内见血污，宫颈基本光滑，子宫增大如孕 1 个多月，活动好，无压痛，双附件区未及异常。

辅助检查　尿妊娠试验阴性；血常规：血红蛋白 75g/L；凝血功能正常；经阴道 B 超：子宫内膜 15mm，不均质，子宫增大，多发性子宫肌瘤（23mm×20mm，17mm×18mm，14mm×13mm），宫内所见未排除黏膜下肌瘤？（子宫内衰减光团

11mm×10mm），左侧附件未见异常，右卵巢小囊（15mm×13mm）。

中医诊断 ①崩漏；②癥瘕；③虚劳。

中医证型 气血两虚血瘀。

西医诊断 ①异常子宫出血；②子宫肌瘤；③中度贫血。

治法 益气养血，化瘀止血。

中药处方 党参 30g　黄芪 30g　白术 15g　当归 10g　熟地黄 15g　炙甘草 5g　岗稔根 20g　砂仁（后下）10g　益母草 20g　枳壳 10g　金樱子 10g　田七 5g

每天 1 剂，煎服。中医特色治疗予以艾灸双侧隐白、大敦穴。

2016 年 2 月 15 日二诊

刻下症　患者精神疲倦，面色萎黄，阴道出血较前减少，夜晚用卫生巾一片，湿表面，活动后仍感心悸，头晕减轻，无胸闷，无腰酸痛；舌淡红，苔薄白，脉细。

中药处方 党参 30g　黄芪 30g　白术 15g　当归 10g　熟地黄 15g　炙甘草 5g　岗稔根 20g　砂仁（后下）10g　益母草 20g　枳壳 10g　金樱子 10g

每天 1 剂，煎服，连服 3 天。

2016 年 2 月 18 日三诊

刻下症　患者精神明显好转，面色萎黄，阴道出血明显减少，无心悸，无头晕，无胸闷，腰酸痛，无腹痛；舌淡红，苔薄白，脉细。

中药处方 党参 30g　黄芪 30g　白术 15g　当归 10g　熟地黄 15g　炙甘草 5g　续断 15g　砂仁（后下）10g　益母草 20g　枳壳 10g　金樱子 10g

每天 1 剂，煎服，连服 3 天。

2016 年 2 月 21 日四诊

刻下症　患者精神可，面色稍萎黄，阴道出血基本干净，无头晕，无心悸胸闷，腰痛，无腹痛；舌淡红，苔薄白，脉细。建议患者候床入院行宫腔镜检查。

中药处方 党参 30g　黄芪 30g　白术 15g　当归 10g　熟地黄 15g　炙甘草 5g　续断 15g　杜仲 15g　砂仁（后下）10g　益母草 20g　枳壳 10g　金樱子 10g

每天 1 剂，煎服，连服 3 天。

2016 年 2 月 24 日五诊

刻下症　患者精神好，面色萎黄好转，阴道出血干净，无头晕，无心悸胸闷，腰酸痛减轻，无腹痛；舌淡红，苔薄白，脉细。患者入院行宫腔镜检查。

中药处方 党参 30g　黄芪 30g　白术 15g　当归 10g　熟地黄 15g　炙甘草 5g　续断 15g　杜仲 15g　阿胶（烊化）15g

每天 1 剂，煎服，连服 5 天。病理结果回复符合黏膜下肌瘤，并嘱患者注意劳逸结合，调理月经。

按语

崩漏，又称漏下、崩中，是指妇女非周期性、非正常行经而阴道下血如崩或淋漓不尽，以月经周期紊乱、子宫出血如崩似漏为主要表现的月经类疾病。经血非时而下，并量多如注，谓之"崩""崩中"或"经崩"；淋漓不断谓之"漏""漏下"或"经漏"。"崩"与"漏"虽出血情况不同，但在发病过程中两者常互相转化，故多以崩漏并称。《济生方》言"崩漏之病本乎一证。轻者谓之漏下，甚者谓之崩中"。"崩"与"漏"常交替出现，缠绵难愈，属妇科急危重症范畴。

崩漏久治不止，必然耗伤气血，尤其在大量出血的情况下，如不迅速止血，出现严重贫血、虚脱等情况时，则为虚劳之表现，故首先应塞其流、断其血，以治其标。必要时采用中西医结合治疗，排除器质性疾病，并予中医辨证用药治疗。

本案例患者初诊时，已阴道出血20余天，症见精神疲倦、四肢乏力，乃脾气亏虚之证。面色萎黄、头晕心悸，乃由失血过多，血之濡养肌肤功能失常所致。血色暗红，如厕时伴有大量血块排出，乃瘀阻于内。结合舌脉象，舌淡红，苔薄白，脉细，四诊合参，当辨为气血两虚血瘀证。崩漏日久，气血虚弱，心失所养或脾虚化源不足，统血无力，冲任失固而致，先从脾脏论治着手，疗效明显，治宜健脾益气、固冲止崩。在治疗用药应避免纯补、壅补及竣消，以妨碍气机，损脾伤正，应以消补兼施、补中寓消、消中有补、健脾助运为法。处方用药中，予以党参、黄芪、白术以健脾益气，取脾主统血、气能摄血之意。炙甘草补益脾土，砂仁理气健脾，熟地黄益精养血，当归补血养血，岗稔根既能养血又可止血，金樱子味酸涩、益气补肾、收敛止血，田七化瘀止血，益母草、枳壳行气化瘀，使止血而不留瘀。全方共奏益气养血、化瘀止血之效。上方中，党参、黄芪、炙甘草益气，砂仁理气，枳壳行气，取其调气之意。

清代叶天士在《临证指南医案》中提出了"暴崩宜温，久崩宜清……暴崩暴漏，宜温宜补……久漏久崩，宜清宜通"的治疗大法。本案例患者起病20余天，当属暴崩无疑，叶氏认为暴崩宜温宜补，方中党参、黄芪、白术、炙甘草、砂仁、熟地黄、金樱子、岗稔根、当归均有补益之功。徐灵胎主张："治崩漏必用补血大剂，而兼黑色之药。"方中熟地黄、当归色黑，皆能补血。并加以中医特色疗法以增疗效，隐白穴为足太阴脾经之井穴，脉气之所出，为脾脉之根，艾灸隐白穴可健脾统血；大敦穴属足厥阴肝经穴，功专疏泄，寒者热之，艾灸大敦穴可以振奋人体阳气，增强自身调整功能，使病理状态得到改善。二诊时，阴道出血较前减少，效果明显，中药在原方基础上可裁田七以减化瘀之力，续服3剂。三诊时，阴道出血明显减少，却见腰酸痛之症状，患者年过七七，肾气衰竭，渐见腰酸腰痛，故在二诊基础上，加用杜仲以补益肾气、固经止崩，使方药具有补而能宣、行而不泄之特性。四诊时，阴道出血基本干净，建议患者候床入院行宫腔镜检查术，患者腰酸虽有缓解，仍有腰痛，加杜仲配之，杜仲与续断同入肝、肾两经，皆有补肝肾、强筋骨之功。然杜仲甘温，偏入肾经气分，长于补养，续断味苦而重，偏入肾经血分，长于活血通络。两药相须为用，止血寓有行血，使止血补血而不留瘀，并能加强补肝肾、利腰膝、固冲任之功效，常用于肝肾亏损、冲任不固所致之腰痛欲坠、崩漏等症。五诊时，患者入院后行宫腔镜检查术，病理回复符合黏膜下肌瘤，排除恶性病变。症见面色好转，阴道出血干净，腰酸痛明显减轻，可去砂仁、益母草、枳壳、金樱子行气止血之品，在血止之后，应予以复旧，即是调理善后，理脾益肾以善其后，故加阿胶以滋阴补血止血，阿胶善于补血，对一切失血之症，均可应用，后期用以巩固止血养血之疗效。

综上所述，崩漏必须遵照"塞流、澄源、复旧"的治崩三法，及早治疗，对于瘀瘕阻滞所致崩漏者更应掌握活血与止血的尺度，使止血而不留瘀。崩漏瘀血的存在乃是各种证型所共有的特征，无论何种原因致瘀，皆可使瘀血占据血室，壅阻脉道，导致血不归经，故在治疗中注意活血化瘀、止血调经是其治疗大法[1]。崩漏调摄，首先注重个人卫生，防止感染，其次调节饮食增强营养，最后保持心情舒畅，加强锻炼，劳逸结合，以防复发。

案例三 抑木补土治疗子宫肌瘤导致的异常子宫出血

2016 年 3 月 20 日初诊

陈某，女，51 岁。

主诉 不规则阴道出血 14 天，量多 2 天。

现病史 平素月经周期欠规则，20 天至 2 个月来潮一次不定，量多，夹血块，经行时间延长，8～10 天方净，经前情绪波动明显，经前乳房胀痛（+），痛经（±），末次月经为 3 月 6 日，第一天至第五天量多，色淡暗，其后量少，淋漓难净，3 月 19 日与家人争执后量复增多，下血如注，夹血块，3 月 20 日来诊。前次月经为 2 月 11 日，量多，10 天净。上上次月经为 2015 年 12 月 23 日，量多，8 天净。

刻下症 面色萎黄，郁闷不乐，阴道出血量多如注，每小时须更换夜用卫生巾一片，湿透，色淡暗，夹血块，时有头晕，乳房胀痛，少腹坠痛，纳呆，四肢不温，无发热，无腰痛，小便调，大便溏，舌淡暗边齿印，苔薄白，脉弦滑。

既往史 2013 年 10 月 27 日外院曾行宫腔镜检查、分段诊断性刮宫术、宫腔镜下宫腔赘生物电切术及子宫颈病损切除术，术后病理提示（宫腔刮出物）子宫内膜增生紊乱；（宫颈刮出物）黏膜慢性炎；（宫腔赘生物）符合黏膜下平滑肌瘤；（宫颈赘生物）符合子宫颈息肉。

药物过敏史 暂未发现。

婚育史 已婚育，G_3P_3，已结扎。

辅助检查 2015 年 10 月 13 日外院 B 超提示子宫增大（64mm×53mm×54mm）；子宫内膜增厚不均，27mm，子宫腔内异常回声（12mm×12mm），考虑黏膜下肌瘤待除外，建议进一步检查；双附件未及异常。2015 年 10 月 25 日 B 超提示子宫增大（62mm×52mm×53mm）；内膜厚 10mm，前壁可探及减弱光团

（14mm×12mm×13mm），大部分位于宫腔，考虑子宫黏膜下肌瘤可能；双附件未及异常。2016 年 3 月 20 日彩超提示子宫增大，内膜厚 9mm，黏膜下子宫肌瘤可能（前壁 18mm×20mm×17mm，大部分凸入宫腔），双附件未见异常。尿妊娠阴性。血常规提示血红蛋白 103g/L。凝血四项未见异常。

建议患者入院宫腔镜治疗，患者因工作原因要求暂中医药治疗，择期宫腔镜治疗。

中医诊断 ①崩漏；②癥瘕。

中医证型 脾虚肝郁夹瘀。

西医诊断 ①异常子宫出血；②子宫肌瘤。

治法 抑木培土，疏肝健脾止血。

中药处方（补中益气汤合四逆散加减） 柴胡 10g 枳壳 15g 白芍 15g 白术 15g 党参 20g 黄芪 20g 升麻 10g 陈皮 5g 仙鹤草 15g 荆芥炭 15g 贯众炭 15g 炙甘草 5g

5 剂，每天 1 剂，煎服。

2016 年 3 月 26 日二诊

刻下症 阴道出血较前明显减少，量时多时少，色淡暗，夹小血块，时有头晕，乳房胀痛，少腹坠痛，嗳气食少，四肢不温，无发热，无腰痛，小便调，大便偏烂；舌淡暗边有齿印，苔薄白，脉弦滑。

治法 抑木培土，疏肝健脾止血。

中药处方 柴胡 10g 枳壳 15g 白芍 15g 白术 15g 党参 20g 黄芪 20g 海螵蛸（鱼古）（先煎）20g 茜草炭 15g 仙鹤草 15g 荆芥炭 15g 陈皮 5g 砂仁 5g 炙甘草 5g

7 剂，每天 1 剂，煎服。

2016 年 4 月 3 日三诊

刻下症 阴道出血基本干净，面色萎黄，易疲乏，时有头晕，乳房胀痛，少腹坠胀，四肢不温，纳差，眠差，无发热，无腰痛，小便调，大便偏烂；舌淡暗边有齿印，苔薄白，脉弦细。

治法 益气健脾，疏肝养血

中药处方（归脾汤加减） 黄芪 20g 红参 10g 白术 15g 当归 10g 酸枣仁 15g 茯神 15g 远志 15g 续断 15g 熟地 15g 佛手 15g 木香（后下）5g 炙甘草 5g

2016 年 4 月 20 日四诊

刻下症 精神较前好转，月经来潮，胸胁胀满，善太息，少腹坠胀，四肢不温，纳呆，眠一般，无发热，无腰痛，小便调，大便偏烂；舌淡暗边有齿印，苔薄白，脉弦细。

治法 益气健脾，疏肝养血

中药处方（逍遥散加减） 当归10g 白芍15g 柴胡10g 云苓30g 白术15g 党参15g 佛手15g 薄荷（后下）5g 生姜3片 炙甘草5g

2016年5月10日五诊

诉服药后4月30日月经来潮，量偏多，夹小血块，痛经较前缓解，经期9天净，经前情绪波动明显，经前少许乳房胀痛，经后现症见：面色萎黄，易疲乏，胸胁胀满，善太息，少腹坠胀，四肢不温，时有嗳气，纳呆，眠一般，无发热，无腰痛，小便调，大便偏烂；舌淡暗边有齿印，苔薄白，脉弦细。

治法 益气健脾，疏肝养血，活血消癥。

中药处方（逍遥散加减） 当归10g 白芍15g 柴胡10g 云苓30g 白术15g 党参15g 佛手15g 田七10g 薄荷（后下）5g 生姜3片 炙甘草5g

并嘱患者尽早完善宫腔镜检查，必要时行宫腔镜下黏膜下肌瘤电切术以祛其根本。

按语

本案患者阴道出血淋漓2周未净，来诊时阴道出血量多如注，B超提示胞宫内结块，当属"崩漏""癥瘕"范畴。该患者来诊时见面色萎黄，阴道出血量多，头晕，纳呆，大便溏等一派脾虚失运、脾虚失摄之象，故治当以益气健脾、培土固摄为主。但除了脾虚见症外，患者还有乳房胀痛、少腹坠痛、四肢不温、脉弦等肝气郁结之症，辨证当属脾虚肝郁。若是单纯益气健脾、培土固摄恐疗效不佳，因五脏对五行，相互之间相生相克，辨证或治疗均须兼顾他脏。

肝与脾在血的生成、贮藏及运行等方面有密切联系。肝的疏泄正常，脾运健旺，生血有源，且血不溢出脉外，则肝有所藏，冲任得养。肝与脾既在生理上相互协调，在病理上也必然互相影响。随着人们生活水平的日益提高或缺乏运动，容易造成营养的过盛；且现代人的生活节奏快，工作、精神压力同时加大。"设肝不能疏泄水谷则渗泄中满之症在所不免"，清代医家唐容川这句精辟论述表明，脾因肝气的郁结不能疏泄脾土，则脾的正常运化升清功能受到影响，可以认为唐容川所指的渗泄中满之症既指脾之运化升清失常，糟粕不能降浊而与精微物质混淆积滞于体内，注之于血脉而成的中满之症；又指使水谷之精微不能得以升清形成营、血、津液等营养物质失之体外而形成崩漏之症。《景岳全书》云："崩漏之病……未有不由忧思郁怒，先损脾胃，次及冲任而然者。"若情志不畅可致肝郁，忧思、饮食劳倦可致脾虚。五脏之中，肝气易郁，木郁乘土，或土虚木乘，脾气受损，脾不统血，冲任不固而致崩漏，故治当以疏肝健脾、摄血止血。

初诊给予补中益气汤合四逆散加减，方中黄芪、党参、白术益气健脾，柴胡、枳壳疏肝理气，陈皮理气调中，升麻可升提下陷之中气，白芍柔肝，与炙甘草配伍酸甘化阴以养血，仙鹤草补虚止血，荆芥炒炭既去香燥之性以防其耗血伤精之力，又具疏肝、引血归经之功，贯众炭收敛止血，甘草甘缓和中、调和诸药。全方共奏疏肝健脾、摄血止血之效。

5 剂药后二次复诊时阴道出血较前明显减少，故在前方基础上去贯众炭。患者近期嗳气食少，故酌加砂仁以行气和中，酌加海螵蛸（鱼古）20g 先煎、茜草炭 15g。《黄帝内经》早有海螵蛸与茜草配伍应用记载，治疗血枯经闭，称"四乌鲗骨一藘茹丸"，乌贼骨又名海螵蛸，藘茹即今之茜草，上两药以雀卵为丸，用鲍鱼汁送服，是《黄帝内经》最早方剂之一。详阅诸家本草，载此两药之主治，皆谓其能治崩带。《本经》记载乌贼骨"主女子赤白漏下，经汁血闭，阴蚀肿痛，寒热癥瘕，无子"。《大明本草》曰："疗血崩。"《本草纲目》曰："主女子血枯病，伤肝唾血，下血……"。《名医别录》记载茜草："止血，内崩下血。"乌贼骨（海螵蛸）配伍茜草，能行血通经，又能止血固经，其中乌贼骨入肝、肾两经，茜草入肝经且用炭，二诊方中用之取其归肝经、固经止血之功。

三诊时阴道出血已干净，患者症见面色萎黄，易疲乏，时有头晕，纳差，眠差，大便偏烂，脾气虚弱，崩后血海空虚，方用归脾汤，一方面是益气健脾培土使气血生化有源；另一方面也可健脾摄血以复旧。此外，患者仍有乳房胀痛、少腹坠胀、四肢不温等肝气郁结之症，方中酌加佛手以行气疏肝解郁。

四诊复诊时月经来潮，症见胸胁胀满，善太息，少腹坠胀，四肢不温，方用逍遥散以疏肝健脾调周。《河间六书》云："妇人童幼天癸未行之，皆属少阴；天癸既行，皆属厥阴论之；天癸既绝，乃属太阴经也。"由此可见，本案例患者此时当以厥阴论之。宋代严用和曰："肝为血库，喜怒劳役，一或伤之，肝不藏血于宫，宫不能传血于海，故崩中漏下。"肝气喜条达而恶抑郁，以愉悦舒畅为顺，忧患郁怒为逆。是以肝气条达，则血海宁静，经脉流畅，则月事按时而下。若精神刺激，肝气郁结，肝失疏泄，日久不解，肝郁乘脾，或脾虚木乘，损伤脾气，脾运失职，统摄无权，冲任损伤，血海蓄溢失常可致崩漏。逍遥散为肝郁血虚，脾失健运之脾虚肝郁证而设。肝为藏血之脏，性喜条达而主疏泄，体阴用阳。若七情郁结，肝失条达，或阴血暗耗，或生化之源不足，肝体失养，皆可使肝气横逆，胁痛、寒热、头痛、目眩等症随之而起。神疲食少，是脾虚运化无力之故。脾虚气弱则统血无权，肝郁血虚则疏泄不利，所以月经不调、乳房胀痛。此时疏肝解郁，固然是当务之急，而养血柔肝健脾，亦是不可偏废之法。四诊方中既有柴胡疏肝解郁，使肝气得以调达；白芍酸苦微寒，养血敛阴，柔肝缓急；党参、白术、茯苓益气健脾助运，使运化有权，气血生化有源，当归甘辛苦温，养血和血；薄荷少许，疏散郁遏之气，透达肝经郁热；炙甘草益气补中，缓肝之急；生姜温胃和中；酌加佛手以加强行气疏肝解郁之力。全方共奏益气健脾、疏肝养血之功。

服药后月经来潮，五诊时告知经前情绪波动明显，经前少许乳房胀痛，经后症见面色萎黄，易疲乏，胸胁胀满，善太息，少腹坠胀，四肢不温，时有嗳气，纳呆，眠一般，无发热，无腰痛，小便调，大便偏烂；舌淡暗边齿印，苔薄白，脉弦细。考虑本证患者是因情绪过激而发病，暴怒而发，阴道出血量大，加之平素经前情绪波动明显，肝郁日久乘脾，损伤脾气，脾运失职，统摄无权，冲任损伤，血海蓄溢失常所致崩漏，固治当以益气健脾、疏肝养血，为从其根本论治。

此外，仍须注意崩漏同时合并癥瘕。正如《备急千金要方》所述"瘀结占据血室，而致血不归经"，《血证论》曰："凡离经之血……此血在身，不能加于好血，而反阻新血之化机。"患者肝气郁结，气行则血行，气滞则血瘀，癥瘕瘀阻冲任，经血非时而下，致崩漏的病程缠绵难愈。益气健脾、疏肝养血以治其本固然重要，但须同时配合活血消癥以助新血归经，在四诊的基础上酌加田七。

《薛氏医案》亦云："崩之为患……因脾胃虚损，不能摄血归源。"脾虚失摄是崩漏的主要病因病机，治脾培土是治疗崩漏的主要方法。但五脏对五行，五脏五行之间相生相克，寻因辨证或治疗均须兼顾他脏，由肝郁致脾虚者，土虚木乘者，抑木亦是补土。

（袁红霞，陈志霞，冉青珍，陈　颐，薛儒雅）

第十一节　宫内节育器异常子宫出血案例

案例一　益气固冲法治疗崩漏案

2016 年 10 月 12 日初诊

张某，女，35 岁。

主诉　上环后月经量多伴经行时间延长 2 个月。

现病史　患者既往月经规律，30～32 天一潮，经期 5～6 天，量中。已婚育。于 2016 年 8 月初在外院行上环术，术程顺利，术后阴道出血量不多，持续 5 天干净，无腹痛等不适。术后患者未遵医嘱休息，且工作劳累，每日工作 10 小时以上。前次月经为 2016 年 9 月 2 日，历 16 天方净，前 5 天量多，每日用加长卫生巾 7～8 片，湿透，夹血块，第 6 天后经量明显减少，伴腰酸，无头晕心悸等不适。末次月经为 2016 年 10 月 1 日，持续至今未净，前 7 天量少，每日用普通卫生巾 2～3 片，湿少半，第 8 天开始月经量多如注，夹大量血块，伴头晕心悸，下腹隐痛，腰酸，纳眠欠佳，二便尚调。患者遂就诊，患者面色萎黄，精神疲倦；舌淡，苔白微腻，脉沉细。

辅助检查　2016 年 10 月 12 日妇科 B 超提示子宫大小、双附件未见异常；子宫内膜厚 7mm；宫内节育环位置正常；尿妊娠试验（-）；血常规示血红蛋白 72g/L。

中医诊断　①崩漏；②虚劳。

中医证型　脾虚气弱。

西医诊断　①异常子宫出血；②中度贫血；③宫内节育器。

治法　益气固冲止血。

中药处方　生黄芪 50g　党参 30g　白术 15g　升麻 5g　柴胡 5g　当归 10g
益母草 30g　川断 15g　阿胶（烊化）10g　砂仁（后下）10g　仙鹤草 15g　炙甘
草 5g

共 7 剂，每日 1 剂，煎服。

2016 年 10 月 19 日二诊

刻下症　患者精神好转，阴道出血明显减少，昨日用卫生巾 2 片，湿大半，
夹少量血块，无头晕，时有心悸，腰酸，舌脉同前。嘱续服上方 5 剂。

2016 年 10 月 24 日三诊

刻下症　患者阴道出血量少，抹纸时可见，色淡红，精神疲倦，心烦胸闷，
无头晕心悸，腰酸好转，口咽干燥，纳好转，眠欠佳，大便偏干，小便正常；舌
暗红，苔薄黄，脉细数。

中药处方　党参 30g　黄芪 30g　白术 15g　麦冬 15g　五味子 10g　白术 15g
砂仁（后下）10g　阿胶（烊化）10g　制首乌 30g　炙甘草 5g

共 10 剂，每日 1 剂，煎服。

2016 年 11 月 3 日四诊

刻下症　患者服药 7 剂后阴道出血止，精神好转，面色无华，无头晕心悸，
无腰酸，无口干，下腹坠胀感，乳胀，纳尚可，眠好转，大便每日 1 次，质中，
小便调；舌淡暗，苔白，脉细。

中药处方　党参 30g　黄芪 30g　白术 15g　麦冬 15g　五味子 10g　白术 15g
砂仁（后下）10g　阿胶（烊化）10g　制首乌 30g　炙甘草 5g

共 7 剂，每日 1 剂，煎服。嘱若月经来潮量多随诊。

2016 年 11 月 11 日五诊

刻下症　患者月经于 2016 年 11 月 6 日来潮，前 3 天量稍多，每日用卫生巾
6 片，湿大半，夹少量血块，现月经量少，每日用卫生巾 2 片，湿一半，色暗红，
经期腰酸，无头晕心悸等不适，精神尚可，面色少华，纳眠可，二便调；舌淡暗，
苔薄白，脉细。

中药处方　党参 30g　黄芪 30g　白术 15g　益母草 15g　五味子 10g　白术
15g　砂仁（后下）10g　阿胶（烊化）10g　制首乌 30g　炙甘草 5g

共 7 剂，每日 1 剂，煎服。嘱若月经超过 7 天仍未止随诊。1 个月后患者复
诊，诉上次月经 7 天干净，本周期月经来潮，量中，现月经第 6 天基本干净。后
给予中药巩固 1 个月，其后随访 3 个月患者月经均可规律来潮，经期 6~7 日干净，
经量中等，精神面色均可。

按语

中医学认为，崩漏的发病是肾-天癸-冲任-胞宫生殖轴严重功能失调造成的，
其主要病机为冲任不固，不能制约经血，使子宫藏泻功能失常而致。《景岳全书》

对其发病机制解释是"先损脾胃，次及冲任"及"五脏之伤，穷必及肾"。《妇人大全良方》云："妇人崩中因脏腑伤损，冲任气血俱虚致也。"《万氏女科》云："妇人崩中之病皆因中气虚不能收敛其血。"中气统摄无力，血海不固，产生崩中漏下。《妇科玉尺》更明确指出："思虑伤脾，不能摄血，致令妄行。"故崩漏的治疗宜调理冲任，脾胃为先，兼顾于肾。脾胃为气血生化之源，脾具益气、生血、统血、运化之功能。若脾胃受伤，中气虚损下陷，统血失司，血不归经，漏下自成。治当补气健脾、升阳举陷、摄血补血并重，以达气旺血止。脾气旺盛，水谷精微化而为血，气盛固摄有力，崩漏自然康愈。

该患者因上环后过度劳累出现经血非时而下，量多如注，来诊见一派气虚血脱之象。《诸病源候论》云："崩中者，脏腑损伤，冲脉任脉血气俱虚故也……若劳动过度，致脏腑俱伤，而冲任之气虚，不能制约其血，故忽然暴下，谓之崩中……漏下者，由劳伤血气，冲任之脉虚损故也。"而"血乃中州脾土所统摄，脾不摄血，是以崩溃，名曰崩中，世人治崩，必治中州也"。脾主统血，使血液循其常道运行。脾胃为后天之本、气血生化之源，气与血的关系密切，气为血之帅，气虚无力摄血，可导致出血，故见月经量多，经行时间延长；脾气亏虚，气血生化乏源，气虚无力推动血行久而成瘀，亦可导致崩漏的发生。治疗血崩，医籍中有"塞流""澄源""复旧"三法，崩漏之出血量多如冲时，须"急则治标"，着重快速止血，"留得一分血，便是留得一分气"。本案例患者因劳累耗伤脾气，脾气虚固摄失职，故治疗时"塞流""澄源"并用，止血同时正本清源，乃治标兼固本。止血全非单纯固涩，除大出血必须止血外，一般不过用止涩药，而是应究其根源，此为"澄源"。正如《傅青主女科》云："世人一见血崩，往往用止涩之品，虽亦能取效于一时，但不用补阴之药，则虚火易于冲击，恐随止随发，以致经年累月不能痊愈者有之。"

《医宗金鉴》云："淋沥不断名为漏，忽然大下谓下崩。紫黑块痛多属热，日久行多损任冲，脾虚不摄中气陷，暴怒伤肝血妄行。临证审因须细辨，虚补瘀消热用清。"治疗时遵循"急则治其标，缓则治其本"的原则，急性出血期当以"塞流"为主，因患者病因明确，为术后调摄不当所致，故抓住其主要矛盾，初诊时投以大剂量益气摄血中药以止血兼以扶正，方中党参味甘性平，归脾、肺经，有益气、生津、养血之效，《本草正义》曰："力能补脾养胃，润肺生津，健运中气，本与人参不相远。其尤可贵者：则健脾而不燥；滋胃阴而不湿；润肺而不犯寒凉；养血而不偏滋腻；鼓舞清阳，振动中气而无刚燥之弊。""有形之血不能速生，无形之气所当急固"，黄芪之生者，其补气之功更胜一筹，故方中重用生黄芪 40～50g，以补气生血，常配白术以补气健脾，气旺既可摄血，又可生血；血为气之母，气虚时久，营血亏虚，故用当归养血和营，协党参、黄芪以补气养血；佐少量升麻、柴胡以助党参、黄芪升提下陷之中气，《本草纲目》曾说："升麻引阳明清气上升……此乃禀赋虚弱，元气虚馁，及劳役饥饱，生冷内伤，脾胃引经最要药也。"

柴胡、升麻，张锡纯言"柴胡为少阳之药，能引大气之陷者自左上升；升麻为阳明之药，能引大气之陷者自右上升"，两药相配，升阳举陷、畅达气机。阿胶为补血之佳品，既可补血又可止血；益母草苦泄辛散，主入血分，功善活血祛瘀止血；仙鹤草性平，具有收敛止血作用，兼可补虚，属热属寒均可用之，在此补涩相兼，体现了傅青主论补气固气之品时所言："其最妙者，不去止血，而止血之味，含于补气之中也。"砂仁防滋药碍胃，佐以炙甘草调和诸药。全方共奏益气健脾、固摄止血之功。

三诊崩血虽停，由于已有大量出血，身体必然虚弱，非调养不能复其源，用健脾益气养血法，恢复其健康，也就是最后"复旧"法。明代万全《万氏女科》云："凡经水来太多者，不问肥瘦，皆属热也。"其认为经水过多当以血热妄行立论；《妇科玉尺》所说："经来十数日不止者，血热也。"王肯堂《证治准绳》说"阳气乘阴，则血流散溢，经所谓天暑地热，经水沸溢，故令乍多""劳伤气血，冲任虚损，月水过多"。从历代诸家之论不难看出，"经水过多"有"虚、热"两大病因。本例患者亦出现"心烦胸闷，口咽干燥，大便偏干，舌暗红，苔薄黄，脉细数"等热象。然治疗未予清热泻火之品，何故？傅山有云："人莫不谓火盛动血也，然此火非实火，乃虚火耳。"此一句指明病机乃虚火，进而给出治法，"不去止血而唯补血，又不止补血而更补气，非唯补气而更补火""是止崩之药不可独用，必须于补阴之中行止崩之法"。据此，在上方基础上加用麦冬、五味子合成生脉散，以益气养阴，使气复津生，血止阴存。脾胃虚弱是气血不足的根源，久崩久漏，气血不足，身体亏虚，必然累及于肾，而致肾阴不足，甚至阴损及阳，肾中阴阳失衡。肾主精，精血互化；肾为先天之本，脾为后天之本，福祸相依。崩漏所致腰膝酸软、畏寒怕冷、手足心热为常见之症。故补肾滋阴、益气养血在崩漏治疗中期及血止后，应及时应用，遂加何首乌，既可补肾填精养血，又可润肠通便，一箭双雕。

宫内节育器是我国育龄妇女最主要的避孕工具之一。据统计，全国已婚育龄妇女使用宫内节育器避孕的约占 51.35%。但置器后的子宫异常出血是妇科临床的常见病和多发病，亦是影响宫内节育器接受性和续用率的主要原因。育龄妇女放置节育器后，大多出现阴道出血，一般情况下，二三日后阴道出血便逐渐停止；但亦有出血如崩，多日不止者，同时可伴见小腹坠痛不舒，腰酸，神疲，面色㿠白无华，舌淡、苔白，脉沉细，对此中医多从冲任不固论治。

案例二　壮水制火补土法治疗崩漏案

2015 年 3 月 12 日初诊

李某，女，39 岁。

主诉　经行时间延长 10 余日未净。

现病史　患者月经 17 岁初潮，已婚育，顺产一胎，曾行 3 次人流，末次人流为 3 年前。3 年前人流术后出现经行腹痛，症状逐渐加重。半年前外院诊断考虑子宫腺肌病，于宫内放置曼月乐环以缓解痛经症状，上环后出现经血淋漓，历 10～20 余日方净，经量不多，痛经症状明显缓解，故未行诊治。近 2 个月来患者因家事多有操劳，月经来潮时患者自觉头眩心虚，腰膝酸软，口燥咽干，五心烦热，纳呆，腹胀，眠欠佳，大便偏干，小便调。末次月经为 2015 年 2 月 28 日，淋漓至今未净，量少，用护垫可，呈咖啡色；望其面色，颧红，形体消瘦；舌暗红，舌苔黄微腻，脉细滑。

辅助检查　2015 年 1 月外院行妇科 B 超提示子宫增大，考虑子宫腺肌病；双附件未见异常；子宫内膜厚 4mm；宫内节育环位置正常。

中医诊断　崩漏。

中医证型　肾阴虚兼脾虚。

西医诊断　①异常子宫出血；②子宫腺肌症；③宫内节育环。

治法　滋肾益阴，益气健脾。

中药处方　熟地黄 15g　生地黄 15g　白芍 15g　知母 15g　牡丹皮 15g　党参 15g　白术 30g　茜根 15g　旱莲草 15g　甘草 5g

共 7 剂，每日 1 剂，水煎分 2 次温服。

按语

崩漏的辨证要点为阴道出血无周期，非时而下等。诊断时主要以出血的量、色、质变化及全身证候，来辨别寒、热、虚、实。治疗以"急则治其标，缓则治其本"为总原则，以"塞流、澄源、复旧"为根本大法，以补肾调经为主。

患者月经初潮较晚，先天禀赋恐有不足，加之多次行流产手术，房劳多产伤肾，易损伤冲任胞脉，故经乱无期。忧思过度则损伤脾气，脾气亏虚，统摄无权，加之冲任受损，故不能制约经血而成崩漏。方中熟地黄养血滋阴，补精填髓，为滋补肾阴要药；旱莲草滋养肝肾之阴，且能凉血止血；白芍养血调经，多用于月经不调、腹痛崩漏之症；生地黄养阴生津；知母滋阴润燥；牡丹皮凉血活血散瘀；党参补中益气养血；白术补脾健运。全方共奏滋肾益阴、益气健脾之功。

2015 年 3 月 19 日二诊

刻下症　上方服 4 剂后，淋漓已停，而黄带连绵，口燥咽干、烦躁易怒稍减，余证仍存。舌脉同前。

中药处方　生地黄 15g　熟地黄 15g　白芍 15g　知母 15g　牡丹皮 15g　党参 15g　白术 30g　茯苓 15g　旱莲草 15g　甘草 5g

嘱服 14 剂后复诊。

2015 年 4 月 3 日三诊

刻下症　患者诉服药后现无口燥咽干，烦躁易怒、头眩心虚症状好转，仍有腰膝酸软，大便质中，小便调；舌暗红，苔薄黄，脉细。

中药处方　生地黄 15g　熟地黄 15g　续断 15g　山茱萸 15g　白芍 15g　女

贞子 15g　牡丹皮 15g　旱莲草 15g　党参 15g　白术 30g　茯苓 15g　甘草 5g

2015 年 4 月 10 日四诊

刻下症　月经 4 月 6 日来潮，量中，色暗红，夹少量血块，现基本干净，患者现精神好转，已无烦躁咽干，腰膝酸软症状明显好转，胃纳可，二便调；舌暗红，苔薄白，脉细。守上方，加阿胶（烊化）10g。调理 1 个月。嘱若月经超过 7 天未净复诊。后因患者 2 个月未复诊，电话随访，诉近 2 月月经规律，经期 7 天，量中，已无不适症状，故未复诊。

1 年后再次随访，患者诉经水准，未有崩漏现象，证明已获得长期疗效。

按语

宫内节育器具有安全、长效、简便、经济、取器后不影响生育的优点，但放置宫内节育器后常引起月经改变（月经过多、经期延长），甚至不规则阴道出血等不良反应。有报道指出月经改变是宫内节育器术后出现的首位不良反应，考虑因手术损伤子宫内膜，是影响其使用率的重要原因。本病可归属于中医学"崩漏"范畴。

本案例患者因上环后漏下日久，阴血日渐耗损，肝肾阴虚，相火妄动，阴愈亏则虚火愈炽，热迫血行而致淋漓不绝。肾为先天之本，脾为后天之本。女子以血为本，血生化于脾，藏于肝，源源不断，灌溉全身，肝脾肾功能失常而发为本病。肝肾同源，又肝主疏泄，有协助脾的运化功能，脾主运化，气机通畅，有助于肝气的疏泄。所以在发生病变时，可以相互影响，成为肝脾不调证，既"木横侮土"，故见纳呆、腹胀。头为精明之府，肝开窍于目，腰为肾之外府，肝肾亏损，精血不足，清窍、腰府失养，故见头眩、腰膝酸软；虚热内扰，心神不安，故失眠多梦；津不上润，则口燥咽干；阴虚生内热，热蒸于里，故五心烦热。《妇科心镜》载："妇人崩漏最为大病，年少之人，火炽血热，房事过多，经行时而有交感，俱致斯疾。大都凉血固涩，升气益荣而可愈也。"妇女虽以肝为先天，以血为本，但由于有月经、妊娠、哺乳等生理现象，故常处于"有余于气，不足于血"的状态，"气有余便是火"，故治之当用平和调养之剂为佳。如过用刚燥之品，则容易动火，耗血伤阴。《兰室秘藏》所云："妇女血崩，是肾水阴虚，不能镇守仓络相火，故血走而崩也。"在用药上，慎用刚燥之品。古人云"阳虚易治，阴虚难调"。《丹溪心法附余》认为，崩中治法，初用止血以塞其流，中有清热凉血以澄其源，末用补血以复其旧。若只塞其流而不澄其源，则滔天之势不可遏；若只澄其源而不复其旧，则孤子之阳无以立。崩漏初起，以有热有瘀的病因占多数，《素问·阴阳别论》谓："阴虚阳搏谓之崩。"其指出肾阴虚型崩漏的实质是"虚为本，亢为标"。由于人体中阴阳二气是相对平衡的，阴虚则阳相对偏亢。肾阴亏虚，则阴不维阳，水不涵木，不能镇守胞脉相火，而致血走为崩；肾阴不足，不能上济心阴而致水火不济，心火亢胜血液妄行，下注成崩。《张氏医通》中记载："缘人之禀赋不无偏胜，劳役不无偏伤，其血则从偏衰偏伤之处而渗漏焉。夫人之禀赋既偏，则水谷多从偏胜之气化，而胜者愈胜，弱者愈弱。阳胜则阴衰，阴衰则火旺，火旺则血随之上溢胜则阳微，阳微则火衰，火衰则血失之统而下脱。"崩漏日久，流血日多，气随血耗而致气虚，又因气为血之帅，气虚则血失固摄而经血暴下不止。气虚运血无力，日久成瘀或阴血虚损，阳气势微，虚火热灼津液而血溢脉外而成瘀，瘀血占据血室致血不归经而漏下不止。正如《伤寒明理论》记载："冲之得热，血必妄行。"概括而言，肾阴虚型崩漏以阴虚内热，肾失封藏而致血液妄行，冲任不固；气随血脱，热灼津液而致气虚血瘀的本虚标实证。此时应补养固脱为主，以补充气血、巩固奇经，增强摄血能力，塞流止血。但往往久病用此法无效者，其关键在于是否尚有残瘀未清；如有瘀邪，纵用补涩法，亦无济于事，必须于补涩之中酌加清理瘀热之品，方能中鹄。《济阴纲目》谈及治崩漏要法："愚谓止涩之中，须寓清凉，而清凉之中，又须破瘀解结。"

阴虚不能制约阳气而精血妄行，根据《傅青主女科》中记载："止崩之药不可独用，必须于补阴之中行止崩之法。"方中熟地补血滋阴，《珍珠囊》谓其"主补血气，滋肾水，益真阴"，续断补肝肾而止崩，兼强筋壮骨，尤适用于兼症见腰膝酸痛者；山茱萸味酸涩微温，入肝、肾两经，补益中又有封藏之效；旱莲草补肾滋阴，牡丹皮凉血化瘀止血，知母养阴清热；《血证论》曰："血病即火病，泻火即止血。"然此火非实火乃虚火耳，故取生地黄味甘质黏止血之功效，配以白芍以酸甘化阴，养血柔肝。《难经》曰："所谓治未病者，见肝之病，则知肝当传之与脾，故先实其脾气，无令得受肝之邪，故曰治未病焉。"故治肝之时必先治其脾，以助运化。李东垣云"下血症须用四君子补气药收功"也，故合四君汤益气健脾摄血，正所谓"有形之血不可急生，无形之气所当急固"。崩漏日久必定伤及气血，方用阿胶甘平质润，为补血要药，血旺则气有所依。

补肾滋阴、益气摄血的治疗方法充分体现了中医学治疗疾病辨证论治和治病求本的原则。崩漏患者治疗应塞流止血以治其标，澄源复旧以治其本，灵活运用"塞流、澄源、复旧"三法。首先在出血期应补肾滋阴、益气摄血。肾为水火之脏，藏真阴而寓元阳，真阴为人体脏腑阴液之根本。由于"经血出诸于肾""肾为冲任之本"，故治疗本证应在滋肾中养阴，阴足则火自平，气足则血自止。本病在药物的选择上宜选平凉之品，如女贞子、生地等，摄血养阴，同时以参、术补中，使气摄血行，气足血生，以起到源流并治的效果。而燥补动血之品（如黄芪、川芎等）不宜选用。且出血期止血炭剂不可久用，以防止血留瘀。血止后应滋肾填精、育阴潜阳、治本调经。由于血止后正气尚未恢复，只有调整了月经周期或者恢复正常排卵方可防止疾病的复发，可选用《傅青主女科》记载的"两地汤"加减治疗。肾主封藏，在益气养阴的同时可加固肾摄精之品，如五味子、牡蛎、龙骨等，以达到阴充阳复。最后应重视调理脾胃来补充已失之血，且可依靠后天以资先天，使肾精充足。只有肾-天癸-冲任-胞宫生殖轴恢复正常的周期，经水方可自调。

案例三　健脾益气摄血活血法治疗经期延长案

2016 年 6 月 8 日初诊

黄某，女，41 岁。

主诉　经行时间延长 2 个月。

现病史　上环避孕，月经 25 天左右一潮，间断有月经时间延长 8～9 天干净，前次月经为 5 月 6 日，9 天干净，末次月经为 5 月 26 日，至 6 月 5 日干净 ，经量多，经色鲜红，质稠，夹血块，无痛经，面色萎黄，头晕，懒言，乏力，易疲倦，白发，时有腰酸，语声低微，唇色淡白；舌淡红，苔薄白，脉细。

既往史　珠蛋白生成障碍性贫血病史。

经带产胎史　无生育要求（已婚育，上环避孕）。

辅助检查　4 月 12 日 B 超提示小型子宫肌瘤，子宫内膜厚 6mm，双附件未见明显异常，宫内节育器。

中医诊断　经期延长。

中医证型　气血两虚血瘀。

西医诊断　月经失调。

治法　健脾益气，摄血活血。

中药处方　党参 20g　黄芪 15g　白术 15g　白芍 15g　熟地黄 15g　杜仲 10g　鸡血藤 30g　枸杞子 15g　女贞子 10g　旱莲草 15g

水煎内服，共 7 剂。

2016 年 7 月 11 日二诊

刻下症　末次月经时间为 7 月 3～10 日，现无阴道出血，面色萎黄，白发，无腰酸，大便质稍硬；舌质红，苔薄白，脉沉细。

中药处方　党参 20g　黄芪 15g　白术 15g　白芍 15g　熟地黄 15g　杜仲 10g　鸡血藤 30g　枸杞子 15g　女贞子 10g　旱莲草 15g　当归 10g

按语

本案例患者上环后经行时间延长，来诊时为经后期，伴见一派气血两虚之象，如懒言、乏力、白发、腰酸，面色萎黄、唇色白、语声低微、舌淡、脉细等，经后期治疗重在培补气血，治以健脾益气摄血为法，给予八珍汤合二至丸加减。

放置宫内节育器后出现经期延长者，古代文献无相关记载，目前通过分析总结，认为宫内放环所致"金刃损伤"是宫环出血的主要病因。其发病机制主要是环卧子宫，子宫、胞脉为金刃硬物所伤，致子宫藏泻失调，胞脉瘀阻，血不归经而妄行。若素性抑郁，或因上环而忧思不解，致肝之疏泄功能失常，血海蓄溢失常；素体肾阴不足，或久病伤阴，产多乳众，阴血愈亏，阴血内热，热扰冲任，血海不宁；素体虚弱，或劳倦过度，损伤脾气，中气不足，摄血无权，冲任不能制约经血，均可加重环卧子宫、胞脉瘀阻所产生的影响，更易导致恶血不去，新血不归经而妄行。总而言之，经血的产生在于五脏六腑的濡养，任督二脉的调节，冲任二脉的充盈，宫内放置节育器，主要影响气血的运行，损伤冲任二脉而发为经期延长。

"气为血之帅，血为气之母"，说明血具有滋润和营养全身的作用，血液要在气的推动下才能运行全身，发挥其滋养作用；而气又要依靠血的运载，才能发挥其推动激发和温煦各个脏腑、经络等组织器官的作用；若血耗则气失其所附而脱，气虚则血失其统摄而出血不止。当素体虚弱，或忧思不解，或劳倦过度，损伤脾气，使中气不足，气虚而血失统摄，冲任不固，不能制约经血，导致经期延长。又"任主胞胎""冲脉能调节十二经气血""气为血之帅，血为气之母"。此处明确指出血耗则气失其所附而脱，气虚则血失其统摄而出血不止。

中医学治疗经期延长多以辨证为基础，考虑本病病机变化多与气血有关，故临证治疗多从调和气血入手；但若根据脏腑病机分析则多从脾脏立论，以虚证为多，故用药时又兼以补益脏腑，辨证施治。

王肯堂在《证治准绳》中记载："薛己言：前证若郁结伤脾，用归脾汤。恚怒伤肝，逍遥散。肝火妄动，加味四物汤。脾气虚弱，六君子汤。元气下陷，补中益气汤。热伤元气，前汤加五味、麦门、炒黑黄柏。"张景岳在《景岳全书》中云："凡治此之法，宜审脏气，宜察阴阳。无火者求其脏而培之、补之；有火者察其经而清之、养之，此不易之良法也。然有火者不得不清，但元气既虚，极多假热，设或不明真假，而误用寒凉，必复伤脾胃，生气日见殆矣。先贤有云：凡下证，须用四君子辈以收功。"其指出审查脏腑阴阳为辨证治疗本病的基本原则，然而不管何证，总要以四君子汤类顾护脾胃，须知"调经之要，贵在补脾胃以资之源，养肾气以安之室，知斯二者则尽善矣"。

本案患者素体脾气虚弱，气血不足，加之经行时间延长，气虚失摄，血随气脱，气病及血、气血同病，两者相互影响，致气血两虚，加之宫环阻滞局部血络致血瘀，故治法以健脾益气摄血、活血化瘀，故方用八珍汤加鸡血藤等。八珍汤源自明代《正体类要》，由人参、茯苓、甘草、白术、当归、熟地黄、白芍、川芎组成，其中参、术、苓、草为四君子汤；地、芍、归、芎为四物汤。因此，本方实为四君子汤和四物汤的复方。四君子汤能健脾益气，四物汤可补血养血，八珍汤能汇两方之功，奏两方之效，为气血双补的经典方。该方具有补气行气、养血活血的功效，常用于气血亏虚导致血行不畅等诸症。脾主运化，是气血生化之源，故健脾才可补气补血；肝主藏血，肾为五脏六腑之根本，故补肝肾可使气血旺达。方中人参补气，熟地黄补血，两者相伍，有益气补血功效，共为君药。白术、茯苓有健脾益气功效，助人参补脾益气，白芍、当归有和营养血功效，帮助熟地黄滋养阴血，共为臣药；川芎行气活血，但味辛温燥，虽理气则伤气，活血则伤血，但当配补益药，则可活血祛腐生新，故为佐药；炙甘草有益气健脾强心功效，又可调和诸药，而为使药。全方共奏益气健脾、补血而不滞血、和血而不伤血之效,用于治疗气血两虚之证,使气血旺盛调和而经水自调。考虑宫环留瘀,故原方再加具有补血、活血化瘀通络之鸡血藤。

考虑本案患者年近六七,先天肾气渐虚,又出现有白发、腰酸不适,参考《景岳全书》"调经之要,贵在补脾胃以资血之源,养肾气以安血之室,知斯二者,则尽善矣",故加用二至丸及杜仲、枸杞子等养肝固肾之品。女贞子、墨旱莲两味中药等份配伍即得二至丸,最早出自明代王三才的《医便》,是中医临床长期应用的经典名方。其药味精少而药性平和,补而不滞,滋而不腻,是滋阴补肾之方药,具有益肝肾、补阴血、壮筋骨、乌须发之功效。方中女贞子味甘、苦,药性属凉,具有滋养肝肾的功效;墨旱莲味甘、酸,药性属寒,行养阴益精之功;两药等量配伍使阴虚得补,肾精充盛,髓有所生,骨得髓养,共获骨健筋强之功,被历代医家临床证明可用于治疗肝肾阴虚、头晕耳鸣、腰膝酸痛等症。汪昂的《医方解集》曰:"旱莲草,足少阴药也。女贞甘平,少阴之精,隆冬不调,其色青黑,益肝补肾;旱莲甘寒,汁黑入肾补精,故能益下而荣上,强阴而黑发也。"

本案例用药,八珍汤合二至丸,并加用杜仲、枸杞子等药,全方用药既注意健脾以复脾气固摄止血之职;又适当培补肝肾精血之源,以复其藏泻之功,共使肝肾藏泻有度,脾统摄有权则经行有常。服用上方7剂后,患者月经于7月3日来潮,8天干净,二诊时为经后期,虽然经行时间尚未明显缩短,但患者面色及腰酸情况得到改善,说明药已奏效。患者出现大便干结之象,故在上方基础上加当归以补血养血调经、润肠通便,嘱患者继续本方治疗3个月经周期,续观后效。若服药3个月经周期情况未见好转,建议可考虑取环处理。

案例四 固本止崩法治崩漏案

2017年3月27日初诊

李某,女,45岁。

主诉 阴道出血19天。

现病史 上环后间有月经持续10余天不能干净,甚至时持续1月余,末次月经为2月9日,量、色、质正常,7天干净。3月8日开始阴道出血,初始点滴而出,3月16日开始增多如月经量,持续至今未干净,现阴道出血量中等,无血块,经血色淡红,质清稀。感头晕、神疲、乏力、懒言,面色萎黄,胃纳差,二便正常;舌质淡,边有齿痕,舌苔白,脉沉细。

既往史 2015年行子宫肌瘤剔除术。

经带产胎史 无生育要求(已婚育,上环避孕)。

辅助检查 2017年2月13日B超提示子宫大小、左侧附件未见异常,宫内节育器,右侧卵巢小囊肿,子宫内膜厚10mm。2017年3月4日宫颈TCT检查:未见上皮细胞病变NILM(Non intrusive Load Monitoring)。

中医诊断 崩漏。

中医证型　脾虚气弱。

西医诊断　月经失调。

治法　健脾益气，固本止血。

中药处方　干姜10g　白术15g　山药15g　黄芪20g　海螵蛸15g　熟地黄15g　党参15g　蒲黄炭10g　黑枣15g　升麻10g　血余炭10g　茜草炭10g

水煎内服，共4剂。

2017年3月31日二诊

刻下症　服上方3剂后，阴道出血已止，精神明显好转，现无乏力、疲倦，但时有腰酸；舌淡红，苔薄白，脉沉细。

中药处方　干姜10g　白术15g　山药（怀山药）15g　黄芪（北芪）25g　熟地黄15g　党参（熟党参）15g　黑枣15g　升麻（广升麻）10g　菟丝子15g　续断10g

按语

本案例患者上环后阴道出血时间超过15天未净，来诊时有崩中之势，伴有头晕、乏力、疲倦等气虚症状，乃脾气亏虚，致气血统摄无权，气随血脱。又因环卧胞中，脉络瘀阻，瘀血不归经而妄行。血瘀出血与气虚不统血，相互影响，致阴道出血淋漓不尽，发为崩漏。考虑来诊时崩中之势，故治当急以止血，给予固本止崩汤加减口服，健脾养血，固本止崩。

现代中医学对上环后子宫出血的研究有很多，从病因病机上分析，认为上环后出血或是气虚失固，或肾虚失于封藏，或脾虚失于统摄，或湿热下注，或瘀血内阻，均导致冲任损伤，血液不循常道而异常出血。四诊合参，本案例崩漏病机在于脾虚失摄，脉络瘀阻。

崩漏是指妇女不在行经期间，阴道突然大量出血或淋漓下血不断者，前者称"崩中"，后者称"漏下"。因长期失血，患者常并发贫血，严重影响广大妇女的身心健康。

关于崩漏的治疗，目前多遵循《黄帝内经》提出的"急则治其标，缓则治其本"的原则，分止血和调经两个阶段进行，融《丹溪心法》的"塞流、澄源、复旧"三法于其中。塞流——止血，经血暴崩之时，"留得一分血，便是留得一分气"，气是人体的根本，危急之时，应该止血以防气脱。止血的方法有很多，诸如固敛收涩以止血，或寻求病因而止血，或补气以摄血，或刮宫而止血，或针灸穴位而止血等。澄源——正本清源，辨证论治，根据不同的证型，针对病因进行调治，为治崩的重要阶段。病因为气虚者，治疗上宜益气摄血而止血。但无论病因如何，都应当适当配伍健脾补肾、益心养肝之品，使血液寻经之道，补充其来源，从而使月经的周期、经期、经量恢复正常。不要乱投热性补益之剂，或者寒凉之品，不分寒热虚实，仅仅乱用收涩止血之品，犯闭门留寇的错误，而贻误病情。复旧——预后调理，使月经的周期、经期、经量恢复如旧。预后调理，应该根据不同发病年龄段的不同生理、病理情况，从而制订不同的治疗方法，审因论治，灵活运用疏肝、健脾、补肾之法。然脾为后天之本，肾为先天之本，因此月经调理的根本也在于脾、肾两脏，治疗上应补气健脾，补肾固冲而调经，使经血生化有源，从而使月经调理到正常水平。"治崩三法"既要做到分步治疗，但又不能完全区分开来，治疗开始塞流，并非仅仅用收涩止血的药物，还须考虑不同的病因，辅以澄源之法，使用活血化瘀、清热凉血、益气固脱等药；最后的治疗要固本，亦非仅仅用补血之品，也应该配伍澄源之药，或补益肾精，或调理肝脾，或养阴补血，如此才能达到最好的治疗效果。然而崩与漏突出点不同，崩之日久，便成虚证；漏之时长，便成血瘀之证。因此治疗"崩"重点在收敛止血，提升中气；治疗"漏"应该重在补益气血，调理气机。

针对脾虚所致崩漏者，强调治疗崩漏必以治疗脾虚为关键，患者就诊时有崩中之势，治疗予以益气健脾，固冲、收敛固涩止血，给予固本止崩汤加减来截流开源；若血止之后，子宫的复旧期用药也兼顾后天之本，适当调护脾胃加强饮食营养调理后天之本，固护正气，防止复发。

固本止崩汤来源于清代傅青主的《傅青主女科》，是傅氏用来治疗气虚所致的崩漏的经典方，此方补气以摄血，固冲以止崩。傅氏诊治崩漏善调理精气血，或气血互求，或于益气中补血，或于补血中益气，或精血同源，精、气、血三者兼顾，其旨在补阴中行止崩之法。认为崩者出血量较多，由于血为气之母，若血已尽去，则气无所附，气因血损而耗失，治病必求于本，提倡治疗不能只用止涩之药，当以补血为用，气能生血，益气以起生血之功。固本止崩汤药物组成为熟地黄、当归、白术、黄芪、人参及黑姜，此方以人参、黄芪同用补气为先，存摄血补血之意，以黑姜引血归经，敛于气血双补之中。当归能补血、止血。白术与当归相配则健脾以生血，补中寓收。白术与人参相配伍，气血同补。审全方，傅氏所著固本止崩汤之方药组成可谓匠心独运，对后世影响巨大。方中黄芪甘温，为君药，补益脾气，升阳以举陷。人参能补益脾肺，大补元气，生津止渴，然其药性偏温，在临证中用党参代替，党参除补脾、肺气外，尚有补血的功效。白术健脾滋血，运脾除湿，《本草汇言》提到白术是健运脾胃的要药，对于脾胃虚弱症，可用白术。黄芪配白术，两者共奏健脾益气、统摄血液、运脾化湿之功。党参又助黄芪补气，益白术补血之功。参、芪、术是本方的重要药物。当归能补血活血，使血能走能守，与黄芪同用，寓含"当归补血汤"之意。《本草备药》云升麻："轻宣升阳，解毒。甘辛微苦，足阳明、太阴引经药，胃、脾、参、芪上行，须此引之。熟地黄养血滋肾阴，《珍珠囊》解释到，熟地黄能补血益气，滋养肾水，以先天滋养后天。且熟地黄属阴，当归属阳，两者阴阳相用，和血补血之力倍增。黑姜的炮制方法为干姜炒黑，功能引血归经，补火助阳，并能收敛气血。脾虚崩漏，气随血脱，所谓"气不足便是寒"，黑姜用在本方有既病防变之意，防止阳虚。《本草经疏》中提出干姜经炮制炒黑，可起到引经的作用，引血药入阴分，使血得以补益，则虚热可退，血海宁。

本案例患者年过六七，脾肾之气已虚；加之上环避孕，考虑宫内节育器易引起胞宫气血壅滞；首诊时，有崩中之势，"急则治其标"，治当重止血，故方中加用血余炭、茜草炭、蒲黄炭化瘀止血，止血而不留瘀。《本草蒙筌》中有云，血余炭"补阴甚捷。色黑止血，血余炭更以血入血"。黄元御《玉楸药解》中云："茜草味苦，微寒，入足厥阴肝经，通经脉瘀塞，止营血流溢，亦行瘀血，敛新血，吐衄、崩漏、跌打、损伤、痔瘘、疮疖俱治。"制成炭后更增加其止血功效。《景岳全书》中云，蒲黄"味微甘，性微寒。善止血凉血活血，消瘀血，治吐血衄血、痫血尿血"。蒲黄生用性滑，行血消肿，炒黑性涩，专攻止血。

复诊时血已止，服上方3剂后，患者阴道出血已止血；现阶段治疗重在澄源、复旧，加之患者现近更年期，肾气衰，天癸竭，冲任虚衰，刻下症见腰酸等症，同时脾为后天之本，肾为先天之本，而月经调理的根本也在于脾肾两脏；因脾主统血，若不统血，血海不固，使血不归经而导致脾虚崩漏；若肾阳不足，精血亏少，命门火衰，不能温煦胞宫，则会经血不固；若肾阴虚，元阴不足，虚火妄动，冲任失调，不能约制经血，易致崩漏。另肾主生殖，为先天之本，肾气不足，脾气亦弱，脾虚下陷，固摄无权，亦致崩漏。肾气虚损，命门火衰，脾阳失煦，冲任虚寒，固摄无权，易导致暴崩失血。本案例患者就诊时虽无明显肾阴、肾阳虚损之象，但考虑近七七之年，在治疗时重视补气健脾之余，亦不忘补肾固冲而调经，以期使经血化生有源，从而使月经调理到正常水平，二诊用药去前方中三炭，加用续断、菟丝子等补肾强腰之品。嘱患者再服二诊中药7剂，继观，若崩漏再发，建议取出宫内节育器并完善子宫内膜活检以排查子宫内膜病变的可能。

（朱　敏，胡玲娟，胡晓霞，薛儒雅）

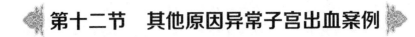

第十二节　其他原因异常子宫出血案例

案例一　温补脾肾法治疗经期延长案

2012年12月1日初诊

林某，女，38岁。

主诉　经行时间延长半年。

现病史　患者平素月经周期规律，经量中等。自半年前开始每次行经需10～12天方净，周期30天，经量中等，共用卫生巾约2包，经色淡红，夹血块，平素怕冷，倦怠乏力，胃纳差，白带偏多，质稀，经期腰酸膝软。前次月经为10月29日，经行11天方净。末次月经为11月29日，来诊时症见：面色无华，四肢倦怠，畏寒肢冷，口淡无味，腰骶酸痛，经量多，经色淡暗，伴有血块，经行腹痛，大便溏；舌质淡，苔薄白，脉沉细。

既往史　患者 3 个月前体检发现甲状腺功能减退，现于内分泌科就诊，服用左甲状腺素片 25μg，每日 1 次。

辅助检查　2012 年 9 月 15 日体检，妇科检查无异常。妇科 B 超：子宫大小 60mm×49mm×55mm，子宫内膜厚 9mm，均质，双附件未扪及异常；甲状腺 B 超检查无异常；甲状腺功能：FT_3 1.2pg/ml，FT_4 0.68ng/dl，TSH 4.8mU/L。2012 年 10 月 1 日查性激素符合增生期改变。

中医诊断　经期延长。

中医证型　脾肾阳虚。

西医诊断　①异常子宫出血；②甲状腺功能减退症。

治法　温补脾肾止血。

中药处方　党参 20g　黄芪 20g　淫羊藿 10g　白术 15g　益母草 20g　当归 10g　海螵蛸 15g　川断 15g　炙甘草 5g

共 3 剂。每天 1 剂，翻煎后分 2 次服用。

2012 年 12 月 6 日二诊

患者诉服药后经行通畅，畏寒及腰酸腹痛症状较前缓解，现经期第 8 天，出血量少，色淡暗，疲倦乏力，稍有腰酸，胃纳欠佳，大便溏；舌质淡，苔白，脉沉细。

中药处方　党参 20g　黄芪 20g　淫羊藿 10g　土炒白术 15g　怀山药 15g　当归 10g　川断 15g　炮姜 10g　炙甘草 5g

共 5 剂。每天 1 剂，翻煎后分 2 次服用。

2012 年 12 月 13 日三诊

患者诉月经 10 天干净，现精神好转，食欲改善，仍觉体虚畏寒，腰酸，气候转寒则膝关节酸痛明显，夜尿 1～2 次，带下偏多，质稀，无异味，大便正常；舌质淡，苔白，脉沉细。

中药处方　党参 20g　黄芪 20g　淫羊藿 10g　土炒白术 15g　怀山药 15g　鹿角霜 10g　当归 10g　牛膝 15g　陈皮 5g　炙甘草 5g

共 5 剂。每天 1 剂，翻煎后分 2 次服用。

2012 年 12 月 28 日四诊

患者畏寒、腰酸症状改善，近期较烦躁，睡眠欠佳，今日少量阴道出血，下腹冷痛，纳差；舌质淡红，苔白，脉沉弦。

中药处方　党参 20g　当归 10g　益母草 20g　枳壳 10g　柴胡 5g　土炒白术 15g　牛膝 10g　肉桂（焗服）1.5g　炙甘草 5g

共 5 剂。每天 1 剂，翻煎后分 2 次服用。

2013 年 1 月 8 日五诊

患者上诊后即月经来潮,经行通畅,血块少,经血色红,量中等,历 8 天干净,现精神好,腰酸乏力感较前改善,仍有畏寒肢冷,口淡,纳眠一般,夜尿 1～2 次,大便偏稀;舌质淡,苔白,脉细。

中药处方 党参 20g 黄芪 20g 土炒白术 15g 当归 10g 鸡血藤 20g 牛膝 10g 酸枣仁 10g 木香(后下)5g 干姜 10g 陈皮 5g 炙甘草 5g

共 5 剂。每天 1 剂,翻煎后分 2 次服用。

因患者接下来没有条件继续服用水煎药物,推荐其服用归脾丸和金匮肾气丸,并嘱咐患者内分泌科随诊调药,注意劳逸结合,适当运动及晒太阳,尤其在经期须避风寒,饮食戒寒凉生冷之品。2013 年 3 月电话随访,患者后来坚持服用成药,遵医嘱注意养生调护,两次月经均 7～8 天干净。

按语

本案例患者经行时间延长,历 10～12 天干净,伴有畏寒肢冷、腰酸便溏等表现,检查排除盆腔器质性病变,后来因体检发现甲状腺功能减退症,当属于"经期延长"范畴,四诊合参,证属脾肾阳虚。

现代中医学认为,甲状腺主要功能犹如生发阳气和推动阳气运行。甲状腺功能减退症患者多数症见形寒肢冷、腰膝酸软、面㿠虚浮、动作懒散、头昏目眩、耳鸣失聪、肢软无力、嗜睡、水肿、男子阳痿、女子月经不调等一派阳虚之候,与肾阳虚的表现相符合,肾阳虚衰是其病理基础。肾为先天之本,寓元阴元阳,肾阳亦即命门之火,为一身阳气之根本,对机体各个脏腑组织器官起着温煦、推动、兴奋和气化的作用。如阳气不足,则气血津液的运行、输布和代谢降低,人体的温煦、推动、兴奋功能失常,故出现一系列代谢功能减退症状。肾藏精,肾气精气相互为用,肾之阳气不足必然导致肾精不足,肾主骨生髓,脑为髓之海,肾中精气的盛衰,影响脑髓的充盈和发育,肾中精气充足,则髓海得养,如肾中精气不足,则髓海失养,故甲状腺功能减退症患者多表现为神疲懒动等症。肾精不足,也会影响天癸的成熟。《傅青主女科》提出"经水出诸肾",肾阳虚,命门火衰,胞宫失于温煦,胞宫气血生化失及,冲任不固,则可见经期延长、月经先期等月经不调症状。

甲状腺功能减退的发生与脾气不足也有很大的关系。脾为后天之本、气血生化之源,主运化水谷津液,饮食入胃后,必须依赖脾的运化功能才能将水谷化为精微,也有赖于脾的转输和散精功能才能把水谷精微"灌溉四旁"和散布全身。"脾阳根于肾阳",脾阳功能正常,亦须借助肾阳的温煦功能,肾阳不足,则不能温煦脾阳,而出现脾肾阳虚;或如《景岳全书》云:"水唯畏土,故其制在脾……脾虚则土不制水而反克",脾阳受损故见脾肾两虚,因此本病患者出现纳差、口淡、便溏等脾阳不足的症状。脾在体合肌肉,主四肢。《素问·痿论》云:"脾主身之肌肉。"这是由于脾胃为气血生化之源,全身肌肉都需要依靠脾胃所运化的水谷精微来营养。脾运化功能障碍导致脾的"灌溉四旁"的功能下降，肌肉无以充养，因此患者常有倦怠乏力等症状的产生。

所以，脾肾两虚、阳气不足为甲状腺功能减退症发生之根本。肾为先天之本、脾为后天之本，脾肾阳气在生理上可相互滋生与促进，病理上则可相互转化、相互影响。肾阳虚衰，脾气虚陷，冲任不固，不能制约经血，更甚者导致经血非时而下，经血量多，淋漓不断；脾阳不足，可损及肾阳，而致脾肾阳虚，封藏失职，出现冲任不固之证。《景岳全书》曰："调经之要，贵在补脾胃以资血之源，养肾气以安血之室。"《傅青主女科》谓："经原非血也，乃天一之水，出自肾中……所以谓之天癸。"其充分说明了脾肾在月经中的作用。《女科经纶》引程若水之言曰："妇人经水与乳，俱由脾胃所生。"若脾虚失于统摄，可见经期延长、经色淡等月经失调症状。又如《景岳全书》所云："调经之要，贵在补脾胃以资血之源，养肾气以安血之室，知斯二者，则尽善矣。"

该患者初诊为经期第3天，正值经水溢下之时，未使用过多收涩药物，而以补益脾肾、祛瘀生新为大方向，用张锡纯安冲汤为底方，去龙牡、生地黄、白芍及茜草，加入党参、淫羊藿、益母草、当归。党参，味甘性平，归脾、肺经，补脾益气，《本草正义》曰其可"补脾养胃，健运中气"；黄芪味甘，性微温，归脾、肺经，善入脾胃，为补中益气之要药，《本草正义》曰其可"补益中土，温养脾胃"；白术味苦、甘，性温，归脾、胃经，《本草通玄》曰"白术，补脾胃之药，更无出其右者"；当归性温，味甘、辛，归肝、心及脾经，《本草正义》曰"当归，其味甘而重，故专能补血，其气轻而辛，故又能行血，补中有动，行中有补，诚血中之气药，亦血中之圣药也"；益母草，味辛、苦，性微寒，《本草纲目》称其能"活血、破血、调经、解毒"；淫羊藿、续断温补肾阳，取其阳中求阴之义。现代药理学研究证实，党参、甘草可加强机体免疫力，以此增强防御能力，对机体免疫系统加以调节。诸药合用，共奏温肾健脾益气之功，促进患者内分泌调节系统正常运转。

二诊出血量少色淡暗，患者以脾肾阳虚之象为主，便溏为脾虚运化水湿功能减弱的表现，前方有效，遂去益母草、海螵蛸，加入炮姜、怀山药，白术改为土炒白术，以增强温中健脾之力。山药补脾养胃，补肾涩精，《本草纲目》曰其可"益肾气，健脾胃"。

三诊时出血已止，然"冰冻三尺，非一日之寒"，患者阳虚症状持续，故继续以温补脾肾为大法，正处经间氤氲之时，重阴转阳，带下稀长为脾阳不足的表现，故加入鹿角霜温肾助阳、牛膝引气血下行。

四诊患者有烦躁、脉弦等肝气不疏的表现，考虑其月经将至，血室阴阳交替，气机壅盛，故处方去黄芪以防刚燥，以益母草、枳壳、柴胡行气调经，加少量肉桂散积寒、助血流动。

五诊患者月经虽然恢复正常，但腰酸、乏力脾肾不足证候尚存，故以归脾汤化裁，健脾补肾调经。

临证应重视患者脾胃功能。《诸病源候论》认为月水不断是由劳伤经脉，冲任之气虚损，不能制约经血所致。肾为先天之本，脾属后天之本，先天之精须赖后天水谷精微滋养，所谓"肾精之化，因于脾胃"。《傅青主女科》曰："脾胃健而生精易，补脾胃之气与血，正所以补肾之精与水也。"也就是说，药物和食物的吸收都要依靠脾胃功能，脾胃功能正常是药物吸收的基础，补肾之品多滋腻，长期服用有碍脾胃功能，因此临床上除以脾虚为主的证型外，均可在辨证的基础上加用健脾益气之药。健脾应贯穿在整个治疗过程中，在内服补肾药物中加入党参、怀山药、白术、陈皮等健脾药物以顾护脾胃、脾肾双补，若素体脾虚患者还可先调整脾胃功能，待脾胃功能提高，再加入补肾药物。

《黄帝内经》中提及妇人一生中经、胎、产、乳数伤于血，故有余于气、不足于血，得出"阴长不足、阳长有余"的理论。但现代人因生活环境、生活习惯等原因数伤于阳，如夏天空调温度太低、恣食生冷、穿着露脐露腰、劳累过度、生活不规律、堕胎小产等，均易耗伤阳气，出现脾肾阳虚证候。甲状腺疾病的发生也是如此。具体到本病例，经期恢复正常之后，当须巩固治疗，犹如崩漏病的"复旧"阶段，要继续调护脾胃，固护正气，防止复发。除了妇科和内分泌科协同治疗外，后期的养生调护尤为重要，嘱患者饮食方面勿贪凉生冷，衣着保暖，少涉风凉，经期重阳转阴，阳气渐衰，更应注重保暖，以免阳气受损。

案例二　益气健脾补肾法治疗崩漏案

2014 年 8 月 21 日初诊

陈某，女，25 岁。

主诉　反复阴道不规则出血半年。

现病史　患者既往月经规则，30 天一潮，经期 5～7 天，量中，色红，血块（-），痛经（-），经行腰酸（+），经前乳房胀痛（-）。平素带下量稍多，色白，无异味，无阴痒。已婚未育。2014 年 2～5 月患者因反复异常子宫出血伴贫血就诊于多家医院，医师给予止血药口服、缩宫素肌内注射、输血等对症处理后，阴道出血减少。2014 年 5 月 12 日患者在我科住院期间行宫腔镜检查术和诊断性刮宫术。术后病理诊断：考虑分泌早期状态子宫内膜伴息肉。2014 年 5 月 26 日患者再次因"不规则阴道出血"在我科住院治疗，出院后患者在门诊医生指导下规律服用戊酸雌二醇片及去氧孕烯炔雌醇片。停药后患者前次月经为 7 月 14 日，9 天净，量中，患者无特殊不适。7 月 19～23 日患者口服去氧孕烯炔雌醇片 1 片，每 8 小时 1 次（7：00、15：00、23：00），7 月 23 日至 8 月 10 日口服去氧孕烯炔雌醇片 1 片，每 12 小时 1 次，停药 4 天即 8 月 14 日后月经来潮，量稍多，8 月 18 日开始口服去氧孕烯炔雌醇片 1 片，每 12 小时 1 次，同时伴阴道出血量较前明显增多，遂于 8 月 19 日起改为 1 片，每 8 小时 1 次，口服，服用药物后阴道出血仍无减少，日用卫生巾6～7片，湿大半，如厕时量增多，伴头晕心悸、恶心欲呕等不适。8月21日患者就诊于医院急诊科，查血常规提示血红蛋白47g/L，血小板计数正常，余项无明显异常。急诊科医师予氨甲苯酸和酚磺乙胺注射液静脉滴注止血。现患者为求进一步系统治疗，遂由急诊科拟异常子宫出血收入院。入院时症见：神清，精神疲倦，贫血貌，面色苍白，头晕心悸，无腹胀腹痛，腰酸，阴道出血量多，夹血块，3小时湿透一片卫生巾，无发热恶寒，纳眠可，二便调。四肢乏力，面色、肌肤萎黄，唇白，阴道出血，量多，色淡红，有血块，每日需6片卫生巾，头晕，心悸，腰酸，纳眠欠佳，二便调；舌淡，苔薄白，脉细数。

既往史　特发性血小板减少病史，自诉平时皮肤无紫癜，无咯血、黑粪，无牙龈出血等不适。

辅助检查　入院急查血常规示血红蛋白55g/L，PLT 108×10⁹/L。B超提示单层子宫内膜厚3mm，子宫大小、双侧附件未见异常，宫内积血及血凝块。

中医诊断　①崩漏；②虚劳。

中医证型　脾肾两虚血瘀。

西医诊断　①异常子宫出血；②重度贫血；③血小板功能不全（血小板无力症）。

治法　益气健脾，补肾化瘀。

入院后继续给予去氧孕烯炔雌醇片1片，每8小时1次，口服，给输注同型浓缩红细胞2单位，复查血红蛋白上升至67g/L。并予黄芪注射液、参麦注射液静脉滴注益气摄血，艾灸双隐白、大敦止血。

中药处方　党参30g　黄芪60g　白术15g　炙甘草6g　续断（川断）15g　制何首乌30g　阿胶（烊化）15g　熟地黄20g　五味子15g　艾叶15g　盐山萸肉15g　益母草30g　血余炭10g

每天1剂，煎服。

次日查房，患者神清，精神疲倦，阴道少量出血，色暗红，无腹痛腰酸，无头晕头痛，无胸闷心悸，无发热恶寒，纳眠可，二便调；舌暗红，苔薄白，脉细。上方继续服用。

2014年8月25日二诊

患者神清，精神可，面色较前红润，无头晕心悸，无腹胀腹痛，腰酸，阴道少量咖啡样分泌物，纳眠可，二便调；舌淡，苔薄白，脉滑。

中药处方　党参30g　黄芪60g　白术15g　炙甘草6g　续断（川断）15g　制何首乌30g　阿胶（烊化）15g　熟地黄20g　五味子15g　艾叶15g　益母草30g　乌豆衣10g

每天1剂，煎服。

2014年8月30日三诊

患者8月28日阴道出血干净。神清，精神可，面色稍苍白，爪甲较前红润，无阴道出血，无发热恶寒，无头晕心悸，无腹胀腹痛，无腰酸痛，纳眠可，二便调；舌淡，苔薄白，脉滑细。

中药处方　党参30g　黄芪60g　白术15g　炙甘草6g　续断（川断）15g　制何首乌30g　阿胶（烊化）15g　熟地黄20g　五味子10g　艾叶15g　乌豆衣10g

每天1剂，煎服。

患者2014年9月1日痊愈，带上药1周出院。出院后继续给予健脾补肾药物调经巩固治疗，患者月经规律，未再发。

按语

崩漏属妇科血症、急症，若处理不当，可致脱证、厥证，危及生命。月经以血为物质基础。气为血之帅，血为气之母。因此脾伤气陷，血随气下，统摄无权，冲任失固可致崩漏。暴崩下血，气随血脱，气血均虚可致脱证，《傅青主女科》云："妇人有一时血崩，两目黑暗昏晕在地不醒人事者。"所谓"经血暴崩而下，有形之血不能速生，无形之气所当急固"。因此崩中的患者宜予大剂量益气摄血之品以止血防厥脱。

崩漏从脾土论治，自古以来得到众多医家的认可和推崇。《诸病源候论》曰："漏下之病，由劳伤血气，冲任之脉虚损故也……冲任之脉虚损，不能约制其经血，故血非时而下。"《薛氏医案》亦云："崩之为患……因脾胃虚损，不能摄血归源。"唐容川《血证论》云："示人之崩，必治中州也。""中州"指的就是中州脾土。《万氏女科》云："妇人崩中之病，皆因中气虚，不能收敛其血。"《女科经纶》提出"大抵血生于脾土，故云脾统血。凡血病当用苦甘之药，以助阳气而生阴血也。"李东垣在《兰室秘藏》中亦有详细的论述："妇人脾胃虚损，致命门脉沉细而数疾，或沉弦而洪大有力，寸关脉亦然。皆由脾胃有亏，下陷于肾，与相火相合，湿热下迫，经漏不止，其色紫黑，如夏月腐肉之臭……宜大补脾胃而升举血气。"《妇人规》曰："故凡见血脱之证，必当用甘药先补脾胃，以益生发之气。盖甘能生血，甘能养营，但使脾胃强，则阳升阴长，而血自归经矣。"血能载气，大量出血同时气随血泄，大剂量补气药不仅能摄血减少出血，又化生新血。脾乃后天之本、气血生化之源，为统血摄血之脏，而崩漏虚多实少，况女子以气为本，以血为用。故治当予以益气健脾，使脾气得升、冲任得固、气旺血宁，漏下自止。

本方以大量党参、黄芪、白术健脾益气摄血。研究表明，党参具有补中益气、健脾益肺的功效。《本草从新》记载，党参"补中益气、和脾胃、除烦渴。中气微弱，用以调补，甚为平妥"。白术具有健脾益气、燥湿利水的功效，《医学启源》记载，白术"除湿益燥，和中益气，温中，去脾胃中湿，除胃热，强脾胃，进饮食，安胎"。人参、党参、黄芪三药，皆具有补气及补气生津、补气生血之功效，且常相须为用，能相互增强疗效。尤其人参补气作用最强，被誉为"补气第一要药"，具有益气救脱、安神增智、补气助阳之功。党参补气之力较为平和，专于补益脾肺之气，兼能补血。黄芪补益元气之力不及人参，但长于补气升阳、益卫固表、托疮生肌、利水退肿，尤宜于脾虚气陷等证。艾叶，具有温经止血、散寒止痛、调经安胎的作用。川断具补肝肾、强腰膝、安胎的功效，常用于强筋骨，利关节，止崩漏。《本草正义》曰："续断，通行百脉，能续绝伤而调气血……妇人乳难，则以乳子之时言之。即产后诸病，续断行血而能和血。故通治产后及崩漏也。"熟地黄入血分，质柔润降，具有补血滋阴、益精填髓的功效。何首乌具有养血滋阴、润肠通便的功效。《本草纲目》记载："此物气温味苦涩，苦补肾，温补肝，能收敛精气，所以能养血益肝固精益肾，健筋骨，乌发，为滋补良药，不寒不燥，功在地黄、天门冬诸药之上。"其可用于崩中时止血消炎益正气，预防出血日久感染的发生，又可用于澄源、复旧时养血。阿胶味甘，性平，归肺、肝、肾经。具有补血滋阴、润燥、止血的功效。《本草纲目》曰："疗吐血、衄血……崩中带下，胎前产后诸疾。"阿胶常配合艾叶治疗冲任不固、崩漏及妊娠下血。山萸肉味酸、涩、性微温，入肝、肾经，具有补益肝肾、涩精气、固虚脱的功效，在本方中配五味子起温涩补肾、固精止血的作用。益母草味苦辛，性微寒，具有活血调经、利水消肿的作用。《本草汇言》曰："益母草，行血养血，行血而不伤新血，养血而不滞血，诚为血家之圣药也。"其是历代医家用来治疗妇科病的要药。上药组方严谨，共奏补土益气摄血、补肾调经之功效。入院用药 5 剂后，患者阴道出血量明显减少，精神转佳，面色较前红润。考虑患者既往有血小板减少的病史，再诊在上方基础上去血余炭，加乌豆衣。乌豆衣性甘、平，入肝、肾经，具有养血补肾的功效，尤其适用于血小板无力症的患者。患者服药后阴道出血彻底干净，后服此方巩固调经，之后月经规律，未再出现崩中的情况。

　　本案例患者异常子宫出血时间较长，加之有血小板无力症，此次出现崩中的现象，险致脱证，幸用大剂益气摄血之剂止血，再根据患者脾肾亏虚的病机拟方治疗，全方共奏益气摄血、补肾调经的功效，故收获良效。通过此案例，我们可以看到，肾为先天之本、藏精化血之脏；脾为后天之本、气血生化之源，脾肾功能虚损，气血生化之源，气虚无力摄血，导致崩中漏下的发生。临床上，患者除了出现异常阴道出血外，还会表现出疲倦乏力、腰膝酸软等脾肾两虚的症状，临证抓住辨证要点，治疗上使用大剂补中益气之品以摄血、固肾以调节月经周期，使健脾补肾贯穿于塞流、复旧、澄源的过程中，可收良效。

案例三　理气健脾活血法治疗崩漏案

2013 年 3 月 27 日初诊

姚某，女，31 岁。

主诉　反复阴道不规则出血 1 年以上。

现病史　患者 13 岁月经初潮，既往月经规则，30 天一潮，经期 7 天，量中，色红，偶有血块，痛经可忍，经行腰酸（+），经前有乳房胀痛。平素带下量稍多，色白，无异味，无阴痒。平时性情抑郁，容易嗳气吞酸。已婚育，G_1P_1，2011 年9 月行剖宫产术，产后劳累，精神紧张。2011 年 11 月复潮后开始阴道不规则出血，

20 天方干净，开始 7 天如经量，后量少，淋漓不净，用护垫可，色暗，月经周期尚规律。间断就诊于外院门诊，曾服妇康片、黄体酮，予以人工周期疗法调经（具体不详）。2012 年 5 月就诊于我院门诊，查阴道 B 超提示子宫内膜厚 6mm，子宫大小、右侧附件未见异常，左侧卵巢小囊，大小 19mm×17mm（卵泡？），子宫憩室。后间断就诊于我院门诊，口服中药治疗，症状未见明显缓解。2012 年 10 月患者于广州某医院行诊断性刮宫术，术后病理提示增生期子宫内膜改变。术后患者阴道出血 20 天不净，给止血针及静脉滴注头孢曲松钠等治疗后血止。后患者不规则阴道出血情况无改善，每次月经须口服激素及止血药后方能干净。末次月经为 3 月 10 日，至今未净，第 1～7 天如常经量，第 8 天后经量减少，用 2～3 片卫生巾，湿 1/2，第 10 天开始量少，用护垫即可，色暗。2013 年 3 月 22 日越秀区妇幼保健院阴道彩超提示子宫内膜厚 3.8mm，子宫大小、右侧附件未见异常，左侧卵巢小囊，大小约 18mm×17mm，子宫憩室。现患者为求系统治疗，遂至医院住院治疗。

刻下症 神清，精神可，无发热恶寒，无恶心呕吐，无头晕头痛，无胸闷气促，少许阴道出血，护垫可，色暗红，口干，无口苦，无腹胀有腹痛，偶有腰酸，纳欠佳，眠可，小便调，大便偏烂；舌暗红，苔薄白，脉弦细。

查体 右下腹压痛（+），无反跳痛。

消毒下妇科检查 外阴阴道少许血污，宫颈光滑，无举摆痛，子宫前位，常大，活动可，压痛（+），双附件未见异常。

辅助检查 血常规及甲状腺功能未见异常。

性激素六项 FSH 10.65U/L，LH 47.89U/L，PRL 475.97mU/L，睾酮（TSTO）1.36nmol/L，孕酮（PRG）1.8nmol/L，雌激素（E_2）585.49pmol/L。阴道 B 超：子宫内膜厚 5mm，子宫大小、双侧附件未见异常，子宫峡部肌层所见考虑憩室可能。HPV（-），宫颈 TCT 检查提示良性反应性改变（中度炎症）。

中医诊断 ①崩漏；②盆腔炎。

中医证型 肝郁脾虚，气滞血瘀。

西医诊断 ①异常子宫出血；②盆腔炎；③子宫憩室？

治法 理气健脾，活血止血。

中药处方 柴胡 15g　当归 10g　白芍 10g　白术 15g　茯苓 15g　炙甘草 5g　薄荷（后下）5g　田七 10g　牡丹皮 15g　生地黄 15g　黑荆芥 10g　枳壳 10g　益母草 15g

每天 1 剂，煎服。

排除手术禁忌证后，2013 年 3 月 28 日行宫腔镜检查和诊断性刮宫术。病理诊断提示（宫腔刮出物）子宫内膜组织呈增生期状态。

2013 年 4 月 1 日二诊

患者少量阴道出血，色暗红，护垫可，少许下腹隐痛，无明显腰酸，无发热恶寒，无头痛头晕，少许口干，无口苦，无恶心呕吐，纳眠可，二便调；舌暗红，苔薄白，脉弦。

查体　右下腹压痛（±），无反跳痛。

中药处方　柴胡 10g　当归 10g　白芍 10g　白术 15g　茯苓 15g　炙甘草 5g　薄荷（后下）5g　枳壳 10g　益母草 15g　田七 10g　牡丹皮 15g　生地黄 15g　黑荆芥 10g　炒蒲黄 10g

每天 1 剂，煎服。

2013 年 4 月 4 日三诊

患者阴道出血明显减少，仅抹纸可见，下腹隐痛明显缓解，无腰酸痛，无发热恶寒，无头痛头晕，无恶心呕吐，无口干，纳眠可，二便调；舌暗红，苔薄白，脉弦。

查体　右下腹压痛（±），无反跳痛。

中药处方　柴胡 10g　当归 10g　白芍 10g　白术 15g　茯苓 15g　炙甘草 5g　茜草（后下）10g　枳壳 10g　益母草 15g　炒蒲黄 10g　田七 10g

每天 1 剂，煎服。

2013 年 4 月 7 日四诊

阴道出血完全干净。出院后给予上药 1 周口服。停药后复诊，患者无阴道出血，偶有下腹疼痛，无胸胁肋下疼痛，无嗳气吞酸。纳眠可，二便调；舌暗红，苔薄白，脉弦。

查体　下腹无压痛，无反跳痛。妇科检查提示无异常。

中药处方　柴胡 10g　当归 10g　白芍 10g　白术 15g　茯苓 15g　炙甘草 5g　怀山药（后下）15g　枳壳 10g　益母草 15g　毛冬青 15g

每天 1 剂，煎服，共 2 周。

后随访半年，患者未见异常子宫出血。

按语

崩漏始见于《素问·阴阳别论》之"阴虚阳搏谓之崩"。后世医家对崩漏的论述颇多，《女科撮要》曰："其为患因脾胃虚损，不能摄血归源；或因肝经有火，血得热而下行；或因肝经有风，血得风而妄行；或因怒动肝火，血热而沸腾；或因脾经郁结，血伤而不归经；或因悲哀太过，胞络伤而下崩。"

气滞血瘀型崩漏临床多见出血淋漓不断，经色紫暗夹瘀块，小腹胀痛，或突然下血量多，瘀块排出后则疼痛出血减轻，乳房胀痛，胸胁闷胀，善太息，发病每因情志不畅而加重，舌暗，或边有瘀点，脉弦涩，治以疏肝开郁，健脾止血，常选用逍遥散合失笑散、平肝开郁止血汤等加减。而肝郁脾虚型崩漏，临床多见经量或多或少，淋漓不净，色淡质薄，乳房作胀，少腹坠痛，吸气食少，郁郁不乐，身体倦怠，四肢不温，便溏，舌体胖嫩或有齿印，脉弦或细弱。治疗上则予以疏肝健脾以摄血，常选用逍遥散、补中益气汤等加减。

　　本案例患者为肝郁脾虚型患者，患者素性抑郁，平素容易嗳气吞酸。加之有产后劳累伤脾、精神紧张抑郁的病史，使肝气更郁，脾气更虚。脾虚统摄血液无力，加之肝气横逆，气机不畅，日久留瘀，瘀血阻络，日久发为崩漏。治疗上处方参照《傅青主女科》中平肝开郁止血汤合逍遥散治疗。

　　首诊塞流阶段，患者性情抑郁，容易嗳气吞酸，口干无口苦，大便溏，漏下，下腹隐痛，舌暗红，苔薄白，脉弦细，有肝郁脾虚化热的临床表现，故采用平肝开郁止血汤，加益母草、枳壳以活血止血。方中柴胡、枳壳、薄荷行气舒肝，当归、白芍养血柔肝，白术、茯苓健脾运土，黑荆芥为引经药。全方疏肝养肝、健脾补中，以塞流止血。

　　二诊患者服药后阴道出血量少，但伴有下腹隐痛，故在前方的基础上，加炒蒲黄以活血止痛。在治疗崩漏的过程中，塞流阶段，治疗存在血瘀证的患者常使用化瘀止血药，如蒲黄。在《本草汇言》中提到："蒲黄……至于治血之方，血之上者可清；血之下者可利；血之滞者可行；血之行者可止……炒用则味涩，调血而且止也。"

　　三诊患者服药后阴道出血明显减少，下腹隐痛明显缓解，无口干，故在前方基础上，去丹皮、生地和黑荆芥，加茜草以加强化瘀止血之功。茜草也尤多用于妇科消瘀肿，通血脉。《名医别录》中记载"止血，内崩下血"。

　　四诊患者阴道出血干净，但仍偶有下腹疼痛，故在前方基础上，去茜草，加怀山药以健脾、毛冬青以活血通脉。现代药理研究表明，活血类药物具有抗炎、抗血小板凝聚的作用，疏肝健脾类药物具有调节人体免疫力，增强人体抵抗能力的作用。《黄帝内经》云："正气存内，邪不可干。"故使用加味逍遥散、平肝开郁止血汤可止血、调经，尤其适用于生殖道炎性疾病导致的不规则阴道出血患者。中医辨证施治是治疗的灵魂，塞流不限于健脾补肾，也可疏肝健脾。脾土为中州之枢纽，为气血生化之源泉地，脾有摄血、生血的生理功能，而崩漏的患者常常在经血非时而下，或崩中，或漏下的同时，合并气血的不足。本案患者在血止后继续给予疏肝健脾活血的药物辨证治疗，终使肝气舒、中气固而血不再崩。

（温明华，陈　玲，胡晓霞，陈　颐，薛儒雅）

参考文献

哈孝贤，谷金红，哈小博. 2003. 中国百年百名中医临床家丛书·哈荔田. 北京：中国中医药
　　出版社.

韩百灵. 1989. 百灵临床论文集. 哈尔滨：黑龙江人民出版社，271，161，260-261.

蒋莉. 2011. 夏桂成教授调周法在妇科临床运用初探. 四川中医，29（2）：8-10.

赖萍，陈振念，卫奕荣. 2011. 逍遥散健脾补虚的药理研究. 吉林医学，32（13）：2614-2615.

刘成丽. 2009. 李东垣妇科学术思想及用药规律浅探. 广州中医药大学学报，299-302.

陆平. 1991. 擅长女科善调奇经——妇科名家朱小南. 上海中医药杂志，7：30.

罗峰，孟肖飞. 2012. 柴胡的药理分析及应用. 中医学报，27（7）：863-864.

罗元恺. 1985. 脾胃学说在妇科临床上的应用. 广州中医学院学报，（4）：1-4.

秦明春，尤昭玲. 2010. 尤昭玲教授临床安胎思路及用药经验. 湖南中医药大学学报，30（3）：
　　53-54.

曲淑艳. 2008.《傅青主女科》肥人不孕的探析. 中国中医基础医学杂志，14（4）：822-823.

冉青珍，路洁. 2013. 路志正"上下交损治其中"治疗妇科病验案举隅. 河北中医，4：485-486.

孙立伟，李香艳，赵大庆. 2016. 人参"大补元气"中医及生物学内涵研究. 世界科学技术-中医
　　药现代化，18（11）：1969-1974.

索延昌. 2000. 京城国医谱. 北京：中国医药科技出版社：10-11.

王渭川，李友梅，林从禄，等. 1981. 王渭川妇科治疗经验. 成都：四川人民出版社.

王肖，尤昭玲. 2014. 尤昭玲从脾胃论治妇产科疾病经验. 湖南中医杂志，30（6）：17-18.

张海利，张学贵. 2017. 浅谈对《脾胃论》辨识思维的体会. 内蒙古中医药，36（3）：155-156.

张胜春. 2000. 浅议李东垣的脾虚阴火论. 南京中医药大学学报（自然科学版），16（3）：142.

张玉珍. 2007. 中医妇科学. 北京：中国中医药出版社，100.

赵崇智. 2013. 甘温除大热机制及阴火本质探讨. 吉林中医药，33（1）：5-6.